Dr. med. Walter Seegelken

PLAUDERSTUNDE -

KURIOSE GESCHICHTEN EINES ORTHOPÄDEN

VERRAI-VERLAG
STUTTGART

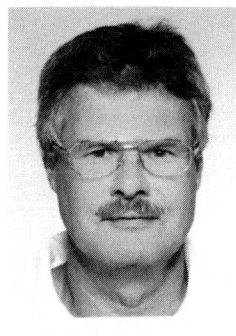

Dr. med. Walter Seegelken,

geboren in der Lüneburger Heide, ist Arzt für Orthopädie mit den Zusatzbezeichnungen Sportmedizin und Manuelle Medizin. Er studierte Humanmedizin in Göttingen, promovierte an der Universität Heidelberg und absolvierte seine Facharztausbildung in München, Bad Tölz und Bremen, bevor er sich als selbständiger Arzt im Schwarzwald niederließ.

Egal ob Klinikalltag oder Praxisbetrieb, immer wieder ereigneten sich nette Alltäglichkeiten, kuriose Begebenheiten, lustige zwischenmenschliche Dinge und oft folgenschwere Schicksale. Manchmal lagen Normalität und Wahnsinn dicht beieinander. Lassen Sie sich entführen in die oft skurrile Welt der Orthopädie.

INHALT

MÜNCHEN

SCHLUSS MIT LUSTIG

Meine angestrebte Karriere als Arzt begann an einem sonnigen, warmen Sommertag in München. Wenn ich an diesem Tag geahnt hätte, was ich in den kommenden Jahren alles erleben würde, so steht eines fest: Ich würde diesen wunderbaren Beruf immer wieder ergreifen. Nie habe ich die Entscheidung auch nur eine Sekunde bereut.

Nach erfolgreichem Examen der Humanmedizin in Göttingen hatte ich mich entschlossen, mein lockeres Studentenleben zu beenden und mich künftig in die arbeitende Bevölkerung einzureihen. Gleichzeitig trennte ich mich von meiner langjährigen Freundin Michelle, um ihr und mir die Gelegenheit zu geben, unseren geistigen und sexuellen Horizont zu erweitern.

Als bekennender Norddeutscher wäre eine Assistenzarztstelle an einer Klinik im norddeutschen Raum naheliegend gewesen. Aber ich wollte unbedingt das mir unbekannte Völkchen der Bayern kennenlernen. Deshalb fuhr ich drei Monate nach Erteilung meiner Approbation nach München, um mich auf die Suche nach einem chirurgischen Ausbildungsplatz zu machen.

Studienfreunde hatten mich gewarnt: „In München findest du garantiert nie eine Anstellung. Da möchte doch jeder hin."

Doch ich ließ mich durch solch pessimistische Worte nicht entmutigen. In München angekommen kaufte ich mir ein Klinikverzeichnis. Die in Frage kommenden chirurgischen Kliniken rief ich kurzerhand an und ließ mich mit den zuständigen Chefärzten verbinden. Erstaunlicherweise legten mir die Sekretärinnen keine Steine in den Weg. Im Rückblick kann ich mich nur über meine Unverfrorenheit wundern.

Ohne lange Umschweife erklärte ich den Chefärzten den Grund für meinen Anruf: „Ich möchte mich bei Ihnen um die Stelle eines Assistenzarztes bewerben."

Schon beim dritten Telefonat bekam ich zur Antwort: „Das passt ja wunderbar. Mir hat gerade heute ein Assistent gekündigt. Wenn es Ihnen möglich ist, kommen Sie gleich vorbei. Dann besprechen wir die Einzelheiten."

Überrascht, so schnell einen Arbeitsplatz im beliebten München angeboten zu bekommen, ließ ich alles stehen und liegen, setzte mich ins Auto und kämpfte mich durch den mir ungewohnten Münchner Straßenverkehr.

An der Klinik angekommen, warf ich einen letzten Blick in den Spiegel, um meine Frisur zu überprüfen. Was ich zu sehen bekam, ließ mir die Haare auf dem Kopf und leider auch im Gesicht zu Berge stehen. Ich hatte doch tatsächlich vergessen, mich morgens zu rasieren. Mich traf fast der Schlag. Statt die Klinik als Arbeitssuchender zu betreten, wäre ich stattdessen beinahe als Notfallpatient eingeliefert worden.

Panik ergriff mich. Irgendwoher musste ich einen Rasierapparat organisieren. Auf der Suche nach einem geeigneten Geschäft schaute ich mich verzweifelt um. Und siehe da. Das Glück war mir hold. Schräg gegenüber entdeckte ich eine Drogerie. In meiner Not erstand ich kurzerhand einen Nassrasierer, der aber mangels Wasser nur trocken zum Einsatz kam. Entsprechend zerkratzt und gerötet sah mein Gesicht anschließend aus. Besser so, als gar nicht rasiert, dachte ich bei mir.

In der Klinik angekommen, wurde ich vom Seniorchefarzt freundlich empfangen. Bereits nach einem fünfminütigen Gespräch war ich eingestellt und hatte die freie Assistenzarztstelle. Irgendwelche Vorurteile gegen Norddeutsche hatte mein zukünftiger Chef offensichtlich nicht gehabt. Anfangen sollte ich bereits in einer Woche.

Das machte mir etwas Stress. Denn ich musste in der kurzen Zeit den Umzug von Göttingen nach München organisieren. Und eine Wohnung hatte ich auch noch nicht. Doch erstaunlicherweise bekam ich alles auf die Reihe.

Bis auf die Wohnung. Diese ließ sich innerhalb so kurzer Zeit nicht auftreiben. Das war in München völlig unmöglich, wie ich in den folgenden Wochen schmerzlich feststellen musste. Doch wie so oft im Leben hatte dieses Problem auch positive Seiten. Denn die fehlende Wohnung stellte sich wenig später als Glücksfall heraus.

Ich fand nämlich provisorisch Unterschlupf bei der attraktiven Schwester eines Studienfreundes. Sie teilte entgegenkommenderweise zunächst den Tisch, wenig später aber auch das Bett mit mir. Beides wusste ich zu schätzen.

Eine Woche später befand ich mich auf dem Weg zu meinem ersten Arbeitstag als Assistenzarzt in der Chirurgie. Mir war mulmig zumute, aber ich war voller Neugierde und Tatendrang.

In der Klinik angekommen wurde nicht viel Aufhebens um mich gemacht, sondern ich wurde sofort in den OP geschickt und einem Operateur zugeteilt, welcher schon eifrig am Schnippeln war. Aber bevor ich dem Professor mein Talent zur Verfügung stellen konnte, verstrichen weitere zehn Minuten, da ich meine Hände zunächst einer gründlichen Desinfektionsprozedur unterziehen musste. Ich befürchtete schon, nur noch das Ende der Operation miterleben zu können.

Als ich dann endlich in OP-Kleidung den gekachelten OP betrat, schauten mich vier, bis auf die Augen vermummte Gestalten neugierig an. Einen Moment fühlte ich mich nach Saudi-Arabien versetzt.

Ich sagte brav „Guten Morgen", wurde aber von den Anwesenden keiner Antwort für würdig befunden. Lediglich ein kurzes Kopfnicken der OP-Schwester ließ mich erkennen, dass ich überhaupt registriert worden war. Die fünfte Person im Raum ignorierte mich völlig. Aber ihr verzieh ich es. Schließlich lag sie in Narkose und empfing mich stattdessen mit einer 20 cm langen Wunde am Oberschenkel, aus der es heftig blutete.

Die vier anderen Protagonisten meines bizarren ersten Auftrittes als Assistenzarzt ließen sich durch mein Erscheinen nicht stören. Ohne jede äußere Regung setzten sie ihre begonnene Arbeit fort. Aber ihre Augen sagten mehr als Worte.

Der Blick der Narkoseärztin mittleren Alters schien mir zu sagen: „Du armes Schwein. Wenn du wüsstest, was dich gleich noch erwartet!"

Die leuchtenden Augen der jungen OP-Schwester checkten in Sekundenbruchteilen ab, ob ich in ihr Beuteschema passte. Ein kurzes Aufblitzen im Gesicht des hakenhaltenden Assistenzarztes ließ mich vermuten, dass er nicht gerade betrübt über mein Erscheinen war. Die unbeliebten Haken würde er im nächsten Moment jemandem, der in der strengen OP-Hierarchie noch unter ihm angesiedelt war, in die Hand drücken können. Und der frostige, grimmige Blick des etwa sechzigjährigen Professors verfolgte ohne Zweifel die niederträchtige Absicht, mich unverzüglich in eine Salzsäule zu verwandeln. Die gesamte Atmosphäre hatte frappierende Ähnlichkeit mit dem Kühlhaus eines Schlachthofes.

Vorsichtig näherte ich mich dem Ort des Geschehens. Es sah noch recht blutig aus. Außerdem wurde noch fleißig gehämmert und geklopft. Die Operation schien also noch nicht beendet zu sein.

Unaufgefordert drückte mir der Professor zwei große Haltehaken in die Hände, mit denen ich kräftig die Muskeln auseinanderziehen sollte. Die nächste Viertelstunde strich dahin, ohne dass viele Worte gewechselt wurden. Mit mir schon gar nicht. Die Ruhe wurde lediglich durch kurze Befehle des Operateurs an die OP-Schwester unterbrochen.

Ich klammerte mich mit zittrigen Händen an die beiden Haltehaken. Wobei ich im Rückblick nicht mehr sagen kann, ob ich die Haken hielt oder die Haken mich.

Doch plötzlich, ich hatte schon gar nicht mehr damit gerechnet, wendete der Professor sich mir zu und sagte in bestem Bayrisch: „Song Sie moi, wo san Sie eigentle ha?"

Meine geflüsterte Antwort, ich sei aus Norddeutschland, kommentierte er mit einem unverständlichen Grummeln, was mir aber sehr deutlich machte, dass diese Tatsache nicht gerade Begeisterung bei ihm auslöste.

Als ich gerade anfing, in Resignation zu verfallen, schreckte mich der Professor erneut mit den Worten auf: „Song Sie moi, san Sie evangelisch oder katholisch?"

Leise, zögernd und mit schlechtem Gewissen (mein Gott, warum sind meine Eltern aber auch nicht katholisch gewesen) gab ich zur Antwort: „Evangelisch."

Die Antwort des Professors ließ nicht lange auf sich warten: „Ach du liab Güte. A Breiß. Und dann no evangelisch. Wia um Himmes wuin konn ma so wos einstäin?"

Meine Begeisterung für diesen Arbeitsplatz hatte schon in den Minuten zuvor arg gelitten, aber jetzt sank sie unter den Nullpunkt. Mich fröstelte und zum Aufwärmen hätte ich in eine Kühltruhe kriechen können. In Gedanken sah ich mich schon auf der Suche nach einer neuen Stelle. Oder vielleicht gleich ein ganz anderer Beruf?

Nach Beendigung der komplizierten Hüftoperation eilte ich in den Aufenthaltsraum. Gerade drohte ich in totale Lethargie zu verfallen, was man mir zweifellos ansah, als ein kleiner, rundlicher Pfleger mich mit seinen schelmischen Augen anblinzelte und mit fröhlicher Stimme sagte: „Herr Doktor, nun machen Sie sich mal keine Gedanken. Der Professor war heute doch recht friedlich. Ich glaube, Sie sind ihm sympathisch. Das ist nun mal seine Art, einen neuen Mitarbeiter zu begrüßen. Er kann viel ekelhafter sein."

Noch ekelhafter? Na, da konnte ich mich ja auf was gefasst machen. Doch in diesem Moment waren die Worte des freundlichen Pflegers zunächst mal Balsam für meine geschundene Psyche.

Ich hätte den Mann umarmen können. Mein Adrenalinspiegel stieg schlagartig massiv an und dank dieser aufmunternden Worte im richtigen Moment kündigte ich nicht, sondern spendierte meinen Kollegen stattdessen einen feucht-fröhlichen Einstand.

Und was die Zusammenarbeit mit besagtem Professor anging: Der Pfleger behielt recht. Ich hatte mich mit dem exzentrischen, jähzornigen Mann erstaunlicherweise während meiner Tätigkeit an der Klinik gut verstanden. Zusätzlich lernte ich viele Tricks von dem versierten Operateur. Als ich die Klinik zwei Jahre später verließ, bedankte er sich bei mir für die ausgezeichnete Zusammenarbeit und schenkte mir sogar ein nagelneues Mistral-Surfbrett zum Abschied.

Andere Mitarbeiter hatten allerdings nicht so viel Glück. Dass der Ton im OP häufig sehr rau ist, hatte ich schon während des Studiums von zahlreichen Leuten gehört. Aber manchmal ging es schon wirklich reichlich deftig zu. Einige Monate später erlebte ich, wie ein OP-Pfleger, der den Unwillen des Operateurs erregt hatte, mit den Worten angeschrien wurde: „Sie sind so dämlich, Sie sollte man auf einen Schleifstein setzen, damit Sie sich nicht mehr vermehren können."

Ja, so kann man seine Mitarbeiter auch motivieren. Erst im Nachhinein wurde mir klar, welche Schikanen wir in diesen Jahren so erdulden mussten.

AUFREGENDE NACHTDIENSTE

Nachtdienste in einer chirurgischen Unfallklinik können aufregender sein als jedes Bungee-Jumping. Auch mir war es vergönnt, diese oft prickelnden Nächte regelmäßig genießen zu dürfen. Wobei im Allgemeinen die neu eingelieferten Patienten und nicht die manchmal recht süßen Schwestern die Herzfrequenz erhöhten. Es gibt Patienten, da weißt du als Notarzt schon von der ersten Sekunde an, dass es nichts als Ärger gibt. Schon bei der Einlieferung durch die Sanitäter sträuben sich einem die Nackenhaare. Und als unerfahrener Jungarzt läuft man leicht ins offene Messer.

Unsere Klinik wurde besonders gerne mit Patienten „beliefert", wenn ein bestimmtes Sanitätsteam Dienst hatte. Wissen sollte man dazu noch, dass die Sanitäter zur damaligen Zeit weitgehend selbst entscheiden konnten, in welche Klinik vor Ort sie einen Patienten brachten. Beeinflusst wurde diese Entscheidung, so wurde gemunkelt, von einer sogenannten „Kopfprämie". Dies bedeutete, dass die Sanitäter für jeden Patienten, den sie einlieferten, eine Belohnung vom Klinikbetreiber erhielten.

Wenn also dieses spezielle Sanitätsteam Nachtdienst hatte, war schon zu Beginn des Abends klar, dass die Nacht „gelaufen" war. Unter den Assistenzärzten kursierte der Spruch: „Die beiden fahren nachts jeden Biergarten ab und ziehen alle Betrunkenen unter den Büschen hervor."

Na, ganz so schlimm war es wohl nicht, aber die Zahl der schwer alkoholisierten Patienten, die bei uns in der Klinik landeten, war schon recht hoch.

In unserer Klinik hatten wir als diensthabender Arzt vielfältige Aufgaben zu erledigen. Weder für die Röntgen- noch für die Laborabteilung existierte ein Bereitschaftsdienst. Auch eine OP-Schwester stand nur für größere, nicht aufschiebbare Operationen zur Verfügung. Wurde z. B. ein Patient mit Verdacht auf Blinddarmentzündung eingeliefert, hieß das für uns: zunächst körperliche Untersuchung, dann dem Patienten Blut abnehmen, anschließend selbst die weißen Blutkörperchen zählen und bei Bestätigung der Verdachtsdiagnose den Oberarzt zu Hause anrufen und mit ihm zusammen die erforderliche Operation durchführen.

Bestand bei einem Unfallverletzten der Verdacht auf einen Knochenbruch, so mussten wir ihn zur Abklärung selbst röntgen und danach unter Umständen eingipsen und die Wunden versorgen.

Im Ambulanz-OP waren wir in der Regel auf uns allein gestellt. Weder ein Pfleger noch eine OP-Schwester leisteten uns Gesellschaft. Diese Tatsache konnte uns ganz schön in Schwierigkeiten bringen.

Eines Nachts, ich hatte mal wieder Dienst, wurde eines dieser total betrunkenen Exemplare mit einer großen Platzwunde am Kopf eingeliefert. Schon bei der ersten Untersuchung tauchte ich in eine Alkoholwolke ein, die meinen eigenen Promillewert sprunghaft ansteigen ließ.

Um die blutende Platzwunde zu nähen, wurde der Patient in den OP gebracht und ich machte mich vorsichtig daran, ihm eine lokale Betäubung zu spritzen, um dann die Wunde säubern und nähen zu können. Als die Spritzennadel durch die feste Kopfschwarte drang, holte der kräftige Mann mit seinem rechten Arm aus und fegte mich vom Hocker, sodass ich quer durch den OP flog. Den Instrumententisch erwischte er ebenfalls. Die sterilen Scheren und Skalpelle landeten neben mir auf dem Fußboden. Etwas irritiert rappelte ich mich auf und verspürte spontan den innigen Wunsch, dem renitenten Knaben eine zusätzliche Platzwunde zu verpassen.

Doch ich konnte mich beherrschen. Meine gute Erziehung gewann die Oberhand. Innerlich kochend räumte ich zusammen mit einer Schwester den OP auf. Dabei kam mir der Gedanke auf eine subtilere Art von Rache. Der Mann sollte ein ewiges Andenken an diesen Abend behalten.

Bei der anschließenden Wundversorgung hielten zwei Pfleger den Raufbold fest und ich wählte zum Nähen eine Nadel aus, die deutlich überdimensioniert war. Außerdem erfolgte die Adaptation der Wundränder etwas ungenau und lieblos, sodass mit einer unschönen Narbenbildung zu rechnen war. Pathologen wenden nach einer Sektion eine ähnlich grobe Nahttechnik an.

Ich bin mir ziemlich sicher, dass der aggressive Mann noch lange Freude mit der wulstigen Narbe hatte. Und zwar immer dann, wenn seine Haarbürste über die alte Kopfplatzwunde glitt. Und falls er inzwischen eine Glatze hat, wird er beim Blick in den Spiegel zwangsläufig daran erinnert werden, was passiert, wenn man sich mit einem Chirurgen anlegt.

***

In bleibender Erinnerung ist mir auch ein Vorfall, der während eines anderen Nachtdienstes passierte und bei dem ich mit einem Messer attackiert wurde. Die Sanitäter lieferten mal wieder jemanden ein, den sie, nach eigener Darstellung, hilflos neben einer Bank liegend aufgefunden hatten. Ich trat an die Liege, um einen ersten Blick auf den Patienten zu werfen. Massiver Alkoholgeruch schlug mir entgegen.

Der unrasierte Mann lag friedlich auf der Liege und hatte die Augen geschlossen. Aus den Mundwinkeln lief der Speichel und er schien zu schlafen. Im Kopfbereich sah ich keine Verletzungen. Daraufhin klappte ich die Bettdecke zurück, um den übrigen Körper gründlich auf äußere Wunden und innere Verletzungen zu untersuchen.

Während ich mich über ihn beugte, richtete sich der körperlich nicht sonderlich kräftig wirkende Mann plötzlich auf und hatte ein langes Messer in der Hand. Reflexartig wich ich zurück, aber er war zu schnell und die Klinge erwischte mich noch am linken Unterarm. Gleichzeitig schrie er, dass er mich abstechen würde, wenn ich mich ihm noch einmal nähern würde. Die noch anwesenden Sanitäter sprangen mir zur Hilfe und riefen die Polizei. Alle waren wir geschockt und niemand wagte es, sich in die Reichweite des noch immer mit seinem Messer fuchtelnden Mannes zu begeben.

Erst die herbeigerufenen Polizeibeamten konnten ihn dann später bändigen und es stellte sich heraus, dass er einige Hundertmarkscheine an seinem Körper versteckt hatte, dessen Herkunft er nicht wirklich erklären konnte. In Rage war er wohl geraten, weil er dachte, ich wolle ihm sein Geld wegnehmen.

Ich erlitt als Folge der Messerattacke eine tiefe, heftig blutende Stichwunde, die von einem Kollegen genäht werden musste. Zu meinem Glück wurden keine Nerven oder größere Blutgefäße verletzt, sodass mir nur eine lange Narbe als Andenken an diese unheilvolle, aber letztlich doch glimpflich verlaufene Nacht geblieben ist.

OP-FREUDEN

Neben den zuvor geschilderten, unangenehmen Erlebnissen gibt es auch viel Nettes aus dem OP zu berichten.

Der OP nimmt seit jeher eine besondere Stellung in einer Klinik ein. Das war vor 100 Jahren so und hat sich bis heute nicht geändert. Im OP wird oftmals über Tod und Leben entschieden. Hier müssen häufig Entscheidungen innerhalb von Sekunden getroffen werden.

Eine gut funktionierende OP-Mannschaft besteht daher aus aktiven, entscheidungsfreudigen Menschen, die zudem teamfähig und belastbar sein müssen. Im OP tätig zu sein, bedeutet immer Stress. Das kann durchaus positiver Stress sein, aber jeder Beteiligte steht von Beginn bis Ende einer Operation unter Spannung.

Deshalb benötigt ein OP-Team auch immer wieder Momente, in denen es Stress abbauen kann. Das kann eine witzige Bemerkung sein, aber auch der auf dem OP liegende Patient, oder in diesem Fall Patientin, kann zur Heiterkeit beitragen. Beispielhaft hat die folgende Geschichte sicherlich erheblich zur Auflockerung aller im OP Anwesenden beigetragen.

Eines Tages lag eine Frau mittleren Alters auf dem OP-Tisch, bei der ein Eingriff im Bauchraum erfolgen sollte. Als die Patientin, schon in Vollnarkose, halbnackt auf dem Rücken lag, wunderten sich alle Anwesenden, warum ihre Brüste senkrecht nach oben zeigten. Irgendetwas stimmte da nicht! Unsere Neugier war geweckt. Vorsichtig näherten wir uns dem Objekt unseres Interesses. Natürlich blieb es nicht beim Anschauen. Wir mussten als Mediziner der Sache ja schließlich auf den Grund gehen. Der Mutigste streichelte sanft und liebevoll über den prallen Busen. Dann nahm er eine Brust zwischen seine Hände und drückte, wie bei einer Quietschente, etwas fester zu. Die Brust gab aber keinen Laut von sich. Stattdessen flüsterte unser Draufgänger aufgeregt: „Der ist ja knüppelhart."

Diese Tatsache wollten daraufhin natürlich auch alle anderen Anwesenden auf ihren Wahrheitsgehalt überprüfen. Übrigens nicht nur die Männer. Aber die Motivation der Geschlechter war möglicherweise nicht dieselbe.

Ich bin sicher, der Busen dieser Frau wurde weder vorher noch nachher in so kurzer Zeit von so vielen Händen begrapscht wie an diesem Tag. Einhellige Meinung aller Fummler: Silikonbrüste können einem echten Busen nicht das Wasser reichen. Obwohl der Schönheitschirurg exakt gearbeitet hatte. Die Brüste waren gleich groß und die Brustwarzen saßen hundertprozentig richtig und „schielten" nicht.

Doch an diesem Tag outete sich das gesamte OP-Personal als Naturliebhaber. Was schöne Brüste angeht, wurden meine Augen übrigens schon während des praktischen Jahres in Norddeutschland geschult. Dort führte mein damaliger Chef der Gynäkologie häufig Brustkorrekturen durch. Vergrößerungen, Verkleinerungen, operiert wurde das gesamte Repertoire.

Um die Mamillen bei einer Brust-OP genau auszurichten, hatte er ein spezielles Gerät entwickelt. Wir nannten es „Mamillometer". Aber bevor die Mamillen endgültig vernäht wurden, mussten sich alle am OP-Tisch tätigen Personen noch ans Fußende stellen und hatten mit Argusaugen die Brüste zu betrachten. Waren sie gleich groß? Saßen die Mamillen an der richtigen Stelle? Erst wenn wir uns alle einig waren, wurde mit den abschließenden Nähten begonnen. Die Ergebnisse seiner Brustkorrekturen konnten sich übrigens im wahrsten Sinne des Wortes sehen lassen. „Schielende" Brüste habe ich dort nie zu sehen bekommen.

Im Laufe der Jahre habe ich viele andere Möglichkeiten des Stressabbaus im OP kennengelernt. Schließlich hatte man nicht ständig einen merkwürdigen Busen parat. Aber davon werde ich später erzählen.

ALLER ANFANG IST SCHWER

„Lehrjahre sind keine Herrenjahre!" Diese uralte Binsenweisheit hatte ich schon früher ständig zu hören bekommen.

Vor meinem Medizinstudium hatte ich eine Lehre zum Feinmechaniker bei Bosch absolviert und diese vier Worte waren der absolute Lieblingsspruch meiner Ausbilder. Schon damals fand ich diesen abgewetzten Spruch einfach nur dämlich. Denn jeder Lehrling weiß, dass er während der Lehrzeit nicht viel zu melden hat und sich unterordnen muss.

Bei der Ausbildung zum Chirurgen stimmte diese Weisheit ebenfalls. Auch ich fing ganz, ganz unten an. Die ersten Monate hieß es: Haken halten, Haken halten und nochmals Haken halten. Und den Mund ebenso.

Zum besseren Verständnis möchte ich kurz erklären, was unter einem Haken in der Chirurgie zu verstehen ist: Es gibt zahlreiche unterschiedliche Formen und Größen, je nachdem, welche Aufgabe sie erfüllen sollen. Häufig kommen Haken zum Einsatz, die die Form eines „S" haben. Sie sind stumpf, um das umliegende Gewebe, das verdrängt werden soll, zu schonen. Andere sehen aus wie Gartenharken. Nur kleiner, aber wie das große Vorbild mit vielen kleinen scharfen Zinken. Die Aufgabe dieser scharfen Haken ist es, einen Muskel zur Seite zu ziehen, damit der Operateur freie Sicht hat. Gerade bei übergewichtigen Patienten musste man als „Hakenhalter" häufig erhebliche Kräfte aufwenden, um nicht den Unwillen des operierenden Kollegen zu spüren zu bekommen.

„Kollege, nicht einschlafen! Ziehen Sie gefälligst, sonst sehe ich doch nichts", bekam man als hakenhaltender Assistent sonst sofort zu hören. Wobei diese Worte die freundlichste Variante von vielen zum Teil recht heftigen Ausdrücken darstellte.

Es gab damals noch keine endoskopischen Eingriffe mit moderner Optik, sondern früher hieß die Devise: „Große Chirurgen, große Schnitte." Ein Vorgehen, das heutzutage völlig abwegig ist. Kein Chirurg könnte mit dieser Einstellung heute noch Karriere machen.

Ganz besonders verhasst waren mir in den ersten Monaten meiner Facharztausbildung die Gallenoperationen. Vor allem, wenn es sich um übergewichtige Patienten handelte. Stundenlang musste ich dann mit Hilfe von riesigen Haken Unmengen von Fett und Eingeweide so weghalten, dass der Operateur ungehinderte Sicht auf das Operationsgebiet hatte.

Wenn ich am vorhergehenden Abend meinen Namen auf dem OP-Plan las und ich als zweiter Assistent für eine „Galle" eingeteilt war, wusste ich schon, dass der nächste Tag gelaufen war. Die einzige Aufgabe während der mehrstündigen Operation bestand wirklich nur im Halten von einem oder zwei großen, unhandlichen Haken. Man musste daran mit aller Kraft ziehen. Und das oft stundenlang.

Das führte unweigerlich zu einer gewissen Müdigkeit. Sowohl in den Armen, als auch im Kopf. Meine Konzentration ließ nach, die Augen wurden bleiern und die Arme fingen an zu zittern. Kurzum, es fiel immer schwerer, die Haken richtig zu halten. Kurz vor dem Einnicken wurde ich regelmäßig durch die ärgerliche Stimme des Operateurs in die Realität zurückgeholt.

„Halten Sie gefälligst die Haken anständig. Ich kann nichts mehr sehen." Aus den schönsten Träumen gerissen zog ich erschrocken an den grässlichen Haken, bis der Operateur zufrieden brummte: „Na also. Es geht doch."

Dieser Vorgang wiederholte sich bei jeder Operation x-mal. Das war einer der Gründe, weshalb ich von Operation zu Operation immer heißer darauf wurde, selbst mal aktiv zu werden und das Skalpell als Verantwortlicher zu schwingen.

***

Nach vielen Monaten, ich hatte inzwischen eine Oberarmmuskulatur vom Hakenhalten wie Arnold Schwarzenegger, stand ich endlich das erste Mal als verantwortlicher Operateur im OP. Ich sollte einer jungen, schlanken Dame den Blinddarm entfernen.

Am Nachmittag zuvor hatte ich die brünette Patientin ausführlich über den operativen Eingriff, inklusive aller Risiken, aufgeklärt. Dass es meine erste Operation als verantwortlicher

Operateur war und ich selbst somit das größte Risiko darstellte, verschwieg ich allerdings wohlweislich. Ich versuchte, beim Aufklärungsgespräch selbstbewusst zu wirken, was mir wohl auch einigermaßen gelang. Die junge, freundliche Dame äußerte auf jeden Fall keine Zweifel an meiner Kompetenz.

Am nächsten Tag, nach einer unruhigen, nahezu schlaflosen Nacht, stand ich vor dem hübschen Bauch, den ich aufschneiden sollte. Es war ein seltsames Gefühl, gestern noch Haken gehalten zu haben und heute selbst verantwortlich für den gesamten Operationsverlauf zu sein. Ich war hoch konzentriert und mir meiner Verantwortung für die Patientin voll bewusst. Ich wollte alles tun, um das in mich gesetzte Vertrauen der jungen Dame zu erfüllen.

Kleine Hautschnitte waren schon damals das Nonplusultra in unserer Klinik. Ein zwei Zentimeter langer Hautschnitt galt als ausreichend, um den Blinddarm entfernen zu können. Wir sollten die ansehnlichen Bäuche der, mehr oder weniger, hübschen Damen schließlich nicht durch lange, hässliche Narben verunzieren.

Der assistierende Oberarzt schaute mir genau auf die Finger, als ich zum Hautschnitt ansetzte. Leicht zitternd drang das Skalpell durch die zarte Haut. Nachdem ich mich schichtweise bis in den Bauchraum vorgearbeitet hatte, lagen die verschlungenen, unübersichtlichen Därme vor mir. Ich schnappte mir vorsichtig den empfindlichen Dünndarm und zog ihn teilweise aus der Bauchhöhle.

Es ist schon ein komisches Gefühl, wenn die schwabbeligen Eingeweide auf dem OP-Tisch liegen. Irgendwie gruselig. Es hat mich jedes Mal an das Ausweiden eines Hasen erinnert.

Ich hangelte mich mit den Händen am Darm entlang, fand den Wurmfortsatz auf Anhieb, band ihn mit einem kräftigen Faden ab und, schwupp, wurde er abgeschnitten. Anschließend erfolgte in aller Ruhe die Naht der einzelnen Gewebeschichten. Als krönenden Abschluss verpasste ich der jungen Dame noch eine feine Hautnaht. Sie sollte ja auch in Zukunft einen Bikini tragen können.

Alles klappte bestens. Keine 30 Minuten hatte der unkomplizierte Eingriff gedauert. Glücklich und stolz diktierte ich anschließend meinen ersten OP-Bericht. Noch vor dem Mittagessen gab es die nach einem Ersteingriff obligatorischen, von mir bezahlten Weißwürste für das gesamte OP-Team.

Nach einigen Tagen zeigte mir die junge Dame voller Glück ihre inzwischen gut verheilte, kaum noch sichtbare Narbe. Ich freute mich ebenfalls, verriet ihr aber auch jetzt nicht, dass es meine erste Operation gewesen war.

Wenig später sollte ich die Erfahrung machen, dass auch ein, eigentlich unkomplizierter, Routineeingriff ausgesprochen problematisch verlaufen kann. Ich lernte daraus, dass man in der Chirurgie immer auf unvorhersehbare Schwierigkeiten und Komplikationen gefasst sein muss. Immer werden dem Operateur und seinem Team hundert Prozent Leistung und Aufmerksamkeit abverlangt. Sonst kann der kleinste Routineeingriff schnell zur Katastrophe werden.

Aber genau diese Umstände machen die Tätigkeit als Operateur ja so interessant und spannend.

***

Etwa ein Vierteljahr nach meiner ersten Blinddarmoperation stand ich wieder einmal vor einem stattlichen Bauch, um aus ihm den Blinddarm zu entfernen. Ich schwang das Skalpell inzwischen schon so geübt, wie ein Sioux auf dem Kriegspfad.

Es handelte sich um einen etwa 40-jährigen, reichlich übergewichtigen Mann, was mir aber kein Kopfzerbrechen machte, da es bereits meine 15. Blinddarmoperation war und es bislang keinerlei Probleme gegeben hatte. Und die Patienten waren beileibe nicht alle schlank gewesen. Ich erwähne das, weil stark übergewichtige Menschen bei fast allen Operationen ein Problem darstellen. Die Eingriffe gestalten sich einfach schwieriger. Es kommt häufiger zu Blutungen und immer muss man sich erst mühsam durch dicke Schichten von Speck hindurcharbeiten, bevor man den gewünschten Ort erreicht.

In diesem Fall wurde aber nicht das Körpergewicht des Mannes zum entscheidenden Problem, sondern etwas ganz anderes. Noch nicht ahnend, was auf mich zukommen sollte, begann ich mit der für mich schon fast zur Routine gewordenen Operation.

Hautschnitt, das Durchtrennen der einzelnen Muskelschichten und schon war der Bauchraum erreicht, aus dem mir unaufgefordert die Eingeweide entgegenquollen, als ob sie auch mal Tageslicht genießen wollten. Wie gewohnt suchte ich den Dünndarm, den ich auch sofort fand, obwohl er sich im Bauchfett versteckte, wie eine Schlange im Gebüsch. Doch so sehr ich den Wurmfortsatz, der ein Anhängsel des Dünndarms ist, auch suchte, weit und breit nichts. Ich vergrößerte den ursprünglich sehr kleinen Schnitt und holte immer mehr vom flutschigen Dünndarm aus der Bauchhöhle, ohne jedoch fündig zu werden.

Langsam begann ich kribbelig zu werden. Die Zeit schritt voran und auch die Narkoseärztin wurde ungeduldig und fragte ständig, wie lange es denn noch dauern würde. Ich bekam eine kräftige Adrenalinausschüttung. Das gab's doch nicht. Der Mann musste doch einen Blinddarm haben. Die Frage war nur, wo? Weshalb fand ich ihn nicht?

Ich kam zunehmend ins Schwitzen unter meiner grünen Kopfbedeckung. Der Schweiß trat mir auf die Stirn, sodass die OP-Schwester ihn mir vorsichtig abtupfen musste, bevor er in die Bauchhöhle fiel. Es blieb mir nur ein Ausweg: Ich musste den Oberarzt rufen. Das jedoch macht jeder Operateur höchst ungern, ist es doch das Eingeständnis der eigenen Unfähigkeit. Eine Alternative fiel mir jedoch nicht ein.

Schweren Herzens ließ ich den Oberarzt rufen. Fünf Minuten später stand er mit mir zusammen vor den sich auftürmenden Dünndarmschlingen und begab sich seinerseits auf die Suche nach dem vertrackten Wurmfortsatz. Und fand ihn auch nicht. Wie beruhigend für mich. Eine gewisse Schadenfreude konnte ich mir nur schwer verkneifen.

Zur Anatomie möchte ich bemerken, dass der Blinddarm normalerweise im rechten Unterbauch, am 3,5 bis 5 Meter langen Dünndarm, zu finden ist. Aber eben nur üblicherweise.

Genervt entschloss sich der Oberarzt, den Schnitt noch weiter zu vergrößern. Irgendwo musste er doch sein, der blöde Wurm. Ich dachte, es sei nur gut, dass es sich um einen Mann und nicht um eine kritische Frau handele. Sie hätte uns nach der Operation nämlich garantiert gefragt, was wir denn alles in ihrem Bauch entfernt hätten bei einem derart riesigen, ihren schönen Bauch verunzierenden Schnitt.

Nach weiteren zwanzig Minuten, wir hatten die Suche inzwischen auf den gesamten Unterbauch ausgedehnt, hielten wir den kleinen Wurm schließlich triumphierend in die Höhe. Das gesamte OP-Team atmete erleichtert auf. Ursache des langwierigen Eingriffes war eine seltene Normvariante von Dick- und Dünndarm.

Der Wurmfortsatz befindet sich in diesen Fällen nicht im rechten, sondern im linken Unterbauch. Mutter Natur ist halt immer für eine Überraschung gut.

Der Oberarzt hatte so etwas auch noch nicht erlebt und so war ich rehabilitiert.

KLINIKALLTAG

In der Klinik waren viele Tätigkeiten Routine. Wenn zum Beispiel ein neuer Patient auf die Station kam, war es Aufgabe des Stationsarztes, die sogenannte Anamnese zu erheben. Das hieß, man hatte den Neuankömmling gründlich nach allen gesundheitlich relevanten Vorkommnissen der Vergangenheit zu befragen: Welche Medikamente wurden bisher täglich eingenommen? Sind Allergien bekannt? Wurden schon mal Operationen durchgeführt? Gibt es Verletzungen, die Folgen hinterlassen haben? Weshalb sind Sie jetzt in die Klinik eingewiesen worden?

Alle diese Angaben konnten von immenser Wichtigkeit sein und mussten deshalb mit größter Sorgfalt behandelt werden. Als Stationsarzt der Männerstation gehörte die manchmal recht zeitaufwendige Befragung zu meinen Aufgaben. Für mich war es eine ungeliebte Tätigkeit, da ich die einheimischen Patienten wegen ihres Dialektes häufig schlicht und einfach nicht verstand. Obwohl ich mir alle Mühe gab, diese Tatsache zu verbergen, blieb es nicht lange ein Geheimnis, dass ich der bayerischen Sprache nicht mächtig war.

Meine Kollegen, die sich sehr bemühten, mich in die, für mich, neue Welt der Stadt München und der Klinik einzuführen, hatten zur Lösung dieses Problem eine besonders reizende Idee: Eines Tages, ich war seit etwa vier Wochen an der Klinik, übergaben sie mir feierlich ein Lexikon im Taschenbuchformat mit dem Titel: „1000 Worte bayerisch."

Mein Vorsatz, mich an den folgenden Abenden in aller Stille zum Studium des Lexikons zurückzuziehen, war allerdings nicht so leicht umzusetzen. Dazu war die Anzahl der möglichen Ablenkungen in der brodelnden Großstadt München einfach zu zahlreich und zu mannigfaltig. Schon das Kennenlernen des Biergartens am Chinesischen Turm beanspruchte viel, viel Zeit. Die Atmosphäre war für mich einfach faszinierend. Hier pulsierte das Leben im wahrsten Sinne des Wortes. Frauen und Männer, Jung und Alt, aus allen Teilen der Welt mit ihren unterschiedlichen Sprachen und Dialekten gaben sich hier ein Stelldichein.

Nebenbei gewöhnte ich mich Schritt für Schritt an das Münchner Bier. Dazu bedurfte es allerdings vieler Liter, da der Unterschied zu einem norddeutschen herben Pils doch eklatant war. Aber was macht man nicht alles, um sich einzuleben. Die Anpassung an das ungewohnte Getränk gelang mir so perfekt, dass ich nach drei Monaten Probleme mit meinen Hosen bekam. Durch die vielen Kalorien hatte ich einen richtigen Ranzen bekommen. Ich hatte aber keine Lust, mir neue Hosen zu kaufen und auch keine Freundin, die bereit war, meine Hosenknöpfe wöchentlich zu versetzen. Also, was tun, ohne gleichzeitig auf die Maß Bier verzichten zu müssen? Ja, natürlich. Mehr Kalorien verbrauchen!

Um meinen Vorsatz in die Tat umzusetzen, suchte ich mir einen Squashpartner. Mit ihm drosch ich viele Monate den kleinen, flinken Ball gegen eine unerbittliche Betonwand. Diese Art sportlicher Betätigung zur Erhöhung meines Kalorienverbrauches verringerte allerdings nicht nur meinen Bierbauch, sondern auch mein Bankkonto ganz erheblich. Mein Verschleiß an Brillen erhöhte sich nämlich drastisch. Da ich keine Kontaktlinsen vertrug, war ich leider darauf angewiesen, eine Sportbrille zu tragen. Und im Eifer des Spiels gingen so einige Brillen zu Bruch.

Etwas irritierend waren für mich die Dusch- und Umkleideräume im Squashcenter. Diese wurden von Männlein und Weiblein gemeinsam genutzt. Das war zwar nicht direkt unangenehm, aber für mich doch sehr gewöhnungsbedürftig. So etwas hatte ich in der Vergangenheit noch nie erlebt. Als prüde wollte ich jedoch auch nicht gelten. Und der natürlich heimliche Vergleich meines Körpers mit dem der anderen anwesenden männlichen Spezies ließ mich selbstbewusster werden. Zuweilen schnellte allerdings mein Testosteron beim Anblick des anderen Geschlechts schlagartig in die Höhe. Peinlicherweise stieg dann aber nicht nur das Hormon, sondern auch noch etwas anderes. In diesen Fällen blieb mir nur der beherzte Sprung unter die kalte Dusche, um nicht in den Fokus der Anwesenden zu geraten.

***

Eines Tages wachte ich morgens mit starken Schmerzen im Hodenbereich auf. Vorsichtig tastete ich die empfindlichen Teile ab. Sie taten höllisch weh und waren außerdem massiv angeschwollen. Erschreckt schwang ich mich aus dem Bett und grübelte nach einer Ursache für das Dilemma. Ich war mir aber keiner Schuld bewusst. Da ich in der Klinik und im Freundeskreis mehrere Fälle von jungen Männern erlebt hatte, die an Hodenkrebs erkrankt waren, geriet ich leicht in Panik.

Kaum in der Klinik angekommen, eilte ich zum befreundeten Oberarzt und schilderte ihm mein Problem.

„Lass mal sehen", meinte er in aller Seelenruhe.

Gemeinsam gingen wir in sein Arztzimmer, wo er mich in aller Ruhe untersuchen wollte. Er setzte sich auf seinen Sessel und ich stellte mich mit heruntergelassener Hose breitbeinig vor ihn.

„Oh, das sieht in der Tat etwas strapaziert aus", meinte er augenzwinkernd. „Was um alles in der Welt hast du denn damit angestellt?"

„Nichts", versicherte ich ihm. „Aber auch wirklich überhaupt nichts. Das ist ja gerade das Problem!"

Der Oberarzt war gerade so richtig mit der Untersuchung meiner primären Geschlechtsmerkmale beschäftigt, als plötzlich, ohne vorheriges Anklopfen, die Tür aufging und eine junge Schwester das Zimmer betrat. Die junge Dame errötete heftig, stotterte etwas von einer Entschuldigung und machte auf dem Absatz kehrt. Der Anblick von uns beiden musste für die junge Dame ein Bild für die Götter gewesen sein. Wir waren beide im ersten Moment sprachlos, bevor wir uns vor Lachen kaum noch halten konnten.

Nachdem wieder Ruhe eingekehrt war, fuhr er mit seiner Untersuchung fort und beruhigte mich abschließend süffisant lächelnd mit den Worten: „Du brauchst dir keine Sorgen zu machen. Einen Tumor hast du garantiert nicht. Aber woher du diese starke Schwellung hast, kann ich dir nicht sagen. Das musst du eigentlich selbst am besten wissen. Einige Tage Schonung und Kühlung und dann sollte alles wieder ok sein."

In den kommenden Tagen wurden wir beide vom Personal etwas schief angeschaut. Denn die Sache machte in der Klinik natürlich sofort die Runde und verbreitete sich wie ein Lauffeuer. Aber mit der Zeit konnten wir uns wieder rehabilitieren. Wie wir das machten, verrate ich aber nicht. Hier schweigt des Sängers Höflichkeit.

Und meine empfindlichen Teilchen beruhigten sich mit der Hilfe eines Hodenbänkchens und Eisanwendungen nach einigen Tagen auch wieder. Es handelte sich nur um eine kräftige Prellung. Wie mir schließlich noch eingefallen war, hatte ich mich zwei Tage zuvor beim Fahrradfahren verletzt.

***

Eine willkommene Abwechslung zur Klinikroutine passierte eines Tages im Winter. Ich war zu dieser Zeit als Stationsarzt für die Privatstation zuständig wie verantwortlich und hatte den Sohn eines bekannten bayerischen Politikers als Patient auf meiner Abteilung liegen. Der Junge wurde rund um die Uhr scharf bewacht.

Die Zeiten waren damals etwas unruhig. Die RAF (Rote-Armee-Fraktion) war überaus aktiv und Politiker und Prominente hatten erhebliche Angst vor Anschlägen und Entführungen. Die Station, auf der der Sohn des Politikers lag, durfte nur von berechtigten Personen betreten werden. Jeder, der die Privatstation betreten wollte, musste sich am Eingang ausweisen.

Vor der Tür des Jungen saß zusätzlich ein Bewacher mit schussbereiter Waffe. Eines Tages verspürte einer dieser Polizisten den heftigen Wunsch, ein gewisses Örtchen aufzusuchen. Den Wachwechsel meinte er wohl nicht mehr abwarten zu können. Deshalb verließ er seinen Posten und suchte die Toilette auf.

Was genau er dort anstellte, ließ sich später nicht mehr eindeutig rekonstruieren. Es dürfte aber Folgendes passiert sein: Wohl aufgrund des kräftigen Harndranges hatte der Ärmste, von einem Bein aufs andere hopsend, versucht, sein, zumindest in diesem Moment, wichtigstes Körperteil möglichst schnell ans Tageslicht zu befördern. Ungeduldig hatte er dabei an dem Reißverschluss seiner Hose hantiert. Bei der Rumfummelei musste er wohl seine Dienstwaffe berührt haben. Auf jeden Fall löste sich donnernd ein Schuss aus derselben. Das Projektil durchschlug unglücklicherweise einen Heizkörper im WC, welches umgehend durch das austretende Wasser geflutet wurde. Der Polizist blieb zum Glück unverletzt. Wir waren uns alle einig: Das hätte auch ins Auge oder woandershin gehen können.

Der Schuss war weithin gehört worden. Alles stürmte auf den Flur, um nach der Ursache des Lärms zu schauen. Der fehlende Bewacher vor dem Zimmer des Politikersohnes ließ uns das Schlimmste befürchten. Doch da öffnete sich die Tür der Toilette und der etwas derangierte Polizist trat auf den Flur. Wir schauten ihn alle gespannt und ängstlich an und warteten auf eine Erklärung, die er dann auch stotternd erteilte.

Wir waren alle sehr erleichtert und konnten unsere Erheiterung kaum unterdrücken. Wenig später erfolgte dezent die Reparatur des durchschossenen Heizkörpers. Natürlich wurde versucht, die Sache geheim zu halten. Da bestand aber keinerlei Chance. Selbst die Presse bekam Wind von der Geschichte und widmete am nächsten Tag dem Ereignis einen kleinen Artikel. Allerdings ohne auf die Einzelheiten einzugehen.

Welche Konsequenzen der betroffene Polizist aus dem Ereignis tragen musste, ist leider nicht bekannt. Er wurde in unserer Klinik nicht wieder gesichtet.

***

Wenn sich jemand eine Schnitt- oder Platzwunde zugezogen hat, wird diese vor dem Nähen örtlich betäubt, damit der Verletzte die Stiche mit der Nadel nicht spürt und nichts wehtut. Außerdem sorgt die Betäubung dafür, dass der Patient ruhig bleibt und nicht vor lauter Schmerzen hin und her zuckt. Besonders bei Kopfplatzwunden ist der Einsatz eines Betäubungsmittels unumgänglich, da es richtig schmerzhaft ist, wenn die Nadel durch die harte, feste Kopfschwarte dringt.

Wie schmerzempfindlich die Kopfhaut ist, musste ich eines Tages selbst auf unangenehme Weise erfahren. Alles geschah an einem wunderschönen, warmen Sommertag. Den ganzen Tag über war ich kribbelig gewesen, denn abends war ich mit einer neuen Bekanntschaft verabredet. Sehnsüchtig hatte ich auf den Feierabend gewartet. Ich hatte viel zu tun gehabt, deshalb war es spät geworden und ich war zeitlich schon etwas knapp dran.

So stürmte ich, sobald ich meine Arbeit beendet hatte, in den Personalraum, um mich umzuziehen. Voller Adrenalin schloss ich die Tür meines Kleiderschrankes auf, der sich in Gesichtshöhe befand, und schnappte mir meine Jeans. Zum

Anziehen der Hose musste ich mich etwas bücken. Beim Aufrichten passierte es dann. Mit dem Kopf knallte ich so richtig kräftig gegen die offenstehende Tür des Schrankes. Mich durchzuckte ein kurzer, heftiger Schmerz, mein Schädel dröhnte und warmes Blut lief mir über meine ohnehin schon geröteten Wangen.

„Na, das war's dann ja wohl mit dem Rendezvous", schoss es mir parallel zum Dröhnen durch den Kopf.

Enttäuscht ließ ich mich auf den Boden sinken. Da nahte Rettung in Form eines befreundeten Kollegen, der zufällig des Weges kam. Ihm schilderte ich den Grund meines Missgeschickes.

Er schaute sich die Wunde an und meinte dann in aller Seelenruhe: „Ist doch kein Problem. Ich nähe dir die Wunde gleich und dann kannst du in fünf Minuten lossausen."

Gesagt, getan. Der kleine OP-Raum der Ambulanz war direkt nebenan. Die diensthabende Schwester richtete in aller Eile Schere, Skalpell, Tupfer und Nähzeug und schon machte der Kollege sich daran, meine Kopfplatzwunde zu nähen. Auf die lokale Betäubung verzichtete ich auf eigenen Wunsch. Dafür war aus meiner Sicht einfach keine Zeit. Wenn ich noch rechtzeitig zu meinem Rendezvous kommen wollte, war Eile geboten.

Doch schon in der nächsten Sekunde bereute ich meine heroische Entscheidung. Voller Schwung bohrte der hilfsbereite Kollege die Nadel durch meine dicke, feste Kopfschwarte. Worauf ich einen kräftigen Schrei losließ.

„Möchtest du vielleicht doch noch eine Spritze?", fragte mich mein Operateur ohne jegliches Mitgefühl.

„Nein, nein, nein", antwortete ich mit Tränen in den Augen. „Jetzt hast du schon angefangen. Also bring es zu Ende. Ich werde es schon aushalten."

Und natürlich hielt ich es aus. Was blieb mir denn auch anderes übrig? Leise fluchend und mit zusammengebissenen Zähnen sehnte ich das Ende der Näherei herbei. Dann, der letzte Knoten war noch nicht richtig festgezogen, sprang ich von der Liege und eilte ins Bad. Beim Blick in den Spiegel wurde mir schlagartig klar, dass es noch einiges zu tun gab, bevor ich mich wieder in der Öffentlichkeit zeigen konnte.

Also noch schnell Gesicht und Haare gewaschen, Deo und Parfüm gesprüht und schon saß ich im Auto und war in Richtung meiner Verabredung unterwegs. Natürlich unter strenger Beachtung der in diesem Moment ziemlich lästigen Verkehrsregeln.

Am Ziel angekommen, wurde ich reichlich für meine erlittenen Schmerzen entschädigt. Freudestrahlend begrüßte mich eine luftig angezogene, reizende Dame. Und sofort waren alle meine durchgemachten Qualen vergessen. Nur, wenn meine Begleiterin mir in den folgenden Stunden sanft die Haare kraulte, wurde ich noch schmerzhaft an meine sich wie ein Stoppelfeld anfühlende Platzwunde erinnert.

Später habe ich mich häufiger gefragt, ob ich mich in so einem Fall, vor die Wahl gestellt, wieder so verhalten würde. Meine Antwort lautete immer: ja!

∗∗∗

Seinem Gesichtsausdruck nach schwer leidend, betrat der kräftige, junge Mann an einem Samstagnachmittag die Ambulanz der Klinik.

Ich hatte mal wieder Dienst und freute mich darauf, es mir am Nachmittag, wenn möglich, in der Sonne in einem Liegestuhl im Garten der Klinik ein wenig gemütlich machen zu können. Erfahrungsgemäß kam der große Ansturm der Notfallpatienten erst am frühen Abend.

Dann wurde die Ambulanz von zurückgekehrten Tagesurlaubern rege frequentiert. Und von jungen Leuten, die sich tagsüber einen Sonnenbrand geholt hatten oder im Englischen Garten oder dem Isarufer zu kräftig dem Alkohol zugesprochen hatten. Häufig erschienen auch Menschen mit Fuß- oder Knieverletzungen, die sie sich im Laufe des Tages zugezogen hatten. Im Normalfall handelte es sich um sogenannte Bagatellverletzungen, die den Betroffenen nicht zwangen, sofort einen Arzt aufzusuchen. Das konnte bis zum Abend warten.

Als diensthabender Arzt konnte ich das ja noch akzeptieren. Ein gewisses Unverständnis brachte ich jedoch den Patienten entgegen, die, mit ihrer am Tage erlittenen Verletzung, erst nach einem ausgiebigen, feucht-fröhlichen Abendessen in die Notfallambulanz kamen. Da konnte es gut und gerne mal 24 Uhr werden.

Ob diese Leute sich wohl mal Gedanken darüber gemacht hatten, dass der sie behandelnde Arzt vielleicht schon 24 Stunden oder noch länger im Dienst war? Oder vertraten sie vielleicht die Auffassung, dass der Doktor immer, egal zu welcher Tages- oder Nachtzeit, parat sein muss?

Na, aus meinem Sonnenbad am Samstagnachmittag sollte auf jeden Fall nichts werden. Kaum hatte ich mich auf der bequemen Liege niedergelassen, da wurde ich schon angepiepst und in die Notfallambulanz gerufen. Dort erwartete mich der zu Beginn erwähnte, sonnengebräunte, junge Mann. Er war soeben aus dem Jugoslawienurlaub zurückgekehrt.

Als ich ihn so, leicht verärgert, musterte, konnte ich mir beim besten Willen nicht vorstellen, weshalb er so dringend am Samstagnachmittag meiner medizinischen Hilfe bedurfte.

„Herr Doktor, ich kann mit meinem rechten Fuß nicht mehr auftreten", erklärte er mir mit leidender Miene nach der Begrüßung.

Wie sich herausstellte, war er acht Tage zuvor in Istrien in einen Seeigel getreten und quälte sich seither mit seinem Fuß herum. Am Urlaubsort hatte er keinen Arzt aufgesucht, da er entweder kein Geld, keine Lust oder eine Heidenangst vor weiteren Komplikationen gehabt hatte. Letztlich erfuhr ich den Grund nicht. Seine Angaben waren diesbezüglich nur sehr vage.

Statt sich also mit seinem „Igelfuß" in medizinische Behandlung zu begeben, hatten er und seine Freundin in Eigenregie versucht, die zahlreichen lästigen und sicherlich schmerzhaften Stachel an der Fußsohle mit irgendwelchen ungeeigneten Werkzeugen herauszuziehen, was gründlich danebengegangen war, wie ich auf den ersten Blick feststellte. Bei dem Versuch, die brüchigen Stacheln zu entfernen, waren diese abgebrochen und ragten nicht mehr aus der Haut heraus, sondern lagen allesamt in tieferen Schichten. Außerdem war der junge Mann acht Tage auf seinem mit Stacheln bespickten Fuß herumgelaufen, wodurch sich die Fremdkörper zusätzlich noch entzündet hatten. Die Fußsohle glich einem rohen, unpanierten Schnitzel, auf das jemand zu viele Pfefferkörner gestreut hatte.

Na, das konnte ja heiter werden! Dass mich die Sonne in den folgenden Stunden nicht mehr zu Gesicht bekommen würde, war mir sofort klar. Stattdessen war Fummelarbeit angesagt. Mit verschiedenen Pinzetten und Lupen ausgerüstet, stürzte ich mich auf den Fuß und machte mich an die Arbeit. Eine Vollnarkose oder eine Teilnarkose der Beine hatte der aus meiner Sicht mutige Knabe abgelehnt.

Er war, trotz intensiver Aufklärung meinerseits, der Auffassung, dass er die Schmerzen mit lokaler Betäubung schon aushalten würde. Ich hegte gewisse Zweifel, aber wenn er es denn so wünschte, nur zu.

Schon beim ersten Pieks mit dem lokalen Betäubungsmittel rief der ach so Mutige nach Streicheleinheiten seiner Freundin.

In den folgenden zwei Stunden bemühte ich mich, die unzähligen Stacheln möglichst schonend aus der Fußsohle zu entfernen. Auch die Freundin gab ihr Bestes, indem sie abwechselnd alle möglichen Körperteile ihres Freundes liebkoste.

Trotzdem jammerte der Ex-Urlauber unüberhörbar. Wofür ich durchaus Verständnis hatte. Denn es muss höllisch wehgetan haben. Schließlich saßen die Stacheln richtig in der Tiefe und ich musste jeden einzelnen richtig freipräparieren, da er sonst wieder abgebrochen wäre. Aber der bemitleidenswerte Patient überstand die schmerzliche Prozedur tatsächlich.

Nach Abschluss der Operation „Seeigel" sah die Fußsohle aus wie ein Stück rohes Fleisch, das vor dem Braten mit einem Fleischroller bearbeitet worden ist. Aber immerhin jetzt ohne „Pfefferkörner."

Mit einem dicken Verband versehen, entließ ich den tapferen Mann schließlich in die Obhut seiner Freundin. Gerade noch rechtzeitig, um mir einen romantischen Sonnenuntergang anschauen zu können.

***

Es gibt Dinge auf dieser Welt, die glaube ich erst, wenn ich sie mit eigenen Augen gesehen habe. Hätte mir jemand diese Geschichte erzählt, ich hätte sie als Seemannsgarn abgetan.

Auf meiner Station wurde eines Tages ein älterer, ungepflegter und ländlich riechender Mann eingeliefert, der am folgenden Tag operiert werden sollte. Die Diagnose des einweisenden Arztes lautete: „Fußdeformität."

Eine gelinde Untertreibung, wie ich feststellen musste, als ich die Aufnahmeuntersuchung durchführte. Nachdem ich den gesprächigen, leutseligen 65-jährigen Bayern nach allgemeinen Vorerkrankungen und seinen Lebensgewohnheiten befragt hatte, bat ich ihn, mir den Grund seiner stationären Aufnahme zu sagen.

„Ja, das weiß ich auch nicht so richtig", antwortete er in schwer verständlichem Bayerisch.

„Eigentlich bin ich nur hier, weil mein Hausarzt gesagt hat, mein Fuß müsste unbedingt operiert werden. Weh tut mir aber nichts", grummelte er.

„Na, dann zeigen sie mir doch mal ihren Fuß", forderte ich ihn ahnungslos auf.

Langsam schlug er die Bettdecke zurück und mir verschlug es die Sprache. Aber nicht, weil die Füße so dreckig waren, als wenn er sich, wie ein Maulwurf, bis zur Klinik durchgegraben hätte. Nein, ungepflegte, übelriechende, schmutzige Füße hatte ich schon häufiger gesehen. Das war ich gewohnt. Das war Alltag.

Was mich aber wirklich faszinierte, war der Großzehennagel seines rechten Fußes. Er hatte die Form eines Kringelschwänzchens. Wie bei einem Ferkel.

Der einmalige Anblick veranlasste mich zu einem erstaunten: „Oh, mein Gott, was ist das denn?"

Ungläubig starrte ich auf den Fuß. Der Nagel war so lang, dass das Ende in den Fußrücken gewachsen war. Erstaunlicherweise fanden sich am Fuß keinerlei Entzündungszeichen. Ich konnte drücken, wo ich wollte, dem Mann tat nichts weh. Offensichtlich hatte er spezielles Schuhwerk getragen, denn sonst hätte der ganze Fuß entzündet sein müssen. Aber keine Spur davon.

Im anschließenden Gespräch musste ich den stolzen Besitzer des „Kringelschwanzes" erst noch mit vielen eindringlichen Worten davon überzeugen, dass es durchaus Sinn machen würde, den Nagel wieder auf normale Länge zu kürzen. Er schien sich von seinem zweifelsohne einmaligen Großzehennagel nicht so ohne Weiteres trennen zu wollen.

„Ja mei, warum muaß i denn den Fuaß operieren lassen", meinte er trocken. „Nix tuat mir weh und mit den Schuhen hob i au koane Probleme."

Ja, was sollte ich da noch sagen? Meine Argumente, dass sich der Fuß jederzeit entzünden und er leicht eine Blutvergiftung bekommen könnte, leuchteten dem etwas einfach strukturierten Bäuerchen nicht wirklich ein.

Letztlich leistete ich dann aber doch volle Überzeugungsarbeit und er unterschrieb mir die erforderliche Operationseinwilligung. Ich atmete auf. Das war geschafft. Jetzt musste ich dringend jemanden finden, dem ich das soeben Erlebte schildern konnte. Sonst wäre ich geplatzt. Schon fünf Minuten später saß ich im Stationszimmer bei einer Tasse frischen Kaffee und gab im Kreise einiger Kollegen und Schwestern meine Erlebnisse zum Besten. Natürlich zur allgemeinen Erheiterung. Am liebsten wären sie alle sofort ins Krankenzimmer des Hauptdarstellers gelaufen, um sich das Kringelschwänzchen live anzuschauen.

Die Geschichte sprach sich in den kommenden Stunden in der Klinik wie ein Lauffeuer herum. Es dürfte am Abend des Tages wohl niemanden vom Personal gegeben haben, der nicht über den einmaligen Fuß bestens informiert war. Im OP-Vorbereitungsraum war der „Kringelschwanz" am darauffolgenden Tag der ungekrönte Star. Noch nie hatten sich so viele Personen des Personals für einen Zehennagel interessiert wie an diesem Tag. Es ging zu wie in einem Taubenschlag.

Die Operation selbst verlief dann ziemlich unspektakulär. Mit einer Art Trennschleifer durchtrennten wir den Nagel und feilten ihn dann auf die normale Größe. Der Teil des Nagels, der im Fußrücken verwachsen war, wurde entfernt, die Wunde vernäht und das war's schon.

Beim ersten Verbandswechsel hoffte ich dann vergeblich auf einige Worte des Patienten, die seine Zufriedenheit über den operierten Fuß zum Ausdruck gebracht hätten. Stattdessen schaute er eher traurig auf seinen operierten, jetzt normal großen Zehennagel. Es hatte den Anschein, als sei er enttäuscht über den Verlust seines guten Stückes. Ich habe bei seiner Entlassung deshalb auch bewusst darauf verzichtet, ihm die Adresse einer Fußpflegerin mitzugeben.

GEFÄHRLICHE KURVEN

Die hauchdünne, pfirsichfarbene Seidenbluse offenbarte mehr, als sie verbarg. Der knallrote, üppig gefüllte Spitzen-BH konnte jedem gefährlich werden, der sich ihm zu sehr näherte. Meiner Ansicht nach war er waffenscheinpflichtig. Mir trieb der Anblick dieser Oberweite und seiner Besitzerin schlagartig die Röte ins Gesicht.

Die junge, durchaus attraktive, aber doch sehr offenherzige Dame tauchte an einem warmen Sommertag in der Sprechstunde auf. Ich hatte zu dieser Zeit die Leitung der in der Klinik untergebrachten chirurgischen Praxis.

Ich begrüßte sie, wobei ich mich zwingen musste, ihr ins Gesicht zu sehen. „Bitte, setzen Sie sich. Was kann ich für Sie tun?"

Noch etwas verwirrt hörte ich mir den Grund ihres Kommens an.

„Ich habe Sie aufgesucht, um mich über die Möglichkeiten einer Brustvergrößerung zu erkundigen. Ich möchte gerne, dass Sie mich über die verschiedenen Operationsmöglichkeiten und Kosten informieren", meinte sie mit einem kecken Augenaufschlag.

Nach einem, jetzt ja offiziellen, ausgiebigen Blick auf ihren prallen Busen, dachte ich: „Mein Gott, noch größer?"

Eine spontane ehrliche Antwort konnte ich mir gerade noch verkneifen. Stattdessen bat ich sie, ihren Oberkörper frei zu machen, um eine Bestandsaufnahme ihrer Brüste durchzuführen. Was mir nicht besonders schwerfiel. Ich hatte schon weniger angenehme Dinge in meiner medizinischen Laufbahn erledigen müssen.

Bemüht, ganz Arzt und nicht Mann zu sein, begann ich, den Oberkörper der jungen Dame zu vermessen. Wobei ich mir durchaus Zeit ließ. Schließlich waren zur Durchführung derartig komplizierter operativer Maßnahmen präzise Daten erforderlich.

Geduldig und sich ihrer erotischen Ausstrahlung sehr wohl bewusst, ließ die Patientin mich ihre Kurven vermessen. Irgendwie beschlich mich dabei das Gefühl, dass dieser Frau die Untersuchung gefiel. Langsam wurden meine Knie etwas weich.

Nach Abschluss der Bestandsaufnahme fragte ich die junge Dame, welche Cupgröße sie sich denn so vorstelle. Ich begann das Alphabet aufzusagen, wobei ich erst mit dem Buchstaben D anfing. Etwas später rief sie zu meiner Erleichterung: „Stopp!"

Mein Gott, war diese Frau sich eigentlich im Klaren darüber, worauf sie sich da einließ? Nun ja, über die Größe ihrer Brüste musste sie schließlich selbst entscheiden. Deshalb war sie schließlich gekommen. Mein Geschmack war nicht gefragt. Ich versuchte, mir vorzustellen, wie der riesige Busen zu ihrem schlanken Körper aussehen würde. Meines Erachtens ziemlich überdimensioniert. Aber mein Problem würde es nicht sein.

Hoffentlich hatte die junge Dame gründlich darüber nachgedacht, was sie da vorhatte. Aber sie hatte ja noch genügend Zeit, sich anders zu entscheiden. Schließlich war die heutige Vorstellung nur eine Vorbesprechung. Die endgültige Entscheidung würde erst zusammen mit dem Operateur erfolgen. Und der würde ich zum Glück nicht sein.

Ich erklärte der Dame das weitere Vorgehen und bat sie, sich wieder anzuziehen. Sie hatte nämlich die gesamte Zeit noch halbnackt neben mir gesessen und mich hatte das Gefühl beschlichen, dass sie diese Nacktheit genossen hatte. Aufreizend langsam schlüpfte sie in ihren BH und bat mich, ihn zu schließen. Verwirrt entsprach ich ihrem Wunsch. Als sie dann endlich auch ihre Bluse anhatte und den engen Rock zurechtgezupft hatte, war ich irgendwie erleichtert.

Lächelnd bedankte sie sich für die gute Beratung und meine gründliche Untersuchung. Abschließend verwöhnte sie mich mit einem letzten Augenaufschlag, bevor sie auf ihren hohen Absätzen tippelnd die Praxis verließ. Zurück blieb ein Doktor, der sich für den Rest des Nachmittages nur schwer auf seine Arbeit konzentrieren konnte.

BAD TÖLZ

AUF ZU NEUEN UFERN.

Nach zwei Jahren in der Allgemeinchirurgie wechselte ich in eine Klinik für Orthopädie und Unfallchirurgie. Die Bauchoperationen hatten mich nie begeistert. Zu blutig, zu unübersichtlich und zu wenig Technik.

Was mich reizte, war die Rekonstruktion gebrochener Knochen und der Ersatz verschlissener Körperteile durch künstliche Gelenke, sogenannte Endoprothesen. Das war meine Welt. Neue Methoden erproben, Innovationen nutzen und bei jedem Eingriff zu wissen, dass er einmalig ist. Deshalb hatte ich mich entschieden, Facharzt für Orthopädie zu werden.

Nie gleicht eine Operation der anderen. Jeder Eingriff erfordert individuelle, spontane Entscheidungen. Es gibt kaum etwas Interessanteres und Spannenderes auf dieser Welt. Immer wieder würde ich mich für diesen Beruf entscheiden.

Auf der Suche nach einer geeigneten Klinik fiel meine Wahl auf eine Klinik für Orthopädie- und Unfallchirurgie in einer verträumten idyllischen Kreisstadt in Oberbayern. Ich hatte mich dort beworben und eine Zusage bekommen.

Auch in München hatte ich mich nach einer Assistentenstelle umgeschaut. Von der orthopädischen Universitätsklinik hatte ich sogar eine Zusage bekommen. Als ich mich dann in der Klinik vorstellte, um die Einzelheiten zu besprechen, stellte sich heraus, dass ich zunächst für zwei Jahre in einem Versuchslabor arbeiten sollte. In diesem Labor sollte ich Neuentwicklungen von Hüft- und Knieendoprothesen erproben.

Das hätte für mich bedeutet, dass ich zwei Jahre nicht zum Operieren gekommen wäre. Mein Wunsch war es aber, meine operativen Kenntnisse weiterzuentwickeln und zu vertiefen.

Mein Ziel war es nicht, in die Wissenschaft oder Forschung zu gehen. Ich bin und war nie Theoretiker, sondern schon immer Praktiker. Außerdem hätte ich zwei Jahre länger gebraucht, um meinen Facharzt für Orthopädie zu bekommen, da die beiden Jahre an der Universitätsklinik München nicht für die Weiterbildung zum Orthopäden anerkannt worden wären.

An der Klinik in Oberbayern würde ich dagegen vom ersten Tage an im OP stehen und meine operativen Fähigkeiten verbessern können. Deshalb fiel mir meine Entscheidung letztendlich nicht schwer. Ich war voller Tatendrang und freute mich auf meine neue Arbeitsstelle.

***

Mein erster Tag in der neuen Klinik verlief nicht besonders optimal. Was aber ganz allein meine Schuld war. Da ich meine Wohnung noch in München hatte, wollte ich jeden Tag mit dem Auto an meinen neuen Arbeitsplatz fahren. Was ungefähr eine Stunde Fahrzeit bedeutet hätte. Meine Freundin drängte mich aber, lieber mit der Bahn zu fahren. Das sei doch viel ungefährlicher. Vor allem im Winter bei Glatteis und Schnee könne doch so viel passieren.

Ich ließ mich breitschlagen und besorgte mir eine Monatskarte der Deutschen Bundesbahn. Zu einer Jahreskarte reichte die Überzeugungskraft meiner Freundin, Gott sei Dank, nicht.

Morgens um sechs Uhr, etwa zwei Stunden vor Dienstbeginn, musste ich am Münchener Hauptbahnhof sein, um pünktlich in der Klinik anzukommen.

Laut Fahrplan ging es zunächst eineinhalb Stunden gemächlich durch das wunderschöne Voralpenland. Da ich die Strecke noch nie gefahren war, genoss ich den Ausblick nach allen Seiten. Aber nach zwei Stunden, ich hätte schon längst am Arbeitsplatz sein sollen, war mein Zielbahnhof immer noch nicht in Sicht.

Ich wurde mehr und mehr unruhig. Schließlich fragte ich einen Mitfahrer, wann wir denn nun endlich in Bad Tölz seien. Er schaute mich überrascht an und meinte wohl, ich sei ein Tourist. Dann erklärte er mir seelenruhig, dass ich mit diesem Zug nie dort hinkommen würde, wo ich hinwollte.

Es stellte sich heraus, dass der Zug zwischendurch immer geteilt wurde. Eine Hälfte des Zuges fuhr meinen Zielbahnhof an, die andere Hälfte fuhr ganz woanders hin. Und ich saß nun mal leider in der falschen Hälfte des Zuges.

Mein Mitfahrer wird sich gedacht haben: „Sowas passiert halt, wenn Preußen in Bayern Zug fahren."

Leicht genervt verließ ich den Zug beim nächsten Halt und nach einer schier unendlichen Odyssee mit Umsteigen, Warten, wieder Umsteigen und wieder Warten erreichte ich Bad Tölz kurz vor Mittag.

Endlich in der Klinik angekommen, machte ich mich auf ein ordentliches Donnerwetter meines Arbeitgebers gefasst, aber die Rüge verlief glimpflich. Es war mir auch so peinlich genug. Mein zukünftiger Chef brachte netterweise viel Verständnis dafür auf, dass ich mit der Deutschen Bundesbahn nicht zurechtgekommen war.

Es war und blieb meine einzige Bahnfahrt durch das Voralpenland. Die nächsten zwei Jahre fuhr ich die Strecke mit dem Auto. Von der Bahn hatte ich die Nase gestrichen voll.

Als Nächstes suchte ich mir allerdings eine Unterkunft in der Nähe meines neuen Arbeitsplatzes, um nicht jeden Tag eine Stunde mit dem Auto fahren zu müssen. Außerdem wollte ich nicht nur in Bad Tölz arbeiten, sondern auch den Ort, die Umgebung und die Bevölkerung kennenlernen. Das wäre aber unmöglich gewesen, wenn ich jeden Abend nach München zurückgefahren wäre. Ich richtete mir eine kleine Zwei-Zimmer-Wohnung im Personalwohnheim ein und freute mich auf meine Tätigkeit im ländlichen Oberbayern. 1000 Worte bayerisch hatte ich ja schon in München gelernt und so hoffte ich, mich auch außerhalb der Großstadt als Norddeutscher verständigen zu können.

Bei der Klinik handelte es sich um einen klassischen, am Stadtrand gelegenen Altbau, der aber durchaus Charme hatte. In den 30er-Jahren des letzten Jahrhunderts erbaut, verkörperte er den typischen Baustil dieser Jahre. Riesengroße Räume, hohe Decken und Treppenhäuser, die eines Präsidentenpalastes würdig gewesen wären.

Bad Tölz als Ort gefiel mir auf Anhieb. Bereits nach der ersten Woche verstand ich, was viele Menschen an Oberbayern so schätzten. Keine Hochhäuser, keine Hupkonzerte, keine Hektik. Man konnte das Gefühl bekommen, dass die Welt hier noch in Ordnung war. Ganz anders als München war diese idyllische kleine Kreisstadt gut überschaubar und zu Fuß oder mit dem Fahrrad problemlos in einigen Tagen zu erkunden. Nebenbei hatte der am Isarufer gelegene Kurort zu Füßen der Alpen einen sehr hohen Freizeitwert.

***

An meinem neuen Arbeitsplatz war ich die ersten Monate für die Männerstation verantwortlich. Hier ging es, gelinde ausgedrückt, recht rustikal zu. Die chirurgische Männerstation bestand aus einem kleinen Zweibettzimmer und fünf großen Sechsbettzimmern, die damals noch keine Waschbecken oder gar Toiletten hatten. Nein, so komfortabel ging es noch nicht zu. Die sanitären Anlagen bestanden aus einem gekachelten Raum für die gesamte Station.

Den Patienten jungen und mittleren Alters ging es in der Regel nach ihren meist kleinen und unkomplizierten Operationen schnell wieder gut. Entsprechend umtriebig waren sie. Sie rauchten im Krankenzimmer und hatten eine Unmenge an vollen und leeren Bierkästen unter ihren Betten stehen. Ich fühlte mich immer an einen Getränkehandel erinnert. Wenn man sich dann noch in Erinnerung ruft, dass es sich um Sechsbettzimmer handelte, vermag man sich in etwa vorzustellen, wie es in den Krankenzimmern der Männerstation zuging.

Völlig undenkbar wäre es zum Beispiel heutzutage, in einem Krankenzimmer zu rauchen. Egal ob Einzel- oder Mehrbettzimmer. Es würde sofort Proteste hageln und der Raucher bekäme mit Sicherheit reichlich Ärger. Wenn ich dagegen eines der Zimmer auf meiner Station betrat, schlug mir regelmäßig eine dicke Rauchschwade entgegen. Erstaunlicherweise habe ich es nie erlebt, dass sich jemand über die Raucher beschwerte. Das Rauchen gehörte einfach dazu. So ändern sich die Zeiten.

Auch ich als Stationsarzt bin nicht im Traum auf die Idee gekommen, meinen fröhlichen, ausgelassenen Patienten das Trinken oder Rauchen zu untersagen. Rauchverbote, wie sie heute üblich sind, existierten damals noch nicht. Fast überall war es möglich, sich eine Zigarette oder Zigarre zwischen die Lippen zu schieben. Und das Wort „Passivrauchen" gehörte noch nicht zum deutschen Wortschatz.

Insgesamt herrschte in den Zimmern von früh bis spät abends eine ausgelassene Stimmung. Jeder, der nur einigermaßen fähig war, sein Bett zu verlassen, saß rauchend oder trinkend, oder auch beides, auf der Bettkante oder am großen Tisch, mit dem jedes Zimmer ausgestattet war. Dort wurden die verschiedensten Kartenspiele gespielt und dazu die neuesten Witze ausgetauscht.

Fast immer, wenn ich ein Zimmer voller angeheiterter Patienten betrat, hörte ich die Worte: „Hallo, Doc, kennen Sie diesen Witz schon?"

Was in Bayern unter der Relativitätstheorie zu verstehen ist, lernte ich bereits nach einigen Tagen. Im Rahmen der Anamnese befragte ich einen neu eingelieferten Mann um die fünfzig mit rötlicher Nase nach seinem Alkoholkonsum. Zuvor hatte ich zwei volle Kästen mit köstlichem Paulanerbier unter seinem Bett gesichtet.

„Oh, ich trinke nicht viel Bier", erklärte er mir mit unschuldiger Miene. Als ich das etwas genauer wissen wollte, meinte er: „Also mehr als ein Kasten pro Tag wird es selten."

Das machte mich dann doch für einen Moment sprachlos. Doch ich sollte in den kommenden Monaten feststellen, dass der Bierdurstlevel meiner oberbayerischen Patienten etwas über dem Durchschnitt der Gesamtbevölkerung angesiedelt war.

BEREITSCHAFTSDIENSTE

Die Tätigkeit an unserer Klinik beinhaltete den Einsatz als Notarzt im gesamten Landkreis. Bei jedem Verkehrsunfall mit Personenschaden hatten wir auszurücken. Das hatte ich noch nie gemacht und ich sah diesen Einsätzen immer mit gemischten Gefühlen entgegen.

Es handelte sich häufig um schlimme Unfälle mit Schwerverletzten und Toten. Manche dieser Einsätze haben mich jahrelang in Alpträumen verfolgt und einige Bilder habe ich bis heute vor meinem geistigen Auge. Mein erster Einsatz als Notarzt verlief allerdings unspektakulär.

In der Mittagszeit eines warmen Hochsommertages wurde ich zu einem Verkehrsunfall gerufen. Es hieß, ein Pkw sei über ein Brückengeländer in einen Fluss gestürzt. Mir schwante nichts Gutes. Unverzüglich machte sich unser Rettungsteam auf den Weg. Als Beifahrer beschlich mich schon kurz nach Fahrtantritt ein mulmiges Gefühl, während wir mit Blaulicht,

Martinshorn und hoher Geschwindigkeit durch die belebte Innenstadt des romantischen Kurortes rasten. So etwas war ich überhaupt nicht gewohnt. Ich muss gestehen, dass ich richtig Angst hatte. Doch mein Fahrer hatte die Sache im Griff. Routiniert wich er allen Hindernissen aus. Nachdem wir die Stadtgrenze hinter uns hatten, ließ meine Anspannung deutlich nach.

Sicher erreichten wir unser Ziel. Am Unfallort hatte sich, wie üblich, schon eine größere neugierige Menschenmenge auf der Brücke versammelt. Im Fluss lag, wie angekündigt, ein Pkw auf der Seite. Pflichtbewusst packte ich meine Notarzttasche und kletterte unverzüglich die Böschung zum Fluss hinunter. Meine beiden Rettungssanitäter waren weniger eifrig. Seelenruhig blieben sie auf der Brücke zurück, um auf meine Anweisungen zu warten. So nach dem Motto: „Jetzt lassen wir erst mal den jungen Doktor ran!"

Am Auto angekommen, suchte ich verzweifelt nach den Insassen. Zu meiner Überraschung fand ich aber niemanden. Ich musste wohl etwas hilflos dreingeschaut haben, denn schließlich erbarmte sich jemand auf der Brücke und rief mir zu: „Der Fahrer des Pkw ist schon hier oben."

Na, wie nett, dass man mir das auch schon mitteilte!

Etwas verärgert, aber letztlich doch erleichtert, kletterte ich mit meiner schweren Tasche die steile Böschung wieder hoch. Unter dem Beifall der Zuschauer erreichte ich schnaufend und außer Atem die Straße.

Wie sich herausstellte, war der jugendliche Fahrer des Unfallfahrzeuges unverletzt und guter Dinge. Rauchend und keine Anzeichen von Schock zeigend, saß er am Straßenrand. Natürlich konnten die Sanitäter sich ein Schmunzeln nicht verkneifen.

***

Ein bis zweimal pro Woche hatte ich Nachtdienst. Ab 17 Uhr war ich dann zuständig für die chirurgischen und urologischen Stationen und für die Notfallambulanz. Zur Unterstützung des diensthabenden Arztes waren eine OP-Schwester, ein OP-Ambulanzpfleger, eine für das Labor zuständige Medizinisch-technische Assistentin und eine Röntgenassistentin in der Klinik anwesend.

Der diensthabende Arzt war gleichzeitig Notarzt für den gesamten Kreis. Das bedeutete, er musste bei Unfällen mit dem Rettungswagen ausrücken. Bis etwa 22 Uhr war ich in der Regel in der Notfallambulanz beschäftigt. So mancher Hobbyhandwerker, der sich mit Säge, Beil oder Messer verletzt hatte, musste medizinisch versorgt werden. Man kann sich kaum vorstellen, womit sich die Menschen alles verletzen können. Wenn man das mal erlebt hat, kommt einem ernsthaft der Gedanke, in Zukunft jedes Werkzeug zu Hause im Schrank zu lassen.

Wenn es am Abend ruhiger wurde, klapperte ich nochmals alle Stationen ab, um nach dem Rechten zu sehen. Die Angewohnheit, im Nachtdienst erneut über alle Stationen zu gehen, bevor ich ins Bett ging, hatte sich schon in München bewährt und ich habe sie in allen Kliniken beibehalten. Wenn ich diese Regel nicht beherzigte, konnte ich sicher sein, vom Telefon hochgeschreckt zu werden, sobald ich es mir bequem gemacht hatte. Irgendein Nachtpfleger hatte dann garantiert Probleme mit einem verstopften Blasenkatheter oder einer danebenlaufenden Infusion. Bei Nachtdiensten unter der Woche hatte ich eine gewisse Chance, bis zum nächsten Morgen durchschlafen zu können.

Ganz anders sah es am Wochenende aus. Ich erinnere mich an viele Notarzteinsätze, die dafür sorgten, dass ich nachts keine Minute Schlaf fand, und trotzdem hatte ich am nächsten Morgen wieder möglichst fit im OP zu stehen. Ich bin heute der Meinung, dass man diese Belastungen nur eine gewisse Zeit lang und auch nur als junger Mensch leisten kann. Selbst, wenn ich nicht zu einem Unfall ausrücken musste, war die Nachtruhe dadurch nicht garantiert. Jederzeit konnte ein akuter Blinddarm eingeliefert werden, der mich den Rest der Nacht auf Trab hielt, weil er sofort operiert werden musste.

Begeistert waren wir Notärzte auch, wenn wir nachts, mit Vorliebe zwischen zwei und drei Uhr, von der Polizei geweckt wurden, um einem alkoholisierten Autofahrer eine Blutprobe zu entnehmen. Manchmal verlief die Prozedur recht unangenehm und langwierig. Die oft erheblich angetrunkenen Männer, und es handelte sich ausschließlich um Männer, wehrten sich teilweise mit allen zur Verfügung stehenden Kräften und Tricks gegen eine Blutentnahme. Da kam dann so richtig Freude auf.

Nach einem dieser Nachtdienste, bei dem ich einem kräftigen, renitenten Mittvierziger hatte Blut abnehmen müssen, stand selbiger morgens um acht Uhr, nervös blinzelnd, vor meinem Stationszimmer. Ob ich ein paar Minuten Zeit habe, flüsterte er mir zu.

„Aber ja doch, worum geht es denn?", fragte ich ihn.

„Um die vergangene Nacht", antwortete er leise, „aber können wir nicht in Ihr Büro gehen?"

Kaum war die Bürotür hinter uns zugefallen, rückte er mit seinem Anliegen heraus.

„Sie haben mir in der letzten Nacht doch eine Blutprobe entnommen. Können Sie nicht irgendwie verhindern, dass meine Blutprobe in die Hände der Polizei gelangt? Ich benötige meinen Führerschein dringend beruflich und es wäre eine Katastrophe, wenn er mir entzogen würde."

„Tja", erwiderte ich, „da haben Sie keine Chance. Die Blutprobe wird von den Polizeibeamten immer sofort zur Untersuchung mitgenommen."

„Oh je", meinte er, der Verzweiflung nahe. „Was mache ich da bloß? Haben Sie denn wirklich gar keine Möglichkeit, an das Blut zu kommen?"

„Nein, habe ich nicht", gab ich ihm zur Antwort. „Aber nun warten Sie doch erst einmal ab. Vielleicht wird es ja gar nicht so schlimm."

Seiner Miene war zu entnehmen, dass ich damit wohl falschlag. Nun ja, er alleine wusste, wie viel Schnaps und Bier er am Abend zuvor in sich hineingeschüttet hatte.

***

Für den diensthabenden Arzt gab es im Personalwohnheim einen Raum zum Übernachten. Ich dagegen konnte in meiner Wohnung schlafen, die sich im selben Gebäude befand.

Wurde ich nachts geweckt, schlüpfte ich schnell in meine bereitliegenden Kleider und eilte zwei Treppen hinunter bis zu einem unterirdischen Gang, der das Hauptgebäude der Klinik mit dem Personalwohnheim verband.

Der sowohl an den Wänden als auch am Boden gefliese, etwa zwei Meter breite und 100 Meter lange Gang verlief nicht etwa schnurgerade, sondern alle 20 Meter machte er einen 90°-Knick nach links und nach drei weiteren Metern ging es wieder im 90°-Winkel nach rechts.

Obwohl noch schlaftrunken, konnte ich den Zick-Zack-Weg, der einem Schützengraben glich, dessen Sinn sich mir bis heute nicht erschlossen hat, zu Fuß immer gut meistern, ohne an eine Wand zu prallen. Sehr viel gefährlicher war es, das alte Damenfahrrad zu benutzen, welches am Anfang des Ganges für den diensthabenden Arzt bereitstand, damit dieser schneller ins Hauptgebäude kommen konnte. So mancher Kollege machte Bekanntschaft mit den harten Wänden, wenn er nachts mit dem Fahrrad durch den Gang radelte. Es war aber auch wirklich nicht ungefährlich. Vor allem, wenn der Gang nass und damit rutschig war.

Mir erging es auch nicht besser als den anderen Kollegen. Eines Nachts wurde ich zu einem dringenden Notfall gerufen. Der Dienst war schon fortgeschritten und es dämmerte schon. Aus den schönsten Träumen gerissen, stürzte ich mich die Treppen hinunter. Noch schläfrig und alles andere als fit, schwang ich mich aufs bereitstehende Fahrrad, um die Strecke zum Haupthaus schneller zu bewältigen.

Die erste Kurve schaffte ich noch. Doch an der nächsten Biegung ereilte mich das Schicksal. Ich versuchte noch, die Kurve zu kriegen, aber ich hatte keine Chance. Unversehens fand ich mich am Boden liegend wieder. Nachdem ich mich aufgerappelt hatte, machte ich Bestandsaufnahme. Lenker verbogen, Hose verschmutzt, kleine Schürfwunde am Arm, aber sonst ok. Und schon saß ich wieder auf dem Rad. Schließlich wartete der Rest des Teams auf mich. Es war erstaunlich, dass sich nie jemand ernsthaft bei diesen nächtlichen Fahrradtouren verletzt hatte.

Wenn man das Hauptgebäude dann ohne größere gesundheitliche Schäden erreicht hatte, konnte man entweder den Aufzug nehmen oder die Stufen hinaufeilen, um zum Notarztwagen zu gelangen.

Ich hatte mir angewöhnt, den Aufzug zu nehmen. Das Treppenhaus war eher etwas für Spanner. Im schummrigen Licht der Nachtbeleuchtung herrschte häufig reges Treiben, das einem schon mal die Schamröte ins Gesicht steigen lassen konnte. Einsame Herzen gaben sich hier regelmäßig ein Stelldichein. Konnte ich aus irgendwelchen Gründen die Treppe nicht vermeiden, hatte ich mir angewöhnt, zielstrebig, ohne nach rechts oder links zu schauen, hinauf- oder hinabzueilen.

Das Treppenhaus diente nämlich des Nachts als Treffpunkt für Jung und Alt oder, genauer gesagt, für Männlein und Weiblein. So mancher nutzte die Freiheit und Ungebundenheit in der Klinik, um zarte Bande zu knüpfen. Wahrscheinlich verstärkte die Kälte im Treppenhaus noch das Bedürfnis, sich gegenseitig zu wärmen. Ein ähnliches Phänomen war mir auch schon in einer früheren Klinik begegnet. Wie heißt es doch so schön: „Wehe, wenn sie losgelassen."

NICHT IMMER IST DAS HERZ SCHULD

„Unserem Opa geht es gar nicht gut. Er liegt so ruhig im Bett und atmet so schwer", sagte der Mann, der die Notrufzentrale anrief, mit weinerlicher Stimme.

Ich hatte mal wieder Notdienst an diesem spätwinterlichen Abend, weshalb meine Wenigkeit gefragt war. Die zwei Sanitäter und ich sprangen in den bereitstehenden Rettungswagen und schon ging's mit Blaulicht los in Richtung eines kleinen, oberbayerischen Dorfes. Die dunkle, regnerische Straße erforderte die volle Konzentration unseres routinierten Fahrers, zumal sich Kurve an Kurve reihte. Als eingespieltes Team sahen wir dem Einsatz gelassen entgegen. Mal schauen, was mit „Opa" los war.

Nach zwanzigminütiger Fahrt und ordentlich durchgeschaukelt erreichten wir das einsame Gehöft, stoppten mit quietschenden Reifen und ich eilte, mit dem schweren Notarztkoffer in der Hand, den anderen voran in das hell erleuchtete Wohngebäude des Bauernhofes. Wir wurden bereits von etwa zehn Personen unterschiedlichen Alters erwartet, die keinen traurigen Eindruck machten, sondern fröhlich durcheinanderschnatterten. Nach einigem Gerangel stand ich schließlich vor dem Bett des alten Mannes, für den unsere Hilfe angefordert worden war.

Ich sah auf den ersten Blick, dass mit „Opa" gar nichts mehr los war. Die Decke bis unters Kinn gezogen, lag er friedlich, aber leichenblass in einem großen, stabilen Holzbett, das allem Anschein nach aus dem letzten Jahrhundert stammte. Ich schlug die bunte Bettdecke vorsichtig zurück. Opas Haut fühlte sich eiskalt an. Als wäre er gerade aus der Gefriertruhe geholt worden. Er hatte ohne Zweifel schon vor langem das Zeitliche gesegnet. Als Nächstes bemerkte ich, dass er schon so starr war, dass wir ihn an die Wand hätten lehnen können, ohne dass er zusammengesackt wäre. Während ich den Toten gründlich untersuchte, erzählten mir die ums Bett stehenden Angehörigen unablässig, wie schwach das Herz des Verstorbenen gewesen sei.

„Wir haben schon seit Langem damit gerechnet, dass er mal plötzlich tot im Bett liegt", hörte ich jemanden sagen. „Sein Hausarzt hat uns das schon häufiger gesagt."

Irgendetwas passte hier nicht zusammen. Ich wollte gerade fragen, wer den Verstorbenen denn zuletzt lebend gesehen habe, da fiel mein Augenmerk auf den leuchtend roten Wollschal, den der Tote um den Hals trug. So, als wollte er gerade eine Wanderung durch den verschneiten Winterwald antreten. Als ich mich daranmachte, den festen Knoten des Schals zu lösen, war es auf einmal mucksmäuschenstill im Raum.

Und dann sah ich den Grund der schlagartigen Ruhe: Am Hals hatte Opa deutlich sichtbare Zeichen einer Strangulation! Jeder im Zimmer starrte auf den geschwollenen, bläulich-roten Hals des Toten. Ich schaute ungläubig zunächst den Hals und dann die Umstehenden an. Aschfahle Gesichter blickten mich an.

„Das sieht ja schrecklich aus", stammelte jemand leise. Womit er durchaus richtig lag. Nach dem ersten Schock erklärte ich den jetzt durcheinanderredenden Anwesenden, dass Opa wohl kaum eines natürlichen Todes gestorben sei. Eine Herzschwäche würde schließlich keine Würgemale verursachen.

„Ich muss leider die Kripo benachrichtigen", eröffnete ich den Angehörigen.

Totenstille.

Nach einer längeren bedrückenden Pause meinte der Sohn: „Herr Doktor, Sie brauchen die Kripo nicht zu verständigen. Wir können Ihnen alles erklären."

Na, da war ich ja mal gespannt. Und dann hörte ich eine schier unglaubliche Geschichte.

„Wir haben mit unserem Vater heute Nachmittag noch gemeinsam Kaffee getrunken", fuhr der Sohn fort. „Anschließend hat er sich von uns mit den Worten verabschiedet: Ich gehe noch in den Wald. Etwas Holz machen. Kurz darauf ist er mit Säge und Axt in den Wald gestapft."

Vermutlich noch ohne roten Schal, dachte ich bei mir.

Nein, eine Herzschwäche habe der Vater nicht gehabt, hieß es auf meine Nachfrage. Ganz im Gegenteil. Er habe ein kräftiges, gesundes Herz gehabt und sei regelmäßig für Holzarbeiten in den Wald gegangen.

Als der Tote nach Einbruch der Dunkelheit nicht zum Abendessen erschien, begann die Familie sich Sorgen zu machen. Sohn und Enkel begaben sich auf die Suche nach dem Vermissten. Der Wald wurde intensiv mit Hilfe von Taschenlampen abgesucht. Ohne Erfolg.

Anschließend suchten die beiden in allen Stallgebäuden nach ihm. Wo man ihn dann auch fand. Allerdings nicht wohlauf, sondern leblos von der Scheunendecke baumelnd. Nach ausgiebiger Beratung beschloss die Familie, den Toten zunächst von der Decke zu holen. Dazu wurde das kräftige Seil, an dem er sich aufgehängt hatte, durchtrennt. Der heftige Aufschlag, mit dem der Selbstmörder auf dem trockenen Dielenboden landete, ließ die Anwesenden erschreckt zurückweichen. Alle starrten den gekrümmt daliegenden Leichnam an, als erwarteten sie von ihm eine Antwort darauf, was sie denn

nun machen sollten. Doch Opa lag still und bewegungslos inmitten der anwesenden Familienmitglieder und konnte ihnen
auch nicht mehr mit Rat und Tat zur Seite stehen.

Die Polizei zu verständigen, kam man schnell überein, war
völlig undenkbar. Ein Selbstmord galt damals in einer kleinen, katholischen Gemeinde als große Schande. Gemeinsam
wurde nach einem Ausweg aus diesem Dilemma gesucht und
per „Brainstorming" wurde die Idee geboren, den Toten in sein
Bett zu verfrachten und durch diese Maßnahme einen Herztod
vorzutäuschen. Die Runde war erleichtert. Das bedeutete die
ideale Lösung, um in der Gemeinde das Gesicht zu wahren.

Gesagt, getan. Opa wurde per Sackkarre ins Schlafzimmer
gefahren und dort in sein Bettchen gelegt. Und der grässlich
ausschauende Hals wurde mittels eines roten Schals verdeckt.

„Ganz schön ausgefuchst, diese Truppe", dachte ich bei mir.
„Man könnte fast meinen, sie sind erfahren in solchen Aktio-
nen."

Nachdem der Tote zur Zufriedenheit aller gebettet und versorgt worden war, wurde beschlossen, ihm noch etwas Ruhe
zu gönnen. Dabei dachten die Schlitzohren allerdings weniger
an den Verstorbenen, sondern es war, schlicht und einfach, eiskalte Berechnung. Schließlich hätte die Familie um diese Uhrzeit noch den langjährigen Hausarzt rufen können. Genau das
wollte man aber nicht. Der hätte den Schwindel nämlich sofort
erkannt. Also warteten die Familienmitglieder so lange mit
ihrem Anruf, bis diese Gefahr nicht mehr bestand. Erst dann
verständigten sie die Rettungsleitstelle. Einem Notarzt aus der
Stadt konnte man den Selbstmord sicherlich besser als angeb-
lichen Herztod verkaufen. So glaubten sie jedenfalls.

„Aber manchmal läuft es halt dumm", dachte ich bei mir
und sagte: „Tut mir leid. Aber es geht kein Weg daran vorbei,
die Kripo zu verständigen."

Lautes Gejammer und Gezeter. Ich müsste sie doch verstehen. Selbstmord sei halt eine große Schande hier in der Gegend. Und überhaupt: Ich als Städter hätte ja gar keine Vorstellung davon, welche Unannehmlichkeiten jetzt auf sie zukommen würden.

Nur gut, dass sie nicht wussten, dass ich nicht nur Städter, sondern auch noch evangelisch war. Wer weiß, auf welche Ideen die aufgebrachte Familie sonst noch gekommen wäre, um die Benachrichtigung der Polizei zu verhindern. Ich war auf jeden Fall froh, die beiden Rettungssanitäter an meiner Seite zu haben.

Die nächsten 30 Minuten, bis die von mir sehnlichst herbeigewünschte Kripo endlich eintraf, werde ich zeitlebens nicht vergessen. Die Angehörigen lagen mir bis zuletzt in den Ohren, in der Hoffnung, mich doch noch umstimmen zu können. Sie hatten scheinbar noch nicht begriffen, dass die Polizei bereits unterwegs war.

Noch nie zuvor war ich angesichts der Ordnungshüter so glücklich gewesen. Heilfroh begrüßte ich die eintreffenden Beamten und berichtete ihnen ausführlich, was mir zuvor erzählt worden war. Ungläubig lauschten sie meinen Worten, bevor sie mit ihren Ermittlungen begannen.

Nachdem alles geklärt war und ich am Tatort nicht mehr gebraucht wurde, sammelte ich meine beiden Helfer ein. Aufgewühlt, aber trotzdem müde fuhren wir spät nachts zurück in die Klinik. An Gesprächsstoff mangelte es uns wahrlich nicht.

Bis heute muss ich schmunzeln, wenn ich an das einsame bayerische Bergdorf mit seinen raffinierten Einwohnern denke. Ich habe mich dort übrigens nie wieder blicken lassen. Man kann ja nie wissen …

FREIZEITAKTIVITÄTEN

Der Dienstplan unserer Klinik sah für die Ärzte eine geteilte Arbeitszeit vor. Wir hatten offiziell von 8-13 Uhr und von 15-18 Uhr zu arbeiten. Das bedeutete, dass wir eine zweistündige Mittagspause hatten, die wir zu allerlei Aktivitäten nutzen konnten. Während es abends oft später wurde, gelang es uns mittags fast immer, pünktlich aus der Klinik zu kommen. Alles, was noch nicht erledigt war, konnten wir ja schließlich in den Nachmittagsstunden zu Ende bringen.

Sobald im Frühling die Sonne ihre Kraft entfaltete, waren die Isarauen ein beliebtes Ziel zur Mittagszeit. Hier tummelte sich Jung und Alt beiderlei Geschlechts. Das eiskalte Wasser lud zu dieser Jahreszeit noch nicht zum Baden ein, trotzdem begnügte sich so manche oberbayerische Schönheit damit, einen knappen Bikini zu tragen. So mancher junge Mann errötete im Gesicht nicht infolge der Sonne, sondern auf Grund des hormonaktivierenden Anblickes. Bei Bedarf boten die weitläufigen Uferzonen im Übrigen recht viele Rückzugsmöglichkeiten.

Im Sommer bestand die Möglichkeit, auf einem nahegelegenen See zu surfen und im Winter konnten wir auf den nur wenige Kilometer entfernten Pisten Skifahren. Von beiden Sportarten machte ich in den kommenden zwei Jahren regen Gebrauch. Surfen, das zur damaligen Zeit noch nicht so verbreitet war, hatte ich in den Jahren zuvor am Feringasee, einem durch den Autobahnbau entstandenen Baggersee in München, erlernt. Ich lag dort an den Wochenenden oft den ganzen Tag am FKK-Strand und vertrieb mir die Zeit mit Lesen und Unterhaltung.

Mehrere Freunde von mir besaßen schon damals Surfbretter. Sie unterbrachen das Brutzeln in der sommerlichen Sonne, indem sie sich auf ihr Surfbrett begaben und über das Wasser flitzten. Damit schlugen sie zwei Fliegen mit einer Klappe. Erstens gönnten sie ihrem oft erheblich gerötetem Hintern eine Ruhepause, indem sie eine Badehose anzogen, und zweitens machte es ihnen Spaß, ihr Können der am Strand liegenden Münchner Damenwelt zu präsentieren. Meine Neugier für diese Sportart wurde sofort geweckt.

Nachdem ich mein Interesse bekundet hatte, nahmen meine Freunde sich viel Zeit, um mir diese neue Sportart näherzubringen. Ich hatte sehr gute Lehrer, stellte mich recht geschickt an und war ausgesprochen zielstrebig. So dauerte es nicht lange, bis ich die Grundtechniken und einige Tricks beherrschte.

Von Beginn an hatte mich diese Sportart begeistert. Die körperliche Herausforderung, die Unabhängigkeit von anderen Personen, das Flitzen über tiefblaue Alpenseen oder am Meer die Küste entlang, einfach nur grandios. Noch heute fasziniert mich alles, was ich auf dem Wasser machen kann. Dagegen haben mich Sportarten wie Schwimmen oder Tauchen nie begeistern können.

Nachdem ich sicher war, Spaß am Surfen zu haben, suchte ich ein einschlägiges Sportgeschäft in Schwabing auf und erstand ein nagelneues „Mistral"-Surfbrett, einen Autodachträger, Surfanzug und Schuhe. Natürlich alles vom Feinsten. Die zwangsläufige Folge war ein kräftiges Loch in meinem Monatsbudget. Nun ja, ich würde halt nicht mehr jeden Abend ein Hendl oder eine Haxe in einem der vielen romantischen Biergärten Münchens verzehren können. Manchmal muss man Prioritäten setzen.

Komplett ausgerüstet und das Surfbrett stets einsatzbereit auf dem Dach, nutzte ich jede Gelegenheit, um meine Surffähigkeiten zu verbessern. So auch in Bad Tölz. Die Autofahrt zu dem hochgelegenen Walchensee dauerte auf öffentlichen Straßen circa eine Stunde. Das war viel zu lang, um dafür die Mittagspause nutzen zu können. Aber es gab einen nicht öffentlichen Schleichweg, der sich durch die dichten Wälder steil bis zum See emporschlängelte. Da mit Gegenverkehr kaum zu rechnen war, konnte ich den kalten See bei flotter Fahrt innerhalb von zwanzig Minuten erreichen. So mancher Hase wird sich erschrocken ins Gras geduckt haben, wenn ich rasant um die Kurve gesaust kam.

Am Ziel angekommen hieß es: Brett vom Autodach, umziehen und möglichst schnell Mast und Segel herrichten. Wenn ich nicht rumbummelte, konnte ich etwa eine Stunde, im Trapez hängend, Luft, Wasser und Sonne genießen.

Es war immer aufs Neue Genuss und Erholung pur. Anschließend war ich wieder fit für alle Aufgaben in der Klinik. Da konnte kommen, was da wollte. Wenn Mick Jagger hier gesurft hätte, er wäre singend über den See gesaust mit den Worten: „Here I can get my satisfaction."

Da der dunkelblaue See für regelmäßigen kräftigen Wind bekannt war, traf sich dort stets eine ganze Reihe von Surfbegeisterten. So wurden in den „Pausen" Erfahrungen ausgetauscht, neue Tricks diskutiert und Probleme ausführlich besprochen.

Als Brillenträger war ich beim Wassersport auf eine Sportbrille angewiesen. Nachdem ich zwei teure Exemplare unfreiwillig bei Stürzen ins Wasser im idyllischen tiefen See versenkt hatte, legte ich mir Kontaktlinsen zu. Mit denen konnte ich, da es weiche Linsen waren, zwar nicht optimal sehen, aber es reichte, um zu erkennen, wo das Ufer war. Da ich kurzsichtig bin und zusätzlich eine leichte Hornhautverkrümmung habe, wären eigentlich harte Kontaktlinsen für mich optimal gewesen. Diese hatte ich ein halbes Jahr ausprobiert, bevor ich entnervt aufgab. Zwar konnte ich gestochen scharf damit sehen und auch an das Handling hatte ich mich gewöhnt, aber ich hatte ständig gereizte, tränende Augen. Die harten Linsen der damaligen Machart vertrug ich einfach nicht.

Also probierte ich weiche Linsen aus. Auch wenn von vorneherein feststand, dass ich damit nicht besonders gut sehen würde. So war es denn auch. Alles um mich herum war etwas unscharf. Autofahren mit den weichen Linsen ging gar nicht, aber zum Sporteln reichte es. Auch wenn ich oft nicht erkennen konnte, wer da gerade knapp an mir vorbeigesurft war. Selbst den Klinikdirektor hätte ich nicht erkannt. Aber das war auch völlig unwichtig. Surfen ist schließlich kein Mannschaftssport.

Sowohl zum Wassersport als auch zum Skifahren hatte ich die gut verträglichen weichen Linsen viele Jahre benutzt, bevor ich dann wieder zum reinen Brillenträger wurde. Das unscharfe Sehen hatte mich letztlich doch gestört. Am Operationstisch hatte ich die weichen Kontaktlinsen übrigens nie ausprobiert. Womöglich hätte ich sonst statt des Blinddarms die Gallenblase entfernt.

Im Winter hatte ich, dank des geteilten Dienstes an der Klinik, die Mittagspause häufig zum Skifahren auf den nur zehn Minuten entfernten, reichlich vorhandenen Pisten genutzt. So wie ich im Sommer ständig das Surfbrett auf dem Autodach hatte, so waren es im Winter die Ski. Stets einsatzbereit stand mein Auto vor der Klinik, nur darauf wartend, dass ich mich hinter das Steuer setzte, um zu den Skipisten zu fahren.

Das erste Mal auf Skiern stand ich schon als kleiner Junge. Ich kann mich noch genau daran erinnern, wie ich zusammen mit meinem Vater die höchste Erhebung in der Lüneburger Heide, den Wilseder Berg, hinabfuhr und sich meine Skispitzen am Ende des flachen Hügels im Heidekraut verfingen und ich mich überschlug. Als Jugendlicher stand ich häufig im Harz auf Brettern, wo ich mit Freunden die Pisten von St. Andreasberg unsicher machte. Und als Student fuhr ich mehrmals mit dem Sportinstitut Göttingen in die Dolomiten. Als ich nach Bad Tölz kam, war es mir also schon möglich, alle Abfahrten von leicht bis schwer zu meistern. So konnte ich von Anfang an das gesamte Skigebiet nutzen.

Abends fuhr ich oft zu den mit Flutlicht erleuchteten Pisten, traf mich mit Freunden und wir genossen zusammen die innerhalb der Woche fast menschenleeren Hänge. Das war für mich, der bis heute jede Minute nutzt, um im Freien zu sein, einfach herrlich.

Insgesamt hatte ich den „geteilten Dienst" mit langer Mittagspause während meiner Zeit an dieser Klinik sehr genossen. Die freien Stunden über Mittag hatte ich in der Regel ausgiebig für Unternehmungen aller Art genutzt: im Frühling und Herbst zum Sonnen am romantischen Ufer der Isar, im Sommer zum Surfen am faszinierenden Walchensee und im Winter zum Skifahren in den abwechslungsreichen Bergen rund um Lenggries.

***

Man nehme einen See, einen ausgedienten Marineoffizier, ein leckes Holzschiff und schüttelt alles kräftig durch. Was bekommt man dann? Ja, ganz richtig: eine Segelkameradschaft am Fuß der Alpen.

Ich konnte mir, als ich das erste Mal davon hörte, nicht allzu viel darunter vorstellen. Handelte es sich vielleicht um einen Verein ehemaliger Matrosen? An der Nord- oder Ostsee hätte ich mir das sofort vorstellen können. Aber in Oberbayern?

Aufgeklärt wurde ich wenig später von einem lustigen, korpulenten Pfleger namens Sepp, der auf meiner Station Dienst tat. Er war immer gut drauf, redete ununterbrochen und verkürzte allen die Arbeitszeit mit ständig neuen Witzen. Sein lautes Lachen war dann auf der ganzen Station zu hören. Und nichts, aber auch gar nichts konnte ihn aus der Ruhe bringen.

In einem Gespräch mit ihm kam ich, kurz nachdem ich an die Klinik gekommen war, auf das Thema Segeln. Ich erzählte ihm, dass ich seit vielen Jahren begeisterter Segler und stolzer Besitzer eines wunderschönen Holzbootes sei. Die Jolle sei aber noch in Norddeutschland, da ich in den vergangenen zwei Jahren keine Gelegenheit zum Segeln gehabt hätte. Außerdem wüsste ich auch nicht, wo ich das Boot lagern sollte, da ich keinen Wasserliegeplatz hätte und für ständiges Slippen sei die Jolle zu schwer. Als ich ihm dann noch erzählte, dass ich Inhaber der Segelpatente für Binnen- und Seereviere sei, war Gerd ganz aus dem Häuschen.

„Oh, das ist ja wunderbar. Sie müssen unbedingt in unseren Verein eintreten."

Der „Verein" stellte sich im Laufe des weiteren Gespräches als eine Gruppe von 16 Männern heraus, die alle am Segelsport interessiert waren. Während eines Frühschoppens hatten sie beschlossen, einen Segelverein zu gründen. Da ein ehemaliger Matrose dazugehörte, der früher auf einem Segelschiff Dienst geleistet hatte, einigten sich die Männer auf den Namen „Seglerkameradschaft". Von den 16 Männern des Vereins hatte zwar nicht ein Einziger eine Ahnung vom Segeln, aber sie waren alle begierig, es zu erlernen. Ein Segelpatent besaß natürlich auch niemand. Trotz dieser Widrigkeiten hatte man vor Kurzem ein Vereinsboot angeschafft. Dieses lag jedoch noch hoch und trocken in einer Halle, obwohl der Verein bereits einen Bojenliegeplatz am nahegelegenen Starnberger See organisiert hatte. Da aber sowieso niemand aus dem Verein die Kenntnisse und die Erlaubnis zum Führen eines Bootes besaß, hatten sie das Schiff in einer Halle untergestellt und nicht ins Wasser gebracht. Bei dem Schiff handelte es sich um ein knapp zehn Meter langes, gebrauchtes, älteres Holzboot, das vom Verein für wenig Geld erstanden worden war.

Die ganze Sache hörte sich dermaßen skurril an, dass ich neugierig geworden war. Zum nächsten Vereinstreff wurde ich von Sepp mitgeschleppt und noch im Verlauf dieses feuchtfröhlichen Abends per Handschlag als siebzehntes Mitglied aufgenommen. Ich kam der illustren Truppe wie gerufen. Endlich hatten sie einen Segellehrer. Somit bestand das Potenzial des Vereins ab sofort aus einem Boot im Trockendock, einem segelkundigen Norddeutschen und sechzehn segelwilligen Bayern. Die Segelsaison konnte also beginnen.

Die Frühlingssonne hatte den letzten Schnee gerade vertrieben, da wurde einstimmig beschlossen, das Vereinsboot nun endlich in sein Element zu verfrachten. Ich hatte das Boot bereits einmal zu Gesicht bekommen. Es handelte sich um ein in die Jahre gekommenes, knapp zehn Meter langes Holzboot mit kleiner Kajüte. Auf mich persönlich machte es einen etwas maroden Eindruck. Der Vorbesitzer hatte es wohl nicht besonders liebevoll behandelt, denn es sah alles andere als gepflegt aus.

Meine Vereinskameraden hatten sich in den Wintermonaten alle Mühe gegeben, den Zustand des Bootes etwas zu verbessern. Manche Stunde ihrer Freizeit hatten sie investiert, um aus einem Frosch einen Prinzen zu machen. So war ich denn auch positiv überrascht, als wir das Boot gemeinsam aus der Halle holten, in der es die letzten Monate gelegen hatte. Der Rumpf glänzte, die Beschläge waren teilweise erneuert und die Aufbauten waren ausgebessert und lackiert worden. Einer erfolgreichen Segelsaison stand jetzt nichts mehr im Wege. Hätte man meinen sollen. Aber leider hat Wasser keine Balken, wie wir bald feststellen sollten.

Ein Trecker zog den Trailer, auf dem das Boot stand, zu einer Slipanlage. Innerhalb einer halben Stunde hatten wir es zu Wasser gelassen und siehe da: Es schwamm. Hoffnungsvoll setzten wir bei mäßiger Brise die leicht vergilbten Segel und hielten Kurs aufs offene Wasser. Wir waren alle etwas euphorisch. Die Frühlingssonne wärmte unsere Körper, der Wind blähte die Segel und etwas Hochprozentiges zum Anstoßen hatten wir auch an Bord. Unsere Oldie-Yacht lief gar nicht so schlecht. Ich konnte mir gut vorstellen, meinen segelunkundigen Kameraden auf diesem Boot Segelunterricht zu erteilen, um sie auf die Führerscheinprüfung vorzubereiten.

Wir genossen zusammen den herrlichen Sonnentag und ich startete mit der ersten Segellektion, bevor wir das Schiff an der vom Verein angemieteten Boje vertäuten. Für den kommenden Tag war im Radio erneut gutes Wetter angekündigt worden und wir kamen überein, wieder einige Stunden gemeinsam auf dem Wasser zu verbringen. Gut gelaunt standen am nächsten Morgen sechs Personen startbereit am Ufer des freundlich ausschauenden Sees. Wir kletterten in ein kleines, kippliges Beiboot und ruderten zur Boje, an der wir das Vereinsschiff am Abend zuvor festgemacht hatten. Dort angekommen, bestiegen wir voller Vorfreude unser auf den Wellen schaukelndes Vereinsboot. Und bekamen prompt nasse Füße. Was war das denn? In der Nacht hatte es doch gar nicht geregnet. Aber wie kam dann Wasser ins Boot? Wir schauten uns ratlos an.

Nach langem Grübeln und schier unendlichen Diskussionen verständigten wir uns darauf, dass der Rumpf des Holzbootes wohl noch etwas undicht sei, weil das Boot so lange auf dem Trockenen gelegen hatte. Schließlich mussten sich die Holzplanken, so unserer aller Meinung, erst wieder mit Wasser vollsaugen und ausdehnen. Vorher konnte das Schiff ja gar nicht dicht sein.

Gemeinsam lenzten wir das Wasser, hissten die Segel und genossen den sonnigen Frühlingstag. Wir gingen davon aus, dass sich das Problem in den nächsten Tagen von allein erledigen würde, indem sich die Holzfugen schließen würden. Das stellte sich bedauerlicherweise als Irrtum heraus. Immer, wenn wir in den folgenden Tagen das Boot betraten, bekamen wir nasse Füße. Wobei sich die jeweiligen Wassermengen im Boot nicht verringerten, sondern konstant blieben.

Wir mussten also nach einer Lösung suchen. Und da blieb nur eine Möglichkeit: Boot wieder aus dem Wasser holen und den Rumpf auf Undichtigkeiten untersuchen. Vierzehn Tage später waren alle Vereinsmitglieder damit beschäftigt, das schwere Boot wieder aus dem Wasser zu holen. Die Stimmung war bei Weitem nicht so gut wie zwei Wochen zuvor. Aber es blieb uns ja keine andere Möglichkeit. Niemand von uns hatte nämlich Lust, vor jedem Segeltörn eine halbe Stunde lang das eingedrungene Wasser aus dem Boot zu lenzen.

Die Inspektion des gesamten Bootsrumpfes einige Tage später durch einen, von uns beauftragten, Fachmann brachte dann die Ernüchterung.

„Der Rumpf ist so wasserdurchlässig wie ein Schwamm", teilte er uns mit. „Das Holz ist morsch und mit herkömmlichen Mitteln nicht mehr dicht zu bekommen."

Alle Köpfe sanken zu Boden. Die Nachricht war für alle Vereinsmitglieder niederschmetternd und deprimierend. Unsere Mienen verfinsterten sich zusehends.

Seelenruhig ergänzte der Bootsbauer seine Ausführungen mit den Worten: „Die einzige Möglichkeit, den Rumpf dicht zu bekommen, sehe ich darin, ihn komplett mit Ferrozement zu überziehen. Das Boot ist dann garantiert absolut wasserdicht. Natürlich wird es aber erheblich schwerer werden."

Frustriert berieten wir die nächsten Tage, was zu tun sei. Letztlich wurde beschlossen, den Rumpf in Eigenarbeit, wie vorgeschlagen, mit Ferrozement zu überziehen. Diese Maßnahme würde jedoch eine ganze Saison dauern. Wir wollten doch aber segeln und nicht nur den Betonmischer betätigen. Das war der Zeitpunkt, an dem meine gute alte Segeljolle wieder ins Gespräch kam. Sie lag in Norddeutschland in einer

Scheune und wartete sehnsüchtig darauf, wieder Wasser unter den Kiel zu bekommen.

„Du holst dein Boot hier an den See und kannst es an die Boje legen. Bezahlt ist der Liegeplatz ja. Als Gegenleistung erteilst du uns ab und zu Segelunterricht auf deinem Schiff", schlug ein Vereinsmitglied vor.

Sofort waren alle begeistert von der Idee. Nach kurzer Bedenkzeit fand ich den Vorschlag ebenfalls nicht abwegig. So holte ich mein Boot in einer Nacht- und Nebelaktion nach Bayern. Schon einige Tage später lag es, fest vertäut, an der Vereinsboje in seinem Element und wartete auf seinen ersten Einsatz. Ab sofort konnte ich mit meiner ehrenamtlichen Tätigkeit als Segellehrer beginnen. Während einige Männer des Vereins in den folgenden Monaten ihre ganze Freizeit nicht der Familie, sondern dem Herrichten des Vereinsbootes widmeten, versuchte ich an den geeigneten Wochenenden, die ungenügenden Segelkenntnisse meiner motivierten Segelkameraden zu verbessern. Was sich nicht immer als unkompliziert erwies.

Schon bei meiner ersten Stunde Segelunterricht erlebte ich eine unangenehme Überraschung, die auch tragisch hätte enden können. Der reichlich übergewichtige Sepp saß bei idealen Wetterbedingungen stolz und singend an der Pinne, als eine kräftige Bö das Boot ohne Vorwarnung zum Kränken brachte. Statt die Großschot einfach loszulassen, hielt er sich krampfhaft daran fest und das leichte Boot bekam mehr und mehr Schräglage. Sepp verlor den Halt, fiel über Bord und schwamm im nächsten Moment strampelnd und um Hilfe rufend im warmen Wasser. Schwimmwesten hatte bei der leichten Brise natürlich niemand angelegt.

„Hilfe, ich kann nicht schwimmen", hörte ich Sepp in Panik rufen.

Das war ja nicht zu fassen. Ich traute meinen Ohren nicht. Hatte ich das wirklich richtig verstanden? Da möchte jemand bei mir auf einer kleinen Jolle das Segeln lernen und kann nicht schwimmen? Hatte ich es vielleicht nicht nur mit sechzehn segelunkundigen, sondern zusätzlich auch noch schwimmunfähigen Kameraden zu tun?

Sepp klammerte sich japsend ans Boot und drohte es, mit seiner Leibesfülle vollends zum Kentern zu bringen. Meinem Vorschlag, das Boot loszulassen, leistete er verständlicherweise keinen Gehorsam. Ich war aber nicht wirklich scharf darauf, auch im Wasser zu landen. Dem strampelnden Sepp in seiner Angst und gut 140 Kilo Lebendgewicht hätte ich mit meinen 80 kg nicht wirklich viel entgegenzusetzen gehabt. Voller Panik hätte er sich vermutlich an mich geklammert und ich hätte ihn nicht über Wasser halten können. Garantiert wären wir beide für immer auf Tiefe gegangen.

„Hangel dich nach achtern", rief ich Sepp zu. Und wiederholte gleich: „Nach hinten, nach hinten."

Das kapierte er erstaunlicherweise auf Anhieb. Das Boot richtete sich schlagartig auf, als Sepp das Heck erreicht hatte. Dafür ging der Bug in die Höhe, als wenn ein Erdmännchen nach einem Adler Ausschau hält. Das war aber nur unangenehm, nicht gefährlich. Ich atmete erst einmal tief durch.

Was für mich überhaupt kein Problem gewesen wäre, nämlich vom Wasser wieder ins Boot zu klettern, stellte sich bei dem korpulenten Sepp als unüberwindliches, lebensgefährdendes Hindernis heraus. Auch mit Hilfsleine und meiner vollen Unterstützung war er nicht an Bord zu hieven. Was tun? Wir waren mitten auf dem See und ein anderes Boot war weit und breit nicht in Sicht.

Ich zermarterte mein Hirn nach einer Lösung. Schließlich fiel mir ein, dass im Vorschiff ein Rettungsring untergebracht war. Ich kramte ihn heraus und warf ihn Sepp zu. Aufgrund seiner Masse konnte er zwar nicht in den Ring schlüpfen, aber es reichte zunächst mal, um ihn über Wasser zu halten. Ich band den Ring am Boot fest, sagte Sepp, er solle sich gut daran festhalten und ab ging's in Richtung Ufer. Der Wind blies nur mäßig und so dauerte es entsprechend lange, bis der erschöpfte Sepp und ich das rettende Seeufer erreicht hatten. Selten war ich so erleichtert. Das hätte wirklich böse enden können.

Dieses Vorkommnis kostete meinen Mitsegler mehrere feuchte Vereinsrunden. Und zukünftig durfte er mein Boot nur noch mit einer speziellen auftriebsstarken Schwimmweste betreten. Auch bei totaler Flaute. Am Ende der Saison bestand Sepp übrigens die Segelscheinprüfung. Natürlich mit Weste. Denn Schwimmen konnte er immer noch nicht.

Unser hölzernes Vereinsboot wurde derweil von den fleißigen Kameraden gründlich und sorgfältig mit Zement einbalsamiert. Sie müssen mit dem Material nicht gerade sparsam umgegangen sein. Denn beim Probesegeln im Jahr darauf hätten wir eine Regatta selbst gegen eine Badewanne verloren. Die vorhandene Segelfläche reichte nicht mehr aus, um das erheblich übergewichtige Boot in Schwung zu bringen. Selbst bei kräftiger Brise machte das Schiff keine großen Anstalten, sich von der Stelle zu bewegen. Nur mit Hilfe des Dieselmotors nahm das Schiff Fahrt auf. Aber man kann ja nicht alles haben. Immerhin war es jetzt absolut trocken. Insofern war die langwierige und teure Restauration also erfolgreich verlaufen. Das Segeln konnte man auf so einem Schiff allerdings nicht erlernen. Dafür war es völlig ungeeignet.

Als Haus- oder Motorboot hätte man es durchaus nutzen können. Leider fand sich kein einziger Interessent. So war die Geschichte des ersten Vereinsbootes beendet, bevor sie richtig begonnen hatte. Es blieb nur der Schiffsfriedhof. An einem tristen Regentag geleiteten wir deshalb unser Zementschiff unter tiefster Anteilnahme aller Mitglieder zur letzten Ruhe auf ein Werftgelände in der Nähe des Starnberger Sees.

Falls es noch existiert, dürfte der Holzrumpf inzwischen ein Opfer der Würmer geworden sein. Dagegen hat die stabile Außenhülle aus Ferrozement die Jahre sicherlich unbeschadet überstanden. Vielleicht wird sie ja auch von den Kids als Half-Pipe benutzt?

Meine Jolle dagegen war absolut ideal, um das Segeln von Grund auf zu erlernen. Die nächsten beiden Sommer betätigte ich mich regelmäßig als Ausbilder. Nicht nur die Vereinskameraden profitierten davon, sondern auch ich. So kostete mich der Liegeplatz keinen Pfennig. Und noch einen viel größeren Vorteil hatte das Projekt Segelunterricht für mich: Ich hatte immer Helfer, die mir bereitwillig die von den Möwen vollgeschissene Schiffspersenning säuberten. Und diese Arbeit war ekelhaft und alles andere als Zuckerschlecken.

Wenn alles blitzblank geputzt war, segelten wir los und ich begann mit dem Unterricht. Auf diese Weise lernten die zukünftigen Segler von Beginn an, was Segeln bedeutet: erst die Arbeit und dann das Vergnügen.

ALPTRÄUME

Meine Tätigkeit als Notarzt im ländlichen Oberbayern hat mir manches nette, unvergessliche Erlebnis beschert. Leider gab es aber auch Einsätze, die sich bis heute tief in meine Großhirnrinde eingebrannt und deutliche Narben hinterlassen haben. Bis zum heutigen Tag verfolgen mich einige dieser Unfälle in Form von Alpträumen, die mich von Zeit zu Zeit nachts schweißgebadet hochschrecken lassen. Die Häufigkeit dieser unangenehmen Träume hat im Laufe der Jahre zum Glück nachgelassen, aber so ganz in Ruhe lassen sie mich immer noch nicht.

Dazu waren wohl die Dramen, die ich als Notarzt auf den ländlichen Straßen erlebt habe, zu gravierend und zu entsetzlich. Die schmerzverzerrten Mienen der oft schwerverletzen Unfallopfer oder noch häufiger die verzweifelten Gesichter der verschont gebliebenen Familienangehörigen habe ich noch heute vor meinen Augen, als hätten sich die Dinge erst gestern ereignet.

Der wohl schlimmste Unfall, zu dem ich jemals gerufen wurde, passierte an einem wunderschönen, warmen Sommerabend im Juli. Eine junge, sechsköpfige Familie war mit Fahrrädern auf einer Landstraße unterwegs. Die Mutter hatte ein zweijähriges Kind in einem Fahrradkorb vor sich, der Vater einen vierjährigen Sohn in einem Sitz hinter sich. Die beiden älteren Geschwister saßen schon auf eigenen Fahrrädern.

Bei einbrechender Dämmerung fuhren die vier Fahrräder in der Straßenmitte, weil sie die Landstraße nach links verlassen wollten. Ein sich von hinten näherndes Fahrzeug sah die Familie in der Straßenmitte zu spät und überrollte sie regelrecht. Einen nach dem anderen. Lediglich die Mutter mit dem zweijährigen entkam der Tragödie napp, weil sie schon halb in einen Feldweg abgebogen war. Deshalb wurde sie von dem heranrasenden Auto nicht mehr erfasst, sondern blieb unverletzt.

Als ich 15 Minuten später eintraf, bot sich mir ein Bild des Schreckens. Der Vater und drei Kinder der Radlerfamilie lagen über viele Meter verstreut auf der Straße und rührten sich nicht. Die unverletzte Mutter lief wild schreiend hin und her. Sie hatte wohl einen schweren Schock und war überhaupt nicht ansprechbar. Als wenn das nicht schon gereicht hätte, lag ein mit zwei Personen besetztes Auto im angrenzenden Feld auf dem Dach. Zusammen mit zwei Sanitätern stellte ich mir die Frage, wohin zuerst? Welches der sechs Unfallopfer hatte die Hilfe am dringendsten nötig?

Dazu musste ich mir von jedem Einzelnen zunächst mal einen ersten Eindruck verschaffen. Nur so konnte ich entscheiden, mit welchem Verletzten ich beginnen würde. Ich eilte zu einem von den Kindern und stellte schnell fest, dass es bereits tot war. Das zweite Kind war ebenfalls nicht mehr zu retten. Der Kopf war völlig verdreht. Es hatte einen Genickbruch erlitten und war mit Sicherheit sofort tot gewesen. Diese beiden Opfer konnte ich also zunächst vernachlässigen. Sie hatten meine Hilfe leider nicht mehr nötig. Das dritte Kind atmete oberflächlich, ebenso der junge Vater der Familie. Beide waren aber lebensgefährlich verletzt, wie ich gleich bei der ersten Inspektion erkennen konnte.

Nun blieben noch die Insassen des PKW. Schon beim Annähern an das Fahrzeug hörte ich das durch Mark und Bein gehende Stöhnen. Es handelte sich um einen jungen Mann und eine junge Frau, an die ich nicht richtig herankam, da das Auto auf dem Dach lag und die beiden eingeklemmt waren. Sie hatten wohl auch schwere Verletzungen erlitten, aber immerhin lebten sie. Um sie zu bergen, benötigten wir unbedingt die Feuerwehr mit ihren Rettungsscheren. Wie ich feststellte, war die Polizei inzwischen auch eingetroffen.

Die Polizeibeamten hatten die Situation sofort richtig eingeschätzt und bereits die Feuerwehr und weitere Einsatzkräfte verständigt. Ich entschied, dass der etwa vierjährige Junge meine Hilfe wohl am nötigsten hatte. Als ich ihn untersuchte, fing er plötzlich an, unverständliche Worte zu reden. Es war mir aber auch egal, was er sagte. Mir war nur wichtig, dass er ansprechbar war. Er blutete an beiden Beinen und Armen, wobei der rechte im Ellenbogengelenk unnatürlich abgewinkelt war. Nach Legen eines venösen Zuganges überließ ich den Jungen einem der Sanitäter. Er sollte den Jungen weiter betreuen und den gebrochenen Arm schienen.

Als Nächstes war der Vater an der Reihe. Der Mann blutete stark aus verschiedenen Wunden am ganzen Körper. Er war nicht ansprechbar, sondern bewusstlos und seine Pupillen reagierten kaum noch. Hier war also Eile vonnöten: den nächsten Zugang legen, Infusion anhängen, den Kreislauf stabilisierende Medikamente spritzen, Intubation zur Sicherstellung der Atmung, Wunden provisorisch versorgen und vieles mehr. Das alles ist in der Ambulanz einer Klinik überhaupt kein Problem, an einem dunklen Unfallort ohne ausreichende Beleuchtung ist es aber alles andere als einfach.

Auf dem Boden kriechend sucht man mit oft zittrigen Händen im Leuchtkegel einer Taschenlampe die meistens kollabierten Venen des Verletzten, um einen Zugang für Infusionen zu bekommen. Auch die Intubation (Einbringen eines Kunststoffschlauches in die Luftröhre zur künstlichen Beatmung) des Unfallopfers gestaltet sich infolge der äußeren Umstände häufig ausgesprochen schwierig. Viel Übung und Routine ist hierfür erforderlich. Sonst gerät der Schlauch nicht in die Luft-, sondern in die Speiseröhre. Die Folgen sind für den Verletzten verheerend, wenn nicht tödlich. Denn die zugeführte Luft erreicht nicht die Lunge, sondern bläst den Magen auf. Dem Körper fehlt infolgedessen der dringend benötigte Sauerstoff für die Versorgung des Herzens und der übrigen Organe. Kein Leben ohne Sauerstoff.

Trotz aller Widrigkeiten gelang mir auf Anhieb die Intubation bei dem Vater der Familie und das Legen eines Zuganges. Erschwerend war in diesem Fall, dass mich die Mutter der Familie fortwährend anschrie, ich solle mich doch gefälligst um die regungslos auf der Straße liegenden Kinder kümmern. Logischerweise war die unter Schock stehende Frau völlig von Sinnen. Ich brachte es aber nicht fertig, ihr mitzuteilen, dass die beiden Kinder, um die sich zu dieser Zeit niemand kümmerte, bereits tot waren. Zeit für Diskussionen hatte ich im Übrigen auch nicht.

Das ganze Szenarium glich einem Horrorfilm. Es war inzwischen dunkel geworden und der Ort des entsetzlichen Unfalls wurde nur erhellt von einzelnen grellen Scheinwerfern und den flackernden Blaulichtern der verschiedenen Rettungsfahrzeuge. Inzwischen hatte ich Unterstützung von einem weiteren Notarzt bekommen, der sich um den noch nicht abschließend versorgten Jungen kümmerte. Gleichzeitig machte sich die inzwischen eingetroffene Feuerwehr mit ihren Rettungsscheren daran, die beiden PKW-Insassen zu befreien.

Die gespenstische Stille wurde unterbrochen durch die schrillen Schreie der verzweifelten Mutter und das Jammern der beiden eingeklemmten Autoinsassen. Hinzu kam jetzt noch das metallene Geräusch der sich durch das Blech schneidenden Rettungsscheren. Es ging mir durch jede Faser meines Körpers.

Nachdem der Kreislauf des Vaters stabil war, kümmerte ich mich um die diversen äußeren Verletzungen am Körper: beide Beine schienen, Kompressionsverbände an verschiedenen Stellen zur Blutstillung, die ganze Palette der Notfallmedizin gelangte zum Einsatz. Anschließend lagerten wir ihn vorsichtig auf einer Trage und brachten ihn zum Notarztwagen. Es war zwar noch nicht abzusehen, welche inneren Verletzungen der Mann davongetragen hatte, aber ich war zuversichtlich, dass wir ihn durchbringen würden.

Nur hatte ich keine Zeit, mir über irgendetwas Gedanken zu machen, denn schon ging's weiter zu den beiden PKW-Insassen. Dank der Rettungsscheren hatten die Sanitäter und Feuerwehrmänner bereits beide Personen aus dem verbeulten Auto befreien können. Sie waren bereits auf Tragen gelegt worden, sodass ich unverzüglich mit der medizinischen Versorgung loslegen konnte. Da sie beide ansprechbar waren und eine unauffällige Atmung zeigten, brauchte ich nur Infusionen anlegen und verschiedene Verletzungen notfallmäßig versorgen. Mir fiel ein Stein vom Herzen. Zumindest bei diesen beiden bestand keine direkte Lebensgefahr.

Ich atmete tief durch. Aber nur kurz. Denn die Sanitäter warteten schon auf mich, da ich den Transport des schwerverletzten Vaters in die Klinik begleiten sollte. Als ich mich vor dem Einsteigen noch einmal umschaute, sah ich, dass mein Kollege immer noch verzweifelt um das Leben des schwerverletzen Kindes kämpfte – wie sich später herausstellen sollte, vergebens. Trotz einer Notoperation konnten wir das Kind bedauerlicherweise nicht retten.

Als sich der Notarztwagen mit mir und dem Vater der Familie in Bewegung setzte, war ich dank einer kräftigen Adrenalinausschüttung zwar noch fit, aber dennoch heilfroh, den Ort des Schreckens verlassen zu können. Während der rasenden Fahrt über die kurvigen Straßen des nächtlichen Oberbayerns zogen wir alle uns zur Verfügung stehenden Register, um den Kreislauf unseres Patienten zu stabilisieren. Wir kämpften verbissen und wir schafften es. Gut, dass der Mann nicht ahnte, dass bereits zum jetzigen Zeitpunkt zwei seiner vier Kinder tot waren und dass ein weiteres in den nächsten Stunden noch versterben würde.

Heil in der Klinik angekommen, gelang es uns, das Leben des Mannes durch eine mehrstündige Operation zu retten. Wie sich noch herausstellte, hatte der Mann auch erhebliche innere Verletzungen erlitten. Physisch konnten wir ihn in den darauffolgenden Wochen wieder einigermaßen herstellen, aber der seelische Schaden des Vaters, der, innerhalb einer Sekunde, drei seiner vier Kinder verloren hatte, war nicht zu kitten. Nur zu verständlich, meine ich. Die körperlich unverletzte Mutter wurde viele Monate in einer psychiatrischen Klinik behandelt. Ob mit oder ohne Erfolg, ist mir leider nicht bekannt.

Von allen Unfällen, zu denen ich in all den Jahren meiner Tätigkeit als Notarzt gerufen wurde, war dieser mit Abstand der schrecklichste. Viele Jahre habe ich unter regelmäßigen Alpträumen gelitten, in denen ich das Szenario dieser Horrornacht wieder und wieder durchlebt habe.

In den Jahren meiner Tätigkeit als Notarzt habe ich noch sehr viel mehr entsetzliche Unfälle erlebt. Trotzdem habe ich mich nie an den Anblick toter oder schwer verletzter Menschen gewöhnen können. Für mich war es immer eine starke psychische Belastung. Vor allem, wenn meine Hilfe zu spät kam.

UNERWARTETER BESUCH

Das Hauptgebäude unseres Krankenhauses war ein altes Backsteingebäude mit breitem Mauerwerk. Ich vermute mal, dass es in den 30er-Jahren des letzten Jahrhunderts errichtet wurde. Zu welchem Zweck ist mir nicht bekannt. Die orthopädische Klinik wurde darin nach Kriegsende im Jahre 1945 eröffnet.

Am Ortsrand des kleinen Städtchens gelegen, umgeben von einem großen, gepflegten Park, strahlte es den Charme eines soliden, gepflegten Fabrikgebäudes aus. Die Räumlichkeiten hatten eine Deckenhöhe von circa vier Metern, vergleichbar mit denen einer alten Fabrikantenvilla, allerdings ohne zierende Stuckdecken. Die Wände und die Inneneinrichtung des Hauptgebäudes waren etwas in die Jahre gekommen und hätten dringend einer Renovierung bedurft. In diesem Gebäude befanden sich sämtliche Stationen und die beiden großen Operationssäle.

Die einzelnen Krankenzimmer waren in der Regel mit fünf bis sechs Patienten belegt und rein funktionell eingerichtet. Außer den sechs elfenbeinfarbenen Metallbetten befanden sich noch ein großer hölzerner abgeschabter Tisch und zwei Holzkleiderschränke in jedem Zimmer. Wobei der stabile Tisch zweifellos das wichtigste Utensil war, denn er wurde von den Patienten regelmäßig zum Kartenspielen benutzt.

Mein Stationszimmer war genauso nüchtern eingerichtet wie die Krankenzimmer. Außer einem großen, stabilen Schreibtisch gab es noch zwei hölzerne wacklige Stühle und eine harte, ursprünglich einmal weiß gestrichene Untersuchungsliege in dem riesigen Raum. Die ungenutzte Fläche hätte man ohne Weiteres als Tanzfläche nutzen können und die verfleckten Wände hätten einen Anstrich dringend nötig gehabt. Aber trotz des heruntergekommenen Ambientes habe ich mich in diesem Krankenhaus immer wohl gefühlt. Irgendwie strahlten die Räumlichkeiten ihren ganz speziellen Charme aus. Die dicken, breiten Backsteinmauern vermittelten Sicherheit und Geborgenheit. Auch von den Patienten habe ich nie Klagen über die doch sehr renovierungsbedürftigen Zimmer zu Ohren bekommen.

Meine Wohnung befand sich ebenfalls auf dem Gelände der Klinik. Ich wohnte in dem in den 60er-Jahren erbauten Personalwohnheim und genoss den Luxus von zwei Zimmern, Küche, Bad und einem großen Südbalkon. Dort saß ich gerne nach getaner Arbeit und erfreute mich am Blick auf die in der Ferne gelegenen, von der Abendsonne rötlich angestrahlten Alpen.

Vor mir auf dem kleinen Tisch stand häufig ein bis zum Rand gefüllter Suppenteller mit meiner, bis zum heutigen Tage, favorisierten Lieblingsspeise: kross gebratene Nudeln mit kleingeschnittenen Salamistückchen. Und dazu ein kühles, erfrischendes Pils. Mehr benötigte ich nicht, um den Stress des vergangenen Arbeitstages von mir abzuschütteln.

Im Frühjahr konnte ich von meinem Balkon Graureiher in großer Zahl beobachten, wie sie sich am nur hundert Meter entfernten Waldrand um die besten Brutplätze stritten. Im Sommer war das Geschrei der Nachkommenschaft unüberhörbar. Die ständig hungrigen jungen Graureiher veranstalteten von Sonnenaufgang bis in die späten Abendstunden ein unglaubliches Spektakel. Es wurde nur übertönt vom Krachen der braun gebratenen Nudeln, sobald ich mir die nächste Portion zwischen die Zähne schob. Ich habe mich durch die Graureiher aber nie in meiner Ruhe gestört gefühlt.

Die zwei Operationssäle befanden sich, wie gesagt, ebenfalls im alten Backsteinhauptgebäude. Genau genommen war es nur ein riesiger Operationssaal mit zwei Operationseinheiten, an denen gleichzeitig operiert wurde. Mangels einer Klimaanlage bestand die einzige Möglichkeit der Temperaturregulierung im Öffnen und Schließen mehrerer schmaler, aber hoher Fenster. In diese hatte man Milchglas eingesetzt, um außenstehenden Personen keinen Einblick in den OP zu ermöglichen. Um Fliegen und anderen umtriebigen Insekten den Zugang zum OP zu verwehren, befanden sich engmaschige Fliegengitter vor sämtlichen Fenstern.

Da es im OP eigentlich immer heiß und stickig war, kam es praktisch nie vor, dass die Fenster geschlossen waren. Im Winter sorgten die nur schwer zu regulierenden, bulligen Heizkörper für oft unerträgliche Hitze und im Sommer erhitzte das schwitzende OP-Personal und die viel Wärme abgebenden OP-Leuchten den Raum so sehr, dass ohne Frischluft kein konzentriertes Arbeiten möglich war.

Diese Missstände waren nicht nur dem Personal, das es ja jeden Tag am eigenen Leib erleben durfte, bekannt, sondern offenbar auch den Kontrollbehörden. Und so passierte dann, was unweigerlich kommen musste. Eines schönen Tages, ich weiß gar nicht mehr ob es im Sommer oder im Winter war, öffnete sich plötzlich die Tür des OP-Saales und eine allen unbekannte Person betrat in OP-Kleidung den Raum.

Ich assistierte dem Chef bei einer Hüftoperation und er war gerade dabei, ein künstliches Gelenk in den Oberschenkelknochen zu schlagen. Es war wie immer unerträglich warm und dementsprechend schwitzten wir alle, sodass uns die Schweißperlen auf der Stirn standen. Besonders die Stirn meines Chefs war klatschnass und sein nach Zitrone duftendes Aftershave wurde schon längst von seinem persönlichen Körpergeruch übertroffen. Das kleine Kopfhäubchen bedeckte nur notdürftig sein schütteres Haar. Natürlich trug er einen Mundschutz, die Stirn war aber unbedeckt und glänzte im grellen Licht der OP-Beleuchtung wie eine Speckschwarte.

Die uns allen unbekannte Person näherte sich dem OP-Tisch, sagte freundlich „Grüß Gott" und stellte sich als Mitarbeiter des Münchener Hygieneinstitutes vor. Der Chef reagierte zunächst ziemlich unwirsch, besann sich dann aber sofort auf einen freundlicheren Ton.

„Ja, Herrgott, was machen Sie denn hier. Sie können doch nicht einfach während einer Operation hier herumlaufen", fauchte er den Mann an.

„Oh doch, das kann ich", bekam er zur Antwort. „Ich bin hier, um die hygienischen Zustände zu überprüfen."

Den Hammer auf halber Höhe haltend, bereit zum Schlag auf die Prothese oder auf die unerwünschte Person, unterbrach mein Chef seine Arbeit und starrte den Eindringling aus München ungläubig an.

Dieser griff, noch bevor mein Chef antworten konnte, in eine bis dahin von uns unbemerkte Tasche und nahm ein Stückchen Vlies heraus. Dieses drückte er dem Chef mit einer blitzschnellen Bewegung, die wir dem korpulenten Mann gar nicht zugetraut hätten, auf seine vor Schweiß triefende Stirn. Selbiger war völlig verdattert und es verschlug ihm zunächst die Sprache. Aber er bebte förmlich vor Zorn. Das, was von seinem Gesicht zu sehen war, entsprach der Farbe eines Feuermelders.

„Was fällt Ihnen ein", bellte er einige Sekunden später los. „Das ist ja unglaublich. Ich werde mich an höchster Stelle über Sie beschweren."

Mir war klar, am liebsten hätte er alles hingeworfen und den Mann gewürgt. Aber es gelang ihm, seine Gefühle unter Kontrolle zu bringen. Noch zitternd griff er wieder zum Hammer, um mit der Operation fortzufahren.

Der unerwartete Besucher ließ sich nicht provozieren, sondern richtete seine Aufmerksamkeit auf andere Stellen im OP, die sein Interesse geweckt hatten. In aller Seelenruhe und ohne weitere Worte mit dem Personal zu wechseln, nahm er Probe für Probe.

Mein Chef, machtlos, an der heiklen Situation etwas zu ändern, schlug den Hammer voller Frust immer kräftiger auf den Prothesenschaft. Gerade noch rechtzeitig besann er sich und fand seine Kontenance wieder. Sonst hätte der Prothesenschaft womöglich den Oberschenkelknochen gesprengt.

Als wir mit unserer Operation fertig waren, hatte der Mann aus München lange das Weite gesucht. Ich denke, er war nicht besonders scharf auf eine weitere Konfrontation mit meinem Chef. Selbiger war für den Rest der Woche völlig ungenießbar. Wir mieden seine Nähe in den folgenden Tagen so viel wie möglich.

Das Ergebnis der angelegten Bakterienkulturen haben wir Assistenten nie erfahren. Hatten wir anfangs noch gehofft, dass aufgrund des Hygieneprotokolls die klimatischen Verhältnisse in den OPs verbessert würden, gaben wir diese Hoffnung schnell auf.

Das einzige, was sich einige Wochen später änderte, war die Größe der OP-Hauben. Während die ursprüngliche Kopfbedeckung nur das Haar bedeckte, waren die neuen Hauben so groß, dass Stirn und Ohren mit eingepackt waren. Schwitzen war also auch in Zukunft angesagt. Aber unsere Schweißperlen würden nicht mehr herabtropfen, sondern vom weichen Stoff der Hauben aufgesaugt werden.

BREMEN

UND EWIG LOCKT DER NORDEN

Nach vier Jahren in Bayern zog es mich wieder in den Norden. Nicht, dass ich was gegen die Bayern gehabt hätte. Nein, ich war fast immer freundlich behandelt worden und ich hatte mich auch wohlgefühlt. Es lag nicht an den Menschen. Sondern mir fehlte die norddeutsche Ebene. Ich wollte den Blick wieder in die Ferne schweifen lassen können. Durch den Mullersand in der Heide laufen. Die Vegetation des Nordens genießen.

Ich bewarb mich an verschiedenen Kliniken und hatte einige Tage später mehrere Zusagen vor mir auf dem Tisch liegen. Damit hatte ich nicht gerechnet. Einerseits konnte ich mein Glück kaum fassen, andererseits hatte ich jetzt die Qual der Wahl. Nach reiflicher Überlegung, welche Klinik meinen Vorstellungen am meisten entsprach, entschied ich mich für eine Klinik in Bremen. Noch am selben Tag rief ich den Chef der ausgewählten orthopädischen Klinik an, um einen Termin für ein Vorstellungsgespräch zu vereinbaren. Er war sehr nett am Telefon und schlug mir vor, mich am kommenden Samstag in den Flieger zu setzen, um mir alles anzuschauen. Meinen Einwand, ein Linienflug sei mir zu teuer, ließ er nicht gelten.

Er entkräftigte ihn mit den Worten: „Das ist doch kein Problem. Den Flug bezahle ich natürlich. Und übernachten können Sie bei mir."

Das hörte sich nicht schlecht an. Zwei Tage später stieg ich in München in den Flieger und wurde am Bremer Flughafen von meinem zukünftigen Chef abgeholt. Was für ein Service! Vor mir stand ein etwa 50-jähriger, leicht korpulenter Mann mit rötlichen Wangen, rundlichem Kopf und schütterem Haar. Er bereitete mir einen ausgesprochen herzlichen Empfang. Kaum angekommen, machte er in seinem silbernen Porsche eine längere Stadtrundfahrt mit mir und zeigte mir abschließend in aller Ausführlichkeit die gesamte Klinik.

Ich muss gestehen, ich war schwer beeindruckt. Was ich zu sehen bekam, fand meine Zustimmung. Ich konnte mir gut vorstellen, die nächsten Jahre meines Lebens an dieser Klinik zu verbringen.

Abends wurde ich von meinem Gastgeber zu einem ausgedehnten, sehr schmackhaften Essen in ein nobles Restaurant eingeladen. Wir unterhielten uns angeregt, wobei er mich ausgiebig über meine berufliche und private Vergangenheit ausfragte. Und ich stellte ihm im Gegenzug viele Fragen, meinen künftigen Arbeitsplatz betreffend.

Die restliche Nacht bestand aus einem ausgedehnten Zug durch das Bremer Nachtleben, der bis in die frühen Morgenstunden dauerte und mich keinen Pfennig kostete. Mein Gastgeber war überaus spendabel und bestand darauf, alle anfallenden Rechnungen zu bezahlen. Was kein wirkliches Problem für mich darstellte.

Ich lernte aber kein Lokal und keine Bar so richtig kennen. Denn immer, wenn ich grad anfing, es mir gemütlich zu machen, und obwohl unsere Gläser mit Getränken noch halb voll waren, verkündete mein Gegenüber mir mit trommelnden Fingern auf der Theke: „Hier ist nichts los. Lassen Sie uns weiterziehen und woanders hingehen."

Es war in jeder Bar dasselbe. Mein Gastgeber hatte überhaupt kein Sitzfleisch. Am Ende unserer Tour „Bremen bei Nacht" fragte er mich, ob ich den Job haben wolle. Müde und reichlich angeheitert überlegte ich nicht lange und nahm die Stelle an. Am nächsten Mittag stieg ich mit brummendem Schädel und einem neuen Arbeitsplatz in den Lufthansa-Flieger nach München.

Bereits am darauffolgenden Tag begann ich meine Zelte in Oberbayern abzubrechen. Bisherige Arbeitsstelle kündigen,

Wohnung auflösen, Umzug organisieren und von langjährigen Freunden verabschieden. All dies tat ich mit einem lachenden und einem weinenden Auge.

Es waren wirklich schöne, interessante, lehrreiche und aufregende Jahre in Bayern gewesen. Doch nun lockte mich wieder der Norden. Ich war halt doch nicht zum Bayern mutiert. Sechs Wochen später war mein gesamter Haushalt als sogenanntes „Beipack" im LKW eines Freundes in den Norden unterwegs.

***

Der Hauptgrund, warum ich von der idyllischen oberbayerischen Kleinstadt an eine Großstadtklinik in Norddeutschland wechselte, war, dass ich meinen Horizont in Bezug auf Operationsmöglichkeiten erweitern wollte. Jede Operation faszinierte mich aufs Neue und ich war neugierig auf andere Techniken und Verfahren.

Ein weiterer Punkt war, dass ich unbedingt promovieren, also einen Doktortitel erwerben wollte. Es war für mich schlicht und ergreifend unangenehm, von den Patienten mit „Herr Doktor" angesprochen zu werden, ohne dass ich eine Doktorarbeit geschrieben hatte. Ganz im Gegensatz zu einigen Politikern, die sich gerne mit dem Titel schmücken, ohne eine entsprechende Arbeit abgeliefert zu haben.

Um zu promovieren, musste ich mir zunächst einen sogenannten „Doktorvater" suchen, in der Regel ein Professor an einer Klinik. Von ihm bekommt man das Thema der Arbeit zugeteilt. Der Zweck einer Promotionsarbeit ist es, an neue wissenschaftliche Erkenntnisse zu gelangen. Gleichzeitig soll der zukünftige „Doktor" damit beweisen, dass er selbständig wissenschaftlich arbeiten kann. Von früheren Arbeiten abzuschreiben oder nur zu zitieren, erfüllt also weder das eine noch das andere Kriterium.

An der oberbayerischen Klinik bestand keine Möglichkeit für mich, zu promovieren. Deshalb schrieb ich in meinen Bewerbungen dazu, dass ich vorhätte, in den kommenden Jahren an der neuen Klinik meine Doktorarbeit zu schreiben. Das war meine einzige Bedingung an den künftigen Arbeitsplatz gewesen.

Der Wunsch, mich zu promovieren, entstand übrigens nicht erst während meiner Tätigkeit als Assistenzarzt. Schon gleich zu Beginn meines Medizinstudiums in Göttingen begab ich mich auf die Suche nach einem geeigneten Doktorvater. Alle älteren Mediziner hatten mir geraten, die Arbeit schon während der Studienzeit zu erledigen, da man später nach dem Examen neben der Tätigkeit an der Klinik einfach keine Zeit mehr habe.

„Wenn du erst an einer Klinik bist, hast du so viel um die Ohren, dass an das Schreiben einer Doktorarbeit überhaupt nicht mehr zu denken ist. Dafür hast du dann einfach keine Gelegenheit mehr. Das kannst du gleich vergessen", hörte ich von allen Seiten. „Sieh zu, dass du gleich zu Beginn deines Studiums mit der Arbeit beginnst."

Dem Rat folgend, machte ich mich bereits im ersten Semester auf die Suche nach einem Doktorvater. Das Problem der Promotion wollte ich möglichst schnell erledigen. Aber es sollte alles ganz anders kommen. Nur wusste ich das zu diesem Zeitpunkt noch nicht. Zu Beginn meines Medizinstudiums hatte ich noch keinerlei Vorstellung, welche Fachrichtung ich später einschlagen würde. Insofern war ich für jedes medizinische Thema offen. An meinen ersten Doktorvater geriet ich durch puren Zufall.

Noch halb schlafend saß ich vor Beginn der Acht-Uhr-Anatomievorlesung in einem schnuckeligen Bistro vor einem heißen, köstlich duftenden Kaffee und kaute auf einem frischen Marmeladebrötchen herum, als mich eine junge Dame mit angenehmer Stimme fragte, ob sie sich zu mir setzen dürfe. Etwas verdattert und mit vollem Mund erwiderte ich: „Aber ja. Sehr gerne."

Die folgende halbe Stunde unterhielten wir uns sehr angeregt, flirteten etwas, wobei sie ihre langen blonden Haare ständig in den Nacken warf, und verabredeten uns zum Abschluss am selben Ort zur gleichen Zeit. In den folgenden Tagen frühstückten wir in dem Bistro gemeinsam und genossen es beide, unseren Kaffee nicht alleine trinken zu müssen. Zwangsläufig kam eines Morgens die Sprache auch auf unsere berufliche Tätigkeit. Es stellte sich heraus, dass sie als Assistentin an der Kinderkardiologie arbeitete.

Irgendwann musste ich dann bei unseren Gesprächen, ganz ohne Hintergedanken, wohl erwähnt haben, dass ich auf der Suche nach einem Professor für eine Doktorarbeit sei. Zumindest erschien sie eines Morgens mit noch strahlenderem Gesicht als an den Tagen zuvor und sagte lächelnd, kaum dass sie saß: „Du kannst deine Doktorarbeit an unserer Klinik schreiben. Ich habe mit meinem Chef gesprochen. Er hat gemeint, du könntest dich in den nächsten Tagen doch mal bei ihm melden."

Ich war begeistert und wir vereinbarten, dass sie mich an einem der folgenden Tage mit in die Klinik nehmen würde, um mich ihrem Chef vorzustellen. Bereits zwei Tage später schleppte mich meine neue Bekanntschaft an ihren Arbeitsplatz. Heute sollte ich ihren Professor kennenlernen. In der Klinik erwartete mich ein kleiner rundlicher Mittvierziger mit schon etwas lichterem Haarschopf. Er wirkte sehr sympathisch und jovial auf mich.

Ohne Umschweife sagte er: „Ich habe ein ausgesprochen tolles Thema für Sie. Die Klinik hat ein neues Ultraschallgerät aus Amerika bekommen und es wäre hochinteressant, herauszufinden, ob wir mit dem neuen Gerät Kinder, die einen bestimmten Herzfehler haben, untersuchen können. Bisher haben wir bei all diesen Kindern einen Katheder ins Herz schieben müssen, um zu klären, wie stark das Herz geschädigt ist. Vielleicht können wir den kranken Kindern diesen belastenden Eingriff mit Hilfe der Ultraschalluntersuchung in Zukunft ersparen."

Um den Sinn dieses Themas für eine Doktorarbeit zu verstehen, sollte man wissen, dass die Technik der Ultraschalluntersuchung zu Beginn der 70er-Jahre in Deutschland noch in den Kinderschuhen steckte. Es war erst der Beginn einer rasanten Entwicklung, die in den folgenden Jahren zu völlig neuen Möglichkeiten bei der Untersuchung des Menschen führen sollte.

„Sie müssten bei Ihrer Arbeit circa vierzig Kinder, die an Herzfehlern leiden, mit dem neuen Ultraschallgerät untersuchen, die Befunde exakt dokumentieren und sie später mit den Werten vergleichen, die wir bei den Kindern während der Katheteruntersuchung gemessen haben", fuhr er fort. „Und dann ihre Schlussfolgerungen daraus ziehen. Die Frage, die es zu beantworten gilt, lautet: Kann durch diese neue, für die Patienten risikoarme Technik in Zukunft auf die belastende und nicht ungefährliche Katheteruntersuchung verzichtet werden? Ja oder nein?"

Fragend blickten mich die kleinen Knopfaugen des Professors an. Ich benötigte nicht lange für eine Antwort. Nach einigen Rückfragen gab ich begeistert meine Zusage.

Die Arbeit war wie geschaffen für mich. Technische Innovationen hatten mich schon seit meiner Kindheit begeistert. Erst die obligatorische elektrische Modelleisenbahn und später Motorräder, Autos und der Modellflug. Mein technisches Interesse ging so weit, dass ich nach dem Abitur sehr wohl mit dem Gedanken gespielt hatte, an die Technische Hochschule zu gehen, um Diplomingenieur zu werden. Gemacht habe ich es nicht, weil ich mir meiner mathematischen Fähigkeiten nicht sicher genug war.

Voller Eifer machte ich mich ans Werk und verbrachte während meines Studiums und der Semesterferien viel Zeit in der Kinderklinik. Zunächst galt es, sich mit der Technik der Ultraschalluntersuchung auseinanderzusetzen. Fast alles, was ich darüber an Lektüre in der Universitätsbibliothek fand, waren Artikel aus amerikanischen Medizinfachzeitschriften. Und demzufolge natürlich alle in Englisch verfasst. Mein Schulenglisch war zwar recht gut, trotzdem fiel es mir zunächst nicht leicht, die wissenschaftlichen Veröffentlichungen zu begreifen, da sie voll waren mit medizinischen Fachausdrücken. Ununterbrochen wälzte ich das englisch-deutsche Wörterbuch.

Als Nächstes machte ich mich mit der Handhabung des nagelneuen Ultraschallapparates vertraut. So manche Stunde meiner Freizeit verbrachte ich vor dem Gerät und probierte alle Funktionen aus. Unterstützt wurde ich dabei unermüdlich von der Assistentin des Professors, der ich es zu verdanken hatte, dass ich die Doktorarbeit bekam.

Als ich Theorie und Praxis einigermaßen beherrschte, begann ich damit, gesunde Kinderherzen zu untersuchen, um mich mit der Untersuchungsmethode vertraut zu machen. Die Kinderklinik war voll mit Kindern, die froh waren über eine Abwechslung im Klinikalltag und deren Eltern natürlich auch einverstanden sein mussten, bevor ich ihre Kinder als Übungsobjekte benutzen durfte.

Ich kann nicht mehr sagen, wie viele gesunde Kinderherzen ich in den folgenden zwei Jahren untersucht hatte. Ich denke mal, es waren an die achtzig.

Gut zwei Jahre nach dem Start meiner Arbeit fühlte ich mich fit genug, um mit meinen eigenen Studien zu beginnen. Nach und nach bestellte ich die Kinder mit den Herzfehlern ein, die vorher in der Klinik schon katheterisiert worden waren. Das war zeitlich sehr aufwendig und es stellte sich als schwierig heraus, die Termine mit den Eltern abzustimmen, deren Anwesenheit ja erforderlich war. Zum einen hatte ich nicht ständig Zeit, schließlich lag mein Schwerpunkt auf dem Studium mit seinen ungezählten Prüfungen, zum anderen mussten die Eltern häufig von weit her anreisen. Dadurch vergingen weitere zwei Jahre, bevor ich alle vierzig Kinder untersucht hatte.

So langsam lief mir die Zeit davon. Ich befand mich im zehnten Semester, das zweite medizinische Staatsexamen stand vor der Tür und das bedeutete für mich: lernen, lernen, lernen. Dementsprechend wenig Zeit hatte ich für andere Dinge. Außerdem würde ich in einigen Monaten Göttingen verlassen müssen, da ich mein „Praktisches Jahr" an einer Klinik in Bremen zu absolvieren hatte. Und als Krönung der Probleme war mein Doktorvater in Begriff, Göttingen zu verlassen, da ihm die Chefarztstelle an einer großen Kinderklinik in Nordrhein-Westfalen angeboten worden war.

So vergingen die Monate. Ich hatte zwar mein Examen bestanden und arbeitete im praktischen Jahr in Bremen, die Doktorarbeit lag aber noch unvollendet auf meinem Schreibtisch. Mein Doktorvater war derweil nach Westdeutschland umgezogen und wir verloren uns für die nächsten zwölf Monate aus den Augen.

Die Ergebnisse meiner Arbeit hatten wir nach Abschluss aller Untersuchungen noch besprochen. Für mich hieß es jetzt nur noch, sie zusammenzufassen und ein Resümee zu ziehen. Das sollte doch zu schaffen sein. Doch die Ablenkungen in der neuen Umgebung waren einfach zu mannigfaltig. Auf jeden

Fall ließ ich mir viel Zeit, bevor ich mein Schlusswort endlich niedergeschrieben hatte.

Erst ein Jahr später, ich arbeitete zu dieser Zeit bereits als Assistenzarzt in München, war meine Promotion komplett fertiggestellt. Mit der abgeschlossenen Studie in der Tasche reiste ich zu meinem Doktorvater ins Ruhrgebiet, um die Ergebnisse mit ihm noch mal im Einzelnen zu erörtern, die letzten Feinheiten zu korrigieren und den Tag der mündlichen Prüfung festzulegen. Die Arbeit selbst kannte er bereits, ich hatte ihm mehrfach Entwürfe geschickt.

Als ich zur Abschlussbesprechung vor ihm saß, druckste er zunächst herum, bevor er sagte: „Es tut mir leid, aber Ihre Arbeit ist inzwischen überholt. Die Ultraschallgeräte der jetzigen Generation sind erheblich besser geworden und liefern genauere Ergebnisse. Deshalb sind die Resultate Ihrer Arbeit nicht mehr relevant und wir können sie nicht mehr veröffentlichen."

Mich traf, gelinde gesagt, der Schlag.

„Aber machen Sie sich keine Sorgen", fuhr er fort, „am besten Sie gehen gleich nach nebenan in die Bibliothek und suchen sich ein neues Thema."

Nach einem Moment des Schocks stand ich auf und verließ wortlos den Raum. Nie habe ich auch nur noch ein Wort mit dem Professor gewechselt. Denn ich wusste genau, jeder Versuch, etwas zu ändern, wäre erfolglos gewesen.

Innerlich bebend unterhielt ich mich in den Wochen danach mit befreundeten Studienkollegen. Voll Erstaunen erfuhr ich, dass ich beileibe nicht der Einzige war, dem es so ergangen war. Oftmals wurden und werden bis in die heutige Zeit die Ergebnisse von Doktorarbeiten missbraucht. Sie werden häufig von den Doktorvätern unter eigenem Namen veröffentlicht oder es werden Vorträge darüber gehalten, um sich selber zu profilieren. Auch meine Arbeit wurde veröffentlicht, nur leider nicht unter meinem Namen. Und für einen Vortrag in Amerika war sie auch gut genug, wie ich erst später erfahren habe.

Ich war also ein „gebranntes Kind", als ich mich dazu entschloss, einen zweiten Anlauf zu unternehmen. Noch so einen Reinfall wollte ich nicht erleben. Entsprechend skeptisch und vorsichtig war ich, bevor ich mich zum zweiten Mal auf das Abenteuer „Doktorarbeit" einließ. Der Titel der neuen Arbeit lautete: „Erfahrungen mit Tumorendoprothesen des Hüftgelenkes."

Meine Aufgabe bestand darin, 25 Patienten eine sogenannte „Krückstockprothese" einzubauen, die postoperativen Ergebnisse zu dokumentieren und die Patienten ein Jahr später erneut zu untersuchen. Das Thema reizte mich, der zeitliche Rahmen war überschaubar und ich brauchte keine längere Vorarbeit leisten, da ich die erforderlichen Operationsmethoden bereits beherrschte. Also nahm ich die Arbeit an.

Unter einer „Krückstockprothese" versteht man eine spezielle Hüftprothese. Der Schaft ist viel länger als der einer normalen Prothese und reicht nahezu bis zum Knie. Diese Art einer Hüftprothese wird nur verwendet, wenn es aus medizinischen Gründen erforderlich ist, einen Teil des Oberschenkelknochens mit zu entfernen. Es wird also nicht nur der Hüftkopf, sondern auch Teile des Oberschenkelknochens mit ersetzt. Das wird selbstverständlich nur gemacht, wenn es unumgänglich ist.

Leidet zum Beispiel jemand an einem bösartigen Tumor des Oberschenkelknochens, muss der von Krebs befallene Knochen restlos entfernt werden. Um dem Patienten auch in Zukunft das Laufen zu ermöglichen, bietet es sich an, den fehlenden Hüftkopf durch ein künstliches Gelenk zu ersetzen. Die üblichen Standardprothesen können jedoch keinen größeren Knochendefekt überbrücken. Dafür sind sie nicht konstruiert. In so einem Fall ist der Einbau einer Krückstockprothese möglich. Auch ältere Menschen, deren Oberschenkelknochen durch einen Sturz in viele kleine Stücke zerborsten ist, können von dieser Spezialprothese profitieren. Ziel ist hier die möglichst schnelle Mobilisation des bettlägerigen Patienten.

Das eigentliche Problem der Operation liegt darin, dass man als Operateur oft nur wenig Restknochen zur Verfügung hat, um den neuen Schaft darin zu verankern. Weiterhin ist es schwierig, die abgelöste Muskulatur wieder so am Knochen zu fixieren, dass anschließend eine gute Funktion gewährleistet ist.

Schon eine Woche nachdem ich das Thema angenommen hatte, konnte ich den ersten Patienten operieren. Es war ein 40-jähriger Mann, bei dem ein bösartiger Tumor am Oberschenkelknochen diagnostiziert worden war. Der Tumor und damit der größte Teil des Knochens mussten dringend entfernt werden. Die Operation war ausgesprochen knifflig, das Ergebnis konnte sich aber sehenlassen und mein Chef war ebenfalls zufrieden. Drei Stunden lang hatte ich gehämmert, gesägt, geschraubt und genäht, bis alles so war, wie ich es mir vorgestellt hatte.

In den darauffolgenden Wochen ging es Schlag auf Schlag weiter. Da die Klinik ein großes Einzugsgebiet hatte und Hüftoperationen einer unserer Schwerpunkte war, mangelte es nicht an geeigneten Patienten für eine Operation. Meine anfänglichen Bedenken, dass ich die für die Studie erforderliche Anzahl an Operationen nur schwer zusammenbekommen würde, stellte sich schnell als unbegründet heraus.

Binnen vier Monaten hatte ich die erforderlichen 25 Operationen durchgeführt und konnte mit der Auswertung beginnen. In enger Zusammenarbeit mit meinem Chef diskutierten wir die Ergebnisse und er sparte nicht an hilfreichen Tipps, wie ich die Ergebnisse wissenschaftlich korrekt formulieren sollte.

Sämtliche Operationen wurden mit der Kamera in allen Einzelheiten dokumentiert. Damals leider noch nicht digital. So hatte ich einen riesigen Stapel Papierbilder, die ich in aller Sorgfalt sortieren und den einzelnen Operationen zuordnen musste. Abschließend musste ich entscheiden, welche der Bilder in die Arbeit übernommen werden sollten. Da hatte mein Chef dann doch häufig eine andere Vorstellung als ich, aber letztlich einigten wir uns immer.

Ein Jahr später bestellte ich die von mir operierten Patienten zur Nachuntersuchung ein. Die Zufriedenheit der Patienten mit der Operation und die klinischen Untersuchungsbefunde wurden von mir exakt dokumentiert. Ferner ließ ich neue Röntgenaufnahmen von Hüfte und Oberschenkel anfertigen und verglich sie mit den Bildern, die direkt nach der Operation angefertigt worden waren.

Schon einige Wochen später hatte ich alle Befunde ausgewertet und begann damit, sie in die geeignete und geforderte schriftliche Form zu übertragen. Was mir erfreulicherweise nicht allzu schwerfiel. Dank der vielen Vorarbeiten, die ich geleistet hatte, benötigte ich dafür gerade mal acht Wochen. Eigentlich hatte ich gedacht, dass es nun zügig vorangehen würde. Das sollte sich aber als gründlicher Irrtum herausstellen.

Die Rohform meiner Arbeit präsentierte ich meinem Doktorvater, der sie ja schließlich genehmigen musste. Und selbiger ließ sich, zu meinem Verdruss, reichlich Zeit mit der Korrektur. Die eine oder andere Formulierung gefiel ihm nicht und ich machte mich an die Überarbeitung aller Seiten. Anschließend ging wieder alles an meinen Chef. Wie nicht anders zu erwarten, fand er wieder etliche Haare in der Suppe, die ihm nicht gefielen. So ging es, wenn ich mich richtig erinnere, sieben Mal. Dann, ich glaubte schon fast nicht mehr daran, fand die Arbeit seine Zustimmung.

Endlich konnte ich mein Werk in Druck geben. Gleichzeitig wurde der Zeitpunkt der mündlichen Prüfung festgelegt. Diese würde in Heidelberg erfolgen. Am Prüfungstermin würde ich mich binnen eines Tages nacheinander den Fragen dreier verschiedener Professoren zu meiner Arbeit zu stellen haben.

An einem warmen sonnigen Tag im März war es schließlich soweit. Frühmorgens setzte ich mich in Bremen in den Zug und begab mich auf den Weg nach Heidelberg, um meine Dissertation mit Erfolg zum Abschluss zu bringen. Mit dunklem Anzug, schwarzen Schuhen, weißem Hemd und bunter Krawatte saß ich unruhig die fünf Stunden bis nach Heidelberg im Zugabteil. Zu aufgeregt, um ein Buch zu lesen, gestaltete sich die Fahrt schier endlos.

Ich hatte, ehrlich gesagt, keine rechte Vorstellung, was auf mich zukommen würde. Würden die Prüfer sympathisch und freundlich sein? Oder würde ich es mit kleinen Ekelpaketen zu tun bekommen? Würden sie streng oder entgegenkommend sein?

Natürlich hatte ich mich bei Freunden erkundigt, wie es ihnen selbst ergangen war. Die Antworten waren jedoch recht unterschiedlich ausgefallen. Von „Kein Problem" bis „Es war ganz schön schwierig" bekam ich alles zu hören. Da ich meine Prüfer nicht persönlich kannte, musste ich mich also auf alles gefasst machen.

Endlich am Heidelberger Bahnhof angekommen, leistete ich mir ein Taxi, welches mich in die Orthopädische Universitätsklinik brachte. Diese befindet sich bis zum heutigen Tag, sehr idyllisch gelegen, am Stadtrand von Heidelberg. Aufgeregt stieg ich die breiten Treppen zur Klinik hinauf und meldete mich bei der Sekretärin meines ersten „Prüfprofessors".

Erfreulicherweise musste ich nicht lange warten. Schon nach wenigen Minuten bat mich der Professor in sein Büro. Er strahlte Ruhe und Gelassenheit aus. Auf mich wirkte er auf

Anhieb ausgesprochen sympathisch und gleichzeitig beruhigend. Mit allgemeinen Fragen nach meiner Herkunft und meinem beruflichen Werdegang eröffnete er das Gespräch. Mein Puls begann sich zu normalisieren.

In den folgenden sechzig Minuten befragte er mich über meine Doktorarbeit und wir diskutierten die Ergebnisse. Dabei zeigte er offensichtliches Interesse an den neuen wissenschaftlichen Erkenntnissen. Abschließend erklärte er mir, dass von seiner Seite aus alles sehr gut verlaufen sei. Ich atmete tief durch.

„Für die beiden anderen Prüfungen wünsche ich Ihnen viel Glück", fügte er noch hinzu. Mit diesen Worten entließ er mich aus seiner Obhut.

Die beiden anderen Prüfungen verliefen ebenso unkompliziert und stressfrei. Von den Professoren wurde ich freundlich empfangen und anschließend in entspannter Atmosphäre auf nette Art und Weise zu meiner Arbeit befragt. Bei meinem zweiten Anlauf zu einer Dissertation schien ich mehr Glück zu haben. Nachdem mich der letzte Prüfer entlassen hatte, wurde ich gebeten, doch noch eine halbe Stunde in die Cafeteria der Klinik zu gehen. Sie würden mich dann holen lassen. Aufgeregt schlürfte ich einen Espresso und hoffte, dass die Wartezeit schnell vorüber gehen würde.

Bereits nach zwanzig Minuten wurde ich erlöst. Die Sekretärin des Ordinarius holte mich im Café ab und geleitete mich in das Büro ihres Chefs. Dort erwarteten mich bereits meine drei Prüfer.

„Wir gratulieren Ihnen ganz herzlich zu Ihrer Promotion", verkündeten sie mir freundlich. „Für die Zukunft wünschen wir Ihnen alles Gute."

Und wenige Sekunden später hielt ich die lang ersehnte Promotionsurkunde in der Hand. Ich konnte es kaum fassen. Hatte ich es wirklich geschafft? War alles vorbei? Ja, ich hatte nach vielen Jahren und beim zweiten Anlauf tatsächlich meinen Doktortitel in der Tasche. Überglücklich leistete ich mir erneut ein Taxi zum Bahnhof, kaufte noch eine Flasche Sekt am Kiosk und schon ging es wieder mit dem Zug zurück nach Bremen.

Obwohl ich nie besonders viel Alkohol getrunken hatte, jetzt war mir einfach danach. Als ich in Bremen eintraf, hatte ich die komplette Flasche Sekt genussvoll in mich hineingeschüttet. Nicht ganz ohne Folgen. Etwas schwankend verließ ich den Zug bei meiner Ankunft am Hauptbahnhof.

Eine Zeitlang hatte ich erwogen, die Nacht noch in Heidelberg zu verbringen. Aber was sollte ich noch länger in Heidelberg? Dort kannte ich schließlich niemanden, der mir beim Feiern Gesellschaft leisten würde. Mir war aber nach Feiern mit Freunden zumute. Und die erwarteten mich in Bremen.

Es war zwar kein so großes Fest vorgesehen, wie ich es immer wieder, zum Beispiel bei der Promotion von Chemikern, in Göttingen erlebt hatte, aber ganz lustig würde es sicherlich werden. Was es auch wurde. Bis zum Morgen feierte ich mit Freunden ausgelassen und feucht-fröhlich das Ende aller Mühen und den erfolgreichen Abschluss meiner Dissertation.

Ich habe es nie bereut, die Mühen einer zweiten Doktorarbeit auf mich genommen zu haben. Ich würde es immer wieder genauso handhaben. Eine gewisse Bitterkeit verspüre ich aber bis heute, wenn ich an die unendlich vielen Stunden denke, die ich in meine erste, nicht vollendete Dissertationsarbeit investiert hatte.

PÜNKTLICHKEIT IST EINE ZIER ...

Der frühe Dienstbeginn an dieser Klinik entsprach nicht gerade meinen Wunschvorstellungen als bekennender Morgenmuffel. Pünktlich um sieben Uhr hatten alle Assistenten auf der Matte zu stehen. In einer Art Rapport trafen wir uns zur morgendlichen Besprechung. Mich haben diese Treffen immer an den militärischen Appell in einer Kaserne erinnert. Schon alleine deshalb, weil wir alle stehen mussten. Und wehe, es kam jemand zu dieser Veranstaltung zu spät!

Eine Entschuldigung oder das Stammeln eines triftigen Grundes für die Verspätung konnte der Delinquent sich sparen. So oder so waren ihm ein heftiges Donnerwetter des Chefs sofort und Benachteiligungen beim Dienst- und OP-Plan in den folgenden Tagen sicher. Ruckzuck, ohne Diskussion, konnte man so vom verantwortlichen Operateur zum Hakenhalter degradiert werden.

Wurden wir während der Besprechung durch einen Spätankömmling gestört, wechselte die Tonlage des Chefs schlagartig. Dann hatte seine Stimme die Gefährlichkeit eines röhrenden Brunfthirsches. Sein Gesicht verfärbte sich dunkelrot, seine Augen versprühten Blitze wie Laserpistolen und die heftigen Kopfbewegungen ließen sein schütteres Haar aussehen wie winterliches Dünengras auf Sylt. Jeder von uns hatte diese Abstrafung schon am eigenen Leib oder aber zumindest bei einem Kollegen mitbekommen und niemand von uns war scharf darauf, es erneut zu erleben. Derart eingeschüchtert setzte auch ich alles daran, immer spätestens um sieben Uhr präsent zu sein.

Ich wohnte damals auf dem platten Land in einem kleinen Bungalow und hatte morgens circa zehn Kilometer mit dem Auto zu fahren, um in die Klinik zu kommen. Das stellte in der Regel kein logistisches Problem dar. Schließlich verlief die

Route nur über einsame, verträumte Landstraßen, auf denen kein zeitraubender Stau zu erwarten war.

An schönen Sommertagen konnte mich höchstens mal ein gemütlich vor sich hinzuckelnder Traktor aus meinen Morgenträumen rütteln und zum Abbremsen zwingen. Im Winter sah die Sache schon anders aus. Da waren die Straßen häufig verschneit und vereist. Und ich habe es nie erlebt, dass diese Nebenstrecken schon so früh geräumt oder gestreut waren.

Also hieß die Devise: vorsichtig und langsam fahren. Was mir in jungen Jahren nicht immer leicht viel. Denn langsames Fahren bedeutete, mehr Zeit für die Fahrt einzuplanen, also früher aufzustehen und eher loszufahren.

An einem dunklen, kalten Wintermorgen war ich mal wieder Richtung Klinik unterwegs. Die schmalen Straßen waren tief verschneit und spiegelglatt. Ich war schon etwas spät dran, machte mir aber keine Sorgen, dass ich nicht pünktlich die Klinik erreichen würde. Meinen angerosteten, silberfarbenen Mercedes hatte ich gerade einen Tag zuvor, nach langwieriger, selbst durchgeführter Restauration, erfolgreich durch den TÜV bekommen. Das äußere Erscheinungsbild des zehn Jahre alten Autos hatte dringend einer „Anti-Aging"-Kur bedurft. Auch die Innereien mussten so manche Operation über sich ergehen lassen. Die Scheinwerfer litten an Grauem Star, der Motor hatte heftige Rhythmusstörungen und die Bremsen und die Auspuffanlage bedurften einer Transplantation. Erst nach Durchführung dieser Arbeiten bekam mein fahrbarer Untersatz vom Prüfer die Genehmigung, sich für weitere zwei Jahre unter das Autovolk zu mischen. Der etwas schwerfällige Wagen war zwar nicht besonders wintertauglich, hatte mich aber bislang stets verlässlich an mein Ziel gebracht.

Noch etwas schläfrig und mit kleinen Augen machte ich mich auf den Weg. Aus meinem Blaupunkt-Autoradio ertönte flotte Rockmusik und ich war froher Dinge. Da machte sich mein fahrender Untersatz plötzlich und ohne Vorwarnung auf der eisglatten Straße selbstständig. Unversehens fuhr ich Karussell. Voller Schrecken bemerkte ich, wie sich mein Wagen im Kreis drehte und gleichzeitig in Richtung des einzigen Baumes rutschte, der weit und breit zu sehen war. Es war kaum zu glauben! Ringsherum nur Wiesen, bis auf diese alte knorrige Eiche! Sie stand nun wirklich am falschen Platz, denn sie war dabei, mir den Weg zu versperren.

Witzigerweise schoss mir nur ein Gedanke durch den Kopf: „Jetzt habe ich nach tagelanger, mühevoller Vorarbeit die alte Kiste durch den TÜV bekommen und jetzt ist sie gleich Schrott."

An meine Gesundheit dachte ich merkwürdigerweise nicht eine Sekunde.

Zum Nichtstun verurteilt, krallte ich mich ans Lenkrad und wartete auf den großen Schlag. Aber der blieb aus. Verwundert stellte ich nach dem Stillstand des Autos fest, dass sowohl der Mercedes als auch ich unversehrt geblieben waren. Wir waren haarscharf an der dicken Eiche vorbeigerutscht. Ich konnte mein Glück kaum fassen. Sogar der Motor lief noch. So musste ich nach einer Minute des Verharrens lediglich den Gang einlegen, Gas geben und weiter ging die Reise in Richtung Klinik.

Ohne weitere unangenehme Vorkommnisse erreichte ich mein Ziel, um gerade noch vor meinem Chef ins Besprechungszimmer zu huschen. Strafsanktionen blieben mir also, zumindest an diesem Tag, erspart.

Bei diesen morgendlichen Besprechungen hatte zunächst der Kollege das Wort, der in der vorangegangenen Nacht Dienst gehabt hatte. Er berichtete über besondere Vorkommnisse und eventuelle Komplikationen bei Patienten, die postoperativ auf der Intensivstation lagen.

Anschließend wurde der OP-Plan durchgesprochen und zum Abschluss gab der Chef noch das eine oder andere zum

Besten. Worauf wir nicht unbedingt scharf waren. Es beinhaltete mal Lob, mal herbe Kritik. Das Motto von ihm lautete immer: „Zuckerbrot und Peitsche."

Glücklich, ungeschoren davongekommen zu sein, oder tief geknickt, wenn es einen erwischt hatte, machten wir uns im Anschluss an die Besprechung auf in Richtung unserer jeweiligen Station. Mich erwarteten dort in der Regel ein heißer, köstlich duftender Kaffee und einige leckere Kekse. Ja, ja, die Schwestern auf meiner Station wussten genau, wie sie mich bei Laune halten konnten! Denn anschließend ging's zur Visite. Und ein gut gelaunter Doktor drückt verständlicherweise eher mal ein Auge zu bei eventuellen Unzulänglichkeiten vonseiten des Personals.

Insgesamt musste ich mich immer ordentlich beeilen, um alle Arbeiten zu erledigen. Denn um acht Uhr, natürlich pünktlich, hatte jeder, der zu einer Operation eingeteilt war, im OP zu stehen. Sonst war heftiger Ärger mit dem schon garantiert anwesenden Platzhirsch angesagt.

ERHOLSAME NÄCHTE

Die Nachtdienste in Bremen waren, verglichen mit meinen Erfahrungen an den Kliniken zuvor, Erholung pur. Das lag daran, dass unsere Klinik nur aus einer orthopädischen Abteilung bestand. Wir hatten ganz einfach keine Notfallaufnahme. Unfälle und andere akute Krankheiten wurden von den Rettungsdiensten nicht in unsere, sondern in andere, dafür speziell eingerichtete Kliniken gebracht.

Als diensthabender Arzt machte ich so gegen 22 Uhr einen Kontrollgang über alle Stationen und fragte die Nachtschwestern nach besonderen Vorkommnissen. Wenn hier alles geklärt und erledigt war, ging's auf die Intensivstation, wo in der Regel nur die am selben Tag frisch operierten Patienten lagen. Mit der zuständigen Nachtschwester besprach ich die Krankenakte jedes einzelnen Patienten. Die für die Nacht erforderlichen Medikamente wurden festgelegt, alle Verbände auf Nachblutungen kontrolliert, einige Infusionen angehängt, bevor ich mich in mein Dienstzimmer zurückziehen konnte. Ich hatte dann gute Chancen, bis zum nächsten Morgen nicht gestört zu werden.

Pro Woche hatte ich zwei bis drei Nachtdienste, was aber kein Problem darstellte, da ich in der Regel genügend Schlaf bekam und deshalb am nächsten Morgen ausgeruht im OP stehen konnte. Das war an den früheren Kliniken ganz anders gewesen. In München und Bad Tölz hatte es sich um Akutkrankenhäuser mit entsprechender Notfallaufnahme rund um die Uhr gehandelt. Als diensthabender Arzt kam ich in diesen Kliniken sehr wenig oder gar nicht zum Schlafen. Am nächsten Morgen stand ich deshalb häufig todmüde und völlig erschlagen am OP-Tisch.

Denn ich hatte nach den anstrengenden Diensten nicht etwa frei, um mich ausschlafen zu können, sondern hatte wieder mein ganz normales Arbeitspensum mit Operationen und so weiter zu erledigen. Dazu braucht es eine Bombenkondition, die man nur als junger Mensch hat. Rückblickend wundere ich mich immer noch, was mein Körper damals so alles aushalten musste und Gott sei Dank auch ausgehalten hat.

Gut, dass die Patienten nicht wissen, ob ihr Operateur in der Nacht zuvor Dienst hatte und ob er fit für einen komplizierten Eingriff ist. So mancher Mann und manche Frau würden sonst noch im letzten Moment vom OP-Tisch hüpfen und das Weite suchen. Die Personalsituation an den Kliniken war zur damaligen Zeit eine völlig andere als heutzutage. Sich beim Chef zu beschweren oder irgendwie aufzumucken war überhaupt kein Thema bei uns Assistenzärzten.

Wer bei seinem Vorgesetzten einen Mangel beklagte, bekam stets zur Antwort: „Ja, Herr Kollege, wenn es Ihnen nicht passt, es steht Ihnen frei, zu kündigen. Draußen stehen genug Ärzte, die nur auf ihren Arbeitsplatz warten."

Außerdem hatte jeder Assistenzarzt bei einer Beschwerde mit weiteren Sanktionen zu rechnen. Völlig unabhängig davon, ob die Einwände berechtigt oder unberechtigt waren. Er wurde einfach auf dem OP-Plan vergessen oder allenfalls als Hakenhalter eingeplant. In den operativen Fächern muss aber jeder, der eine Facharztprüfung ablegen möchte, eine gewisse Anzahl verschiedener, genau definierter Operationen nachweisen. Wobei nur die Eingriffe zählen, die man selbst als verantwortlicher Arzt durchgeführt hat. Wer also nur wenig als Operateur eingeteilt wird, bekommt ein Problem. Dann dauert die Facharztweiterbildung womöglich nicht sechs, sondern sieben oder gar acht Jahre. Und verständlicherweise ist darauf niemand besonders scharf. Auf diese Weise eingeschüchtert, bissen wir uns alle auf die Lippen, kniffen den Hintern zusammen und hofften auf bessere Zeiten.

Und die Verhältnisse an dieser Klinik waren erheblich besser. Zumindest im Nachtdienst. So gegen 23 Uhr hatte ich alle Aufgaben erledigt. Dann machte ich es mir vor dem Fernseher des gut ausgestatteten Dienstzimmers bequem, spielte noch eine Patience, las viel oder legte mich einfach schlafen. Die restliche Nacht wurde nur selten vom schrillen Klingeln des Telefons unterbrochen. Meistens wussten sich die versierten Nachtschwestern bei einem Problem selbst zu helfen und störten nicht meine Nachtruhe.

Es gab allerdings auch Kollegen, die bei den Nachtschwestern weniger beliebt waren. Dann konnte deren Rache ausgesprochen schlafstörend sein. Eine Zeitlang wurden wir diensthabenden Ärzte allerdings durch etwas ganz anderes in unserer Nachtruhe gestört.

Über unserem Dienstzimmer befand sich nämlich der Dachboden. Und aus dieser Richtung waren nachts regelmäßig seltsame Geräusche zu vernehmen. Geknurre, tippelnde Schritte, dann wieder Geschrei, ein Seufzen und allerlei anderer Radau. Wir waren uns einig, dass es sich nur um Marder handeln konnte. Diese hatten es sich offenbar im Dachboden über unserem Dienstzimmer gemütlich gemacht.

Eine Zeitlang duldeten wir den zunehmenden Krach. Schlussendlich machten die sich im Liebesrausch wälzenden Nagetiere dann aber so viel Lärm, dass eine Lösung hermusste. Wir baten den zuständigen Revierförster, uns von den kleinen, aber lautstarken Monstern zu erlösen. Was er auch ohne zu murren erledigte. Mit Lebendfallen überlistete er die fünf ausgewachsenen Marder, die uns, ihrer gemütlichen Wohnung beraubt, mit bösen, funkelnden Augen anschauten, bevor sie vom Förster im Wald ausgesetzt wurden.

Die Zeit zwischen Dienstschluss so gegen 17 Uhr und dem Rundgang um 22 Uhr nutzte ich, wenn irgendwie möglich, für allerlei Aktivitäten. Zum Dienstzimmer gehörte ein großes, wunderbares Bad mit moderner Dusche, einer einladenden Wanne und einem neuen Solarium, welches uns der Chef, in einem Anfall von Großzügigkeit, spendiert hatte. Außerdem stand uns eine bestens ausgestattete Küche mit vier Kochplatten, einer Mikrowelle, einem Kühlschrank und einem Backofen zur Verfügung. Diese Ausrüstung verführte geradezu zum Kochen. Auch ich konnte mich dem nicht entziehen.

So verdanke ich meine, eher bescheidenen, Kochkünste überwiegend den Stunden, die ich während meiner Nachtdienste in dieser Küche verbracht hatte. Am häufigsten kochte ich Nudeln ab, um sie anschließend mit feingeschnittener Salami so lange in der Pfanne zu brutzeln, bis sie so richtig knackig waren. Ein unbezahlbarer Vorteil dieser leckeren Mahlzeit bestand darin, dass ich die Zubereitung jederzeit unterbrechen konnte, falls ich überraschend auf Station gerufen wurde. Nach der Rückkehr einfach wieder Gasherd anzünden, schon konnte es weitergehen.

In meinen besten Zeiten verschlang ich an einem Abend glatt ein ganzes Pfund der von mir so geliebten Makkaroni. Noch heute gehört dieses simple Essen zu meinen Lieblingsspeisen.

Das von unserem Chef gestiftete Solarium erfreute sich übrigens nicht nur unter uns Ärzten großer Beliebtheit. Nein, so manche Krankenschwester nutzte die kostenlose Bräunungsmöglichkeit, um ihren Teint so dunkel zu halten, als wäre sie eben erst aus der Karibik zurückgekehrt.

Auch mir tat die künstliche Sonne in den Wintermonaten ausgesprochen gut. Sie war ein willkommener Ausgleich zum Bremer Schmuddelwetter, bestehend aus Kälte, Nebel und Dunkelheit. Wenn mir dann nach Essen, Solarium und Fernsehen noch Zeit verblieb, nutzte ich sie, um mich im üppig ausgestatteten Bad ausgiebig zu pflegen oder um die nicht erledigten Arztbriefe zu diktieren. Rückblickend waren meine Dienste an dieser Klinik ausgesprochen erholsam, kurzweilig und ein Honigschlecken im Vergleich zu dem, was ich in den Jahren zuvor als Assistenzarzt erlebt hatte.

VERSCHIEDENE GELÜSTE

Unser verheirateter Chef hatte eine junge, attraktive OP-Schwester als Geliebte. Das war zunächst mal noch nichts wirklich Außergewöhnliches. Ähnliche Beziehungen hatte ich schon früher an anderen Kliniken erlebt. Delikat daran war jedoch, dass einer der Oberärzte dieselbe OP-Schwester auch als Freundin hatte. Die Dame konnte oder wollte sich wohl nicht für den einen oder anderen Herrn entscheiden. Vermutlich hatten die beiden Kandidaten recht unterschiedliche Qualitäten und sie wollte keine davon missen. Wer im Übrigen von den beiden zuerst seine Finger an der Wäsche der polygamen Dame hatte, habe ich leider nie in Erfahrung bringen können. Und so kam es, wie es kommen musste.

Eines Tages wurde der betreffende Oberarzt vom Chef in flagranti erwischt, wie er sich an dem Objekt seiner eigenen Begierde zu schaffen machte. Wo dieses skurrile Treffen stattfand, darüber gingen die Meinungen der Nichtbeteiligten allerdings auseinander. Unter dem Klinikpersonal wurden die verschiedensten Orte gehandelt. Tatsache war, dass von heute auf morgen eine Oberarztstelle frei wurde. Daraus ergaben sich für den einen und anderen gewisse Vorteile. Denn das Personalkarussell begann sich zu drehen. Aber nur für uns Ärzte. Die OP-Schwester nämlich verlor, trotz des Eklats, weder ihre leitende Position noch die Gunst unseres Chefs. Offenbar benötigte die Dame jedoch, wie ich selbst kurz darauf feststellen sollte, zwei Herren, um ihre wie auch immer gearteten Bedürfnisse zu decken.

Wenige Wochen später wurde nämlich ich recht unmissverständlich von ihr angebaggert. Ausgerechnet auf einem Fest, zu dem der Chef in sein Privathaus eingeladen hatte, flirtete das Herzchen ganz unverblümt mit mir und versuchte den ganzen Abend lang, mich in irgendwelche dunklen Ecken zu ziehen. Ich denke mal, sie wollte mir dort nicht ihre Briefmarkenalben zeigen, sondern womöglich ihre üppigen Rundungen.

Das blieb aber letztendlich ungeklärt, da ihre Bemühungen nicht von Erfolg gekrönt waren. Mein Hirn widersetzte sich allen erotischen Versuchungen. Mal abgesehen davon, dass sie nicht mein Typ war, hing ich auch an meinem Arbeitsplatz. Und einen Tanz auf dem Vulkan konnte ich absolut nicht brauchen.

***

Ein häufig genutztes Mittel, um Stress abzubauen, war für viele operativ tätigen Kollegen der Genuss einer Zigarette. Bereits während meiner Zeit als Student in Göttingen hatte ich diese Tatsache erstaunt registriert. Das Erste, was dort viele Operateure nach dem Entfernen eines tumorösen Lungenflügels taten, war, sich einen Glimmstängel anzuzünden.

Später habe ich, aus eigener Erfahrung, begriffen, warum das so ist. Ich glaube, das Bedürfnis, sich nach einer langwierigen, komplizierten Operation selbst zu verwöhnen, ist einfach unglaublich hoch. Die einen rauchen, andere gießen Kaffee in sich hinein bis Oberkante Unterlippe und eine weitere Spezies futtert permanent die unmöglichsten Süßigkeiten. Besonders gesund ist keine dieser Varianten. Aber wie heißt es doch so schön in einer alten Weisheit: „Alle schönen Dinge des Lebens sind entweder ungesund, verboten oder machen dick."

Bei längeren Operationen konnte das Verlangen nach Nikotin zum Problem werden. Sich von der OP-Schwester eine Zigarette anzünden zu lassen, während man gleichzeitig mit Säge und Fräse einen Knochen bearbeitete, wurde nicht so gerne gesehen. Es gibt zwar noch kein Gesetz zum Schutz des in Narkose liegenden Patienten vor Zigarettenqualm (vielleicht kommt das auch noch eines Tages), aber es existieren Gesetze, die das Rauchen am Arbeitsplatz verbieten.

Zog sich eine Operation über mehrere Stunden hin, stieg bei manchem Operateur oder Assistenten der Wunsch nach etwas Nikotin kontinuierlich an. Eine Möglichkeit zur Lösung des Problems wäre gewesen, einfach eine Pause einzulegen, den Patienten sich selbst zu überlassen und genüsslich ein Zigarettchen zu rauchen. Aber irgendwie waren diese Extrapausen nicht im Arbeitsvertrag vorgesehen.

Mein Chef, ein bekennender Kettenraucher, der außerdem jähzornig war, löste das Problem für sich auf seine eigene Art. Den Rauch der präoperativen Zigarette noch in der Lunge, eilte er zur fünfminütigen Händedesinfektion. Am liebsten hätte er vermutlich den Atem angehalten, um das Nikotin noch lange wirken zu lassen. Nach Beendigung der Waschprozedur schritt er voller Tatendrang in den Operationssaal. So schnell wie möglich wollte er jetzt das Skalpell in die Hand nehmen und mit der Operation beginnen. Nur klappte das leider nicht immer. Wenn kein Patient bereitlag, konnte er auch nichts schneiden. Allenfalls die Auflage des OP-Tisches.

Das verspätete Eintreffen des Patienten im OP kann viele Gründe haben. Das Stationspersonal hat den Mann oder die Frau vielleicht zu spät in den Vorbereitungsraum gebracht. Oder der Anästhesist hat Probleme beim Intubieren oder dem Legen eines intravenösen Zuganges. Vielleicht lässt der Patient auch noch mal alle Risiken der vorgesehenen Operation an seinem geistigen Auge vorbeiziehen. Was möglicherweise dazu führt, dass er noch in letzter Sekunde von der Liege springt und voller Panik das Weite sucht.

Wenn der Patient jedoch fertig zum Schneiden bereitlag, war alles in Ordnung. War dem nicht so, wusste das gesamte OP-Team, dass Ärger vorprogrammiert war. Die Hände vor der Brust verschränkt, fing der Chef dann an, mit einem Fuß auf den Boden zu trommeln. Erst schön langsam und mit jeder Minute, die er warten musste, das Tempo erhöhend. Bei Allegro angekommen, verließ er zornig den OP, rauchte eine Zigarette, um anschließend einen zweiten Anlauf zu machen. Dieser klappte in der Regel.

Bei längeren Operationen merkten wir ihm seine zunehmende Unruhe an. Die Augen flackerten, die Hände zitterten und der Ton wurde rauer. Als Assistent tat man in solchen Momenten gut daran, alles richtig zu machen. Was bei zunehmender OP-Zeit immer schwieriger wurde. Deshalb atmete das gesamte OP-Team stets auf, wenn der Chef endlich verkündete: „Ich habe einen wichtigen Termin. Bringt ihr die OP zu Ende."

Das stellte für uns nie ein Problem dar. Ganz im Gegenteil. Entspannt und in aller Ruhe führten wir anschließend die Operation zu Ende. Wobei die Entscheidung des Chefs, den OP-Saal vorzeitig zu verlassen, nicht nur unseren Nerven guttat, sondern auch unserem Gehalt. Der Chef zeigte sich nämlich nach solchen Vorkommnissen immer sehr großzügig, indem er uns an der Privatliquidation beteiligte. Was bedeutete, dass letztendlich alle Beteiligten mit dem Verlauf der Operation zufrieden waren.

CAPE CANAVERAL LÄSST GRÜßEN

Für Operationen an Hüft- und Kniegelenken hatte unsere Klinik einen speziellen, ultramodern ausgestatteten Operationssaal. Er war der ganze Stolz unseres Chefs. Ein spezielles Frisch- und Abluftsystem sollte für eine möglichst geringe Zahl von Krankheitskeimen während der Operation sorgen. Zum Einsatz kam diese Art Folterkammer immer, wenn künstliche Gelenke in Hüften oder Knie eingesetzt wurden.

Zusätzlich zur normalen OP-Bekleidung bekamen die OP-Schwester, der Operateur und die Assistenten einen Kunststoffhelm, ähnlich dem eines Astronauten, aufgesetzt. Darüber wurde dann noch, quasi als „i-Tüpfelchen", ein steriler Überhang gestülpt, der fast bis zum Boden reichte. An dem Helm waren zwei Schläuche angeschlossen. Einer versorgte uns mit Frischluft und der andere saugte die verbrauchte Luft ab. Sonst war aber nichts luftig an diesem wenig erotischen Outfit.

Ich bin mir in dieser Verkleidung stets wie in einer Ausrüstung zum Tiefseetauchen vorgekommen. Genauso eingeengt, schwerfällig und nach Luft schnappend. Nur das Skalpell statt einer Harpune in meiner Hand machte mir bewusst, dass ich nicht in der Tiefsee unterwegs war. Nun ist Schwimmen und im Speziellen Tauchen nicht gerade meine Leidenschaft. Mich überkommt dabei stets eine leichte Panik. Entsprechend unwohl habe ich mich in diesen Anzügen immer gefühlt.

Die Absicht der Hygieniker war es, die Zahl der Keime im OP zu verringern, indem man die keimverseuchte Ausatemluft bei den im OP anwesenden Personen absaugte. Meines Erachtens behinderten diese Helme uns bei den Operationen aber massiv. Zusätzlich schwitzten wir entsetzlich darunter. Was wiederum die Anzahl der Bakterien im OP erhöht haben dürfte. Der Schweiß lief uns bei anstrengenden Operationen ständig von der Stirn in die Augen, die daraufhin anfingen zu brennen, als durchquere man gerade das Höllenfeuer. Das Bedürfnis, sich die Augen zu reiben, wurde oft unerträglich stark. Aber es gab keine Möglichkeit, an diesem Problem etwas zu ändern. Erst, wenn der salzhaltige Schweiß durch die früher oder später einsetzende Tränenflüssigkeit verdünnt wurde, ließen die Schmerzen nach.

Ob diese komplizierte Ausrüstung wirklich die postoperative Infektionsrate herabgesetzt hat, ist mir nicht bekannt und ich vermag es auch nicht zu beurteilen. Gewisse Zweifel hege ich aber bis heute. Eine abschließende Bewertung überlasse ich jedoch lieber den Hygienespezialisten. Diese vertreten sowieso die Meinung, dass ein „Normalarzt" nichts von Bakterien, Viren und Pilzen versteht.

Die Anzahl der Keime in einem Pups scheinen die Hygieniker übrigens als weniger problematisch einzuschätzen. Zumindest wurde an unserem Hintern kein Abluftschlauch angeschlossen. Ein Frischluftschlauch allerdings auch nicht. Was niemand wirklich vermisst haben dürfte.

KOHL UND PINKEL

Spätherbst ist im Nordwesten unserer Republik Kohl- und Pinkelzeit. Kaum eine Firma in der Bremer Gegend kann sich diesem alten Brauch entziehen. Auch unsere Klinik war da nicht außen vor. Jeweils nach den Sommerferien galt es, Pläne zu schmieden für das Ereignis des Jahres. Obwohl aus Norddeutschland stammend, kannte ich diesen eigentümlichen Brauch nicht. Genau genommen war es bei uns eine Kohl- und Pinkelfahrt. Obwohl niemand dabei fuhr, sondern alle liefen. Bis auf mehrere schwere Bollerwägen. Voll beladen mit kühlem Bier und allerlei hochprozentigen Getränken wurden die rollenden Bars abwechselnd von den männlichen Teilnehmern gezogen.

Der Beginn der Wanderung, an dem möglichst das gesamte Personal teilnahm, war üblicherweise bei Einbruch der Dämmerung. Das Ziel war stets ein gemütlicher Landgasthof in circa fünf Kilometern Entfernung. Dieses Gasthaus galt es zu erreichen. Was durchaus ein ehrgeiziges Vorhaben und alles andere als selbstverständlich war. So mancher bekam das Wirtshaus erst gar nicht zu Gesicht, weil seine Kondition ihn vorher verließ. Das Tückische des Abendmarsches bestand nämlich darin, dass wir alle paar Meter zum Trinken eines Schnapses animiert wurden. Und das summierte sich bei einer Wegstrecke von fünf Kilometern. Unter Absingen alter, einschlägiger Wanderlieder, wie „Ein Hut, ein Stock, ein Regenschirm", kämpfte sich die ganze Truppe dem Ziel entgegen.

Mit jedem Schritt, mit dem man sich dem Wirtshaus näherte, stieg die Stimmung, analog zum Promillegehalt des Blutes. Reziprok dazu sank das Niveau der Witze, die man ununterbrochen zu hören bekam. Es wurde gelacht, gesungen, getrunken und getanzt, bis der Arzt gefordert war. Und welch Glückes Geschick: Stets waren genügend ärztliche Kollegen vor Ort, um erste Hilfe leisten zu können. Sofern sie dazu noch in der Lage waren.

Gute drei Stunden lang kämpfte sich so die bunte Karawane ihrem Ziel entgegen. Während es zu Beginn der Wanderung noch recht flott voranging, häuften sich die freiwilligen und unfreiwilligen Pausen, je länger wir unterwegs waren.

Endlich angekommen, stürzten sich diejenigen, die den feuchten Marsch überstanden hatten, hungrig und enthemmt ins ersehnte Wirtshaus, um sich wenig später über das vorbestellte Essen herzumachen. Speisenauswahl? Fehlanzeige. Es gab nur ein Menü. Und das hieß: Kohl und Pinkel! Woher der Name Pinkel stammt, ist etwas strittig. Hier kann sich jeder Leser selbst bei Wikipedia eine Meinung bilden. Auf jeden Fall handelt es sich um ein Essen aus Grünkohl mit geräucherter, grobkörniger Grützwurst. Alles andere als leicht verdaulich und wahrlich nichts für kalorienbewusste Zeitgenossen.

Noch im Nachhinein rollen sich meine Zehennägel, wenn ich an die fette Riesenwurst nur denke. Als Anhänger der leichten mediterranen Kost entsprach es nicht gerade meinem Geschmack. Aber dank der hochprozentigen Vorspeise gelang es mir immer, meinen Teller zumindest einigermaßen zu leeren. Wobei der Gruppenzwang eine nicht unerhebliche Rolle gespielt haben dürfte.

Spätestens nach dem üppigen Essen gab es weitere Ausfälle unter den Teilnehmern. So mancher sackte, abgefüllt mit Bier und Wurst, lautlos in sich zusammen oder flüchtete ins Freie oder auf ein gewisses Örtchen. Für diejenigen, die bis jetzt durchgehalten hatten, ging es anschließend erst richtig los. Nichts war es mit Ausruhen. Das Organisationskomitee hatte nämlich für Musik gesorgt, sodass jetzt ausgiebig getanzt werden konnte. Sofern man dazu noch in der Lage war. Der mit fetter Grützwurst und rumorendem Grünkohl gefüllte Magen und der ausgiebige Schnapsgenuss machten nämlich nicht gerade Lust auf einen flotten Wiener Walzer. So begnügten sich alle damit, irgendwo Halt zu finden.

Der „Klammerblues" war der eindeutig bevorzugte Tanzstil. Alleine zu stehen, schafften viele der noch Anwesenden nicht mehr. So lautete die Devise: irgendwo festhalten, egal woran oder an wem.

Und wenn auch gemeinsames Stehen nicht mehr klappte, machte man es sich eine Etage tiefer gemütlich. So manches Pärchen hätte sicher die traute Zweisamkeit auf einer grünen Wiese bevorzugt. Bei schummriger Beleuchtung wurde ausgelassen gefeiert bis in die frühen Morgenstunden. Nur gut, dass der nächste Tag immer arbeitsfrei war. So konnte jeder Teilnehmer seinen Rausch ausschlafen. Bis er wieder fähig war, darüber nachzudenken, mit wem er sich in Zukunft duzen konnte.

Zur Ehrenrettung unserer Klinik sollte ich aber noch erwähnen, dass sich die Geburtenrate neun Monate später niemals erhöht hatte.

SCHÖNE BESCHERUNG

Weihnachten rückte mal wieder mit schnellen Schritten näher. So langsam wurde es Zeit, mir Gedanken über die Geschenke für meine Familie zu machen. Wie bei mir leider üblich, hatte ich dieses Problem wochenlang vor mir hergeschoben.

Während der Woche schaffte ich es normalerweise nicht, so rechtzeitig aus der Klinik zu verschwinden, dass noch genügend Zeit für Einkäufe gewesen wäre. Die Läden schlossen damals noch pünktlich um 18 Uhr. Aber da gab es ja noch den 24. Dezember. Er fiel in diesem Jahr auf einen Werktag und die Geschäfte würden bis 12 Uhr geöffnet haben. Genügend Zeit, um mich mit allem Erforderlichen für Weihnachten einzudecken.

Der Träger des Krankenhauses war die Evangelische Diakonie und so war der Heilig Abend bei uns nach guter christlicher Sitte arbeitsfrei. Ich machte mir also keine Sorgen um die fehlenden Geschenke, sondern sah dem Weihnachtsfest gelassen entgegen. Was sich als großer Fehler herausstellen sollte. Nur ahnte ich das, eine Woche vor Heilig Abend, noch nicht.

Zwei Tage später rief der Chef überraschend alle ärztlichen Kollegen zu sich: „Ich habe Sie kommen lassen, weil wir die OP-Pläne für die kommenden Tage besprechen müssen", verkündete er mit wichtiger Miene vor versammelter Runde.

Uns schwante nichts Gutes.

„Die Stadt Bremen beteiligt sich an einem Hilfsprojekt für junge, afrikanische Kriegsverletzte. Und die Klinikleitung hat beschlossen, das soziale Vorhaben zu unterstützen. In den nächsten Tagen werden wir drei Patienten stationär aufnehmen, die aus Westafrika stammen und bei Kriegshandlungen schwer verletzt wurden. Alle drei sind in ihren Heimatländern nur provisorisch medizinisch versorgt worden und benötigen dringend unsere fachärztliche Hilfe."

Ein Raunen ging durch unsere Runde.

„Da beide Operationssäle bis Weihnachten voll verplant sind, werden wir die drei zusätzlichen Operationen irgendwie einschieben müssen", führte der Chef weiter aus. „Aber das dürfte kein Problem werden. Ich habe die verschiedenen Möglichkeiten bereits durchdacht. Zwei Eingriffe können wir in den kommenden Tagen noch einschieben und die dritte Operation werden wir für den Vormittag des 24. Dezembers einplanen. Nach dem, was ich bislang weiß, wird sie recht kompliziert sein und dementsprechend etwas länger dauern. Deshalb kommt dafür nur der Heilige Abend in Frage."

Wir löcherten den Chef anschließend noch mit Fragen nach Einzelheiten über die Herkunft der Patienten, bevor wir uns wieder an unsere Arbeit machten. Unsere Meinung zum vorgestellten sozialen Projekt der Stadt Bremen war einhellig positiv. Dafür nahmen wir die erforderlichen Überstunden gerne in Kauf. Noch ahnte ich nicht, was am Heiligen Abend auf mich zukommen würde!

Tags darauf ließ der Chef mich und Hajo, einen befreundeten Kollegen, zu sich rufen.: „Meine Herren, Sie sind beide versierte Operateure. Deshalb sollten Sie gemeinsam die komplizierte Hüftoperation am Vormittag des 24. Dezembers durchführen. Der Patient ist ein 28-jähriger Mann aus Nigeria, dem die rechte Hüfte im Krieg zerschossen worden ist. Ich denke, wir sollten versuchen, ihm ein künstliches Hüftgelenk einzusetzen. Ihnen beiden traue ich den schwierigen Eingriff am ehesten zu. Vermutlich werden Sie den Oberschenkelknochen erst rekonstruieren müssen, bevor Sie das neue Gelenk einsetzen können. Der Patient kommt morgen. Wir machen zunächst einmal neue Röntgenaufnahmen, dann wissen wir mehr. Ich wollte Sie heute nur schon informieren, damit Sie sich den Vormittag des 24. freihalten."

Voller Stolz erklärten wir beide unsere Bereitschaft, die Operation durchzuführen. Und der Zeitpunkt war ebenfalls überhaupt kein Problem für uns. Wir freuten uns beide so richtig auf die Operation. Gemeinsam hatten wir beide schon so manche knifflige Operation geschaukelt. An Selbstvertrauen mangelte es uns zumindest nicht. Jeder kannte die operativen Fähigkeiten des anderen. Wir wussten, zusammen bildeten wir ein starkes Team.

Am nächsten Tag wurden die drei jungen Afrikaner in die Klinik eingeliefert. Natürlich sprachen sie kein Wort Deutsch. Und Englisch war auch nicht gerade ihre Stärke. So versuchten wir mit Händen und Füßen, uns verständlich zu machen.

Ich knöpfte mir zusammen mit Hajo unser „Weihnachtsgeschenk" vor. Der kräftige, tiefschwarze junge Mann strahlte uns mit breitem Grinsen an und zeigte dabei, dass sein Gebiss deutlich besser war, als seine zertrümmerte rechte Hüfte. Die Untersuchung des fröhlichen Nigerianers ergab, dass er insgesamt körperlich fit war. Nur die rechte Hüfte ließ sich praktisch gar nicht bewegen. Sie war vollständig steif.

Uns schwante so langsam, dass wir bei der vorgesehenen Operation erhebliche Probleme bekommen würden. Der junge Mann aber war richtig gut drauf. Er kicherte jedes Mal, wenn wir an seinen Beinen drehten. Nur eine Antwort auf unsere Fragen bekamen wir von ihm nicht.

„Yes, I am okay", hörten wir als Antwort auf jede Frage, die wir ihm stellten. Oder alternativ: „My name is Okeke."

Nur gut, dass der fröhliche Knabe während der Operation ruhig sein würde. Mit aktuell angefertigten Bildern seiner rechten Hüfte und seines rechten Oberschenkels machten wir uns auf den Weg zum Chef.

Wir hatten zuvor schon einen kurzen Blick auf die Bilder geworfen. Es hatte gereicht, um unsere Nackenhaare zum Stehen zu bringen. Anstelle eines Hüftkopfes sah man nur jede Menge unterschiedlich großer Knochenteile. Ebenso wenig war noch eine Hüftpfanne erkennbar und der proximale Oberschenkelknochen war, wohl nach mehreren Brüchen, schief zusammengewachsen und völlig verknöchert. Ein Markraum war nicht mehr zu sehen. Wie und wo sollten wir bei diesen Verhältnissen ein künstliches Hüftgelenk einbauen?

Diese außergewöhnlichen Umstände waren dann auch Gegenstand unserer Besprechung mit dem Chef. Hajo und ich waren der Auffassung, dass man am besten alles so lassen sollte, wie es war. Der Mann humpelte zwar recht heftig und hatte unterschiedlich lange Beine, aber wenigstens konnte er einigermaßen schmerzfrei laufen. Dass er das mit einem neuen, künstlichen Hüftgelenk noch können würde, war aus unserer Sicht mehr als fraglich. Und wie würde die Nachsorge aussehen, wenn der Mann einige Wochen nach der Operation wieder in seinem Heimatland sein würde? Aber unsere zahlreichen Argumente zählten nicht beim Chef.

„Schließlich ist der Mann nur nach Deutschland geflogen worden, damit er ein neues Hüftgelenk bekommt", entgegnete er mit hochrotem Kopf.

Aha, nun war die Katze aus dem Sack! Das Ganze war also ein Politikum.

„Unsere Klinik blamiert sich ja total, wenn wir ihn wieder ohne künstliches Hüftgelenk in seine Heimat zurückschicken", fuhr er fort.

Wir gaben uns zwangsläufig geschlagen und versprachen, unser Bestes zu tun. Aber uns beiden war mehr als mulmig zumute, als wir uns vom Chef verabschiedeten. In den noch verbleibenden Tagen bis zur Operation diskutierten Hajo und ich hin und her, wie wir das Problem zur Befriedigung aller lösen könnten. Wir überlegten uns Strategien für alle möglichen Komplikationen. Doch letztlich würden wir während der Operation spontan entscheiden müssen, was zu tun wäre.

Dann endlich war es so weit. Pünktlich morgens um acht Uhr standen wir im OP. Weihnachtsgeschenke hatte ich natürlich immer noch keine, aber Hajo erging es ebenso. Was für mich allerdings kein wirklicher Trost war. Noch hatte ich jedoch Hoffnung, rechtzeitig aus dem OP zu kommen, um zumindest einige Dinge zu besorgen.

„Schließlich werden wir ja wohl nicht den ganzen Vormittag im OP verbringen müssen", dachte ich bei mir.

Wir wussten nicht, was uns bevorstand, aber wir würden alles in unserer Macht Stehende versuchen, um dem jungen Nigerianer zu helfen. Egal, wie lange es dauern würde. Darin waren wir uns völlig einig. Der fröhliche Knabe sollte in einigen Monaten wieder unbeschwert laufen können. Und zwar ohne Schmerzen. Das war unser aller Ziel.

Vorsichtig begannen wir, uns Schicht für Schicht bis zum Oberschenkelknochen und dem, was ursprünglich mal das Hüftgelenk gewesen war, vorzuarbeiten. In mühevoller Kleinarbeit präparierten wir, uns ständig abwechselnd, das Hüftgelenk frei. Anschließend sägten wir den Knochen am Schenkelhals durch und entfernten den völlig deformierten Hüftkopf. Die Hüftpfanne frästen wir auf und verschraubten eine sogenannte Pfannendachschale am Becken, in die wir die eigentliche Pfanne aus Kunststoff einsetzten. Bis dahin hatte alles gut geklappt und wir waren auch zeitlich noch gut dran. Noch hatte ich die Hoffnung nicht aufgegeben, einige Weihnachtsgeschenke besorgen zu können. Es war uns allerdings bewusst, dass der schwierigere Teil noch vor uns lag.

Hajo und ich gerieten mächtig ins Schwitzen in unseren „Raumfahrtanzügen". Erschwerend kam hinzu, dass die klobigen Helme die Sicht auf das Operationsgebiet stark behinderten. Die Inspektion des Oberschenkelknochens ergab, dass der eigentliche Markraum, wie schon auf den Röntgenaufnahmen zu sehen war, massiv verknöchert war. Wir wollten versuchen, den ursprünglichen Markraum vorsichtig Schritt für Schritt aufzufräsen, ohne den umliegenden Knochen zu zerstören. Auf diese Weise wollten wir eine geeignete Verankerung für den Prothesenschaft bekommen. In diese Höhle wollten wir dann den metallenen Schaft des künstlichen Hüftgelenkes vorsichtig einschlagen, bis er richtig festsaß. Und zwar, wenn irgendwie möglich, ohne Verwendung von Knochenzement.

Es würde eine Gratwanderung werden. Wählt man den Durchmesser des Prothesenschaftes zu klein, so wackelt er später und lockert sich frühzeitig. Wählt man ihn zu groß oder schlägt der Operateur beim Einsetzen in den Oberschenkelknochen zu kräftig auf die Prothese, so zerreißt der Knochen. Mit Drähten, Platten oder Schrauben müssen die abgetrennten Fragmente des Knochens dann repariert werden. Das ist enorm zeitaufwendig. Vor allem bedeutet es jedoch, dass der Patient für viele Wochen das operierte Bein nicht voll belasten darf, denn der Knochen muss erst wieder vollständig zusammenheilen. Bei einer zu frühzeitigen Belastung würde der Druck der Prothese auf den beschädigten Knochen so groß sein, dass er ihn sprengen würde.

Da die postoperative Nachsorge unseres Patienten nicht in Deutschland, sondern in Zentralafrika stattfinden würde, wäre diese Art der Komplikation eine Katastrophe für unseren jungen Mann gewesen. Unser ehrgeiziges Ziel war es deshalb, dem Patienten eine volle Belastbarkeit des operierten Beines schon am ersten Tag nach dem Eingriff zu ermöglichen. Das bedeutete, der Knochen durfte unter keinen Umständen zerspringen!

Konzentriert begannen wir mit dem zweiten Teil der Operation. Mit feinsten Werkzeugen, überwiegend per Hand, erweiterten Hajo und ich den Markraum des Knochens Stück für Stück. Millimeter um Millimeter. Wir wechselten uns dabei ab, denn die Arbeit war enorm kräfteraubend und sehr zeitintensiv.

Dank unserer Topkondition kamen wir gut voran. Zwischendurch fiel mein Blick auf die große Uhr im OP. Sie zeigte kurz vor 12 Uhr an. Na, das mit den Geschenken konnte ich jetzt endgültig vergessen. Die Geschäfte würden in spätestens einer Stunde schließen. Also keine Chance mehr für mich, auch nur das kleinste Präsent zu ergattern.

Diese Erkenntnis hatte aber auch ihr Gutes. Völlig ohne Zeitdruck konzentrierten wir uns auf die weitere Operation. Eine Stunde später hatten wir den Oberschenkelknochen weit genug ausgehöhlt, um einen in der Größe geeigneten Schaft einsetzen zu können.

Bislang war nichts am Knochen gebrochen. Jetzt hieß es nur noch, die Prothese in den Oberschenkelknochen zu schlagen.

Und zwar so fest, dass sie sich verkeilte. Jetzt wurde es nochmal richtig spannend. Ein Schlag zu viel würde den Knochen sprengen und unser bisheriges vorsichtiges Vorgehen zunichtemachen. Mit sanften Schlägen trieb ich den Prothesenschaft in den Knochen. Nur nicht zu kräftig schlagen. Das ganze OP-Team war sich der Problematik bewusst und starrte gebannt auf den Hammer in meiner Hand. Bis auf das Geräusch des Beatmungsgerätes war es mucksmäuschenstill im Raum. Alle hielten förmlich den Atem an.

Endlich sagte ich die erlösenden Worte: „Es reicht. Keinen weiteren Schlag mehr!"

Der OP erwachte wieder zum Leben. Jeder wusste, jetzt konnte eigentlich nicht mehr viel passieren. Hajo kontrollierte nochmals den Sitz der Prothese. Er hatte aber auch nicht das Bedürfnis, noch einen Schlag draufzugeben. Vorsichtig reponierten wir das Gelenk, das heißt, wir setzten den neuen Hüftkopf in die künstliche Pfanne ein. Abschließend überprüften wir die Funktion des neuen Gelenkes, indem wir das Bein in alle Richtungen bewegten. Keine Probleme. Alles funktionierte einwandfrei.

Die Spannung fiel von allen Beteiligten ab. Wir konnten wieder scherzen. Und ich durfte mir die merkwürdigsten Vorschläge zur Lösung meines Geschenkproblems anhören. Leider war nichts Brauchbares dabei.

Wir nähten die abgetrennten Muskeln noch zusammen, verschlossen die Haut mit Klammern und dann war es geschafft. Die Uhr zeigte mittlerweile 14 Uhr an. Volle sechs Stunden hatten wir für die Operation benötigt. Wir waren geschafft, aber irgendwie auch glücklich und stolz. Ich schaute in Hajos Gesicht und sah, ihm erging es ebenso.

Im Aufenthaltsraum wurde der Heilige Abend anschließend noch feuchtfröhlich gefeiert, bevor sich jeder auf den Nachhauseweg machte. Alle körperlich müde und erschöpft, aber zufrieden. Der Protagonist unseres Heiligen Abends machte in den darauffolgenden Tagen erstaunlich schnelle Fortschritte bei seiner Genesung. Mit Unterstützung von intensiver Krankengymnastik konnten wir den glücklichen jungen Mann nach drei Wochen wieder in seine Heimat entlassen.

Als der Tag des Abschieds gekommen war, hatte sich die halbe Klinik eingefunden, um Okeke „Good bye" zu sagen. Mit glücklichem Gesicht stand er auf dem Parkplatz unserer Klinik und wartete auf das Fahrzeug, welches ihn abholen würde. Die Szenerie hat mich im Nachhinein immer an gewisse Aufnahmen in der Fernsehserie „Schwarzwaldklinik" erinnert. Zutiefst gerührt, der eine oder andere mit feuchten Augen, hatten wir uns im Innenhof der Klinik versammelt. Der Auftritt wäre auch einer Rosamunde Pilcher würdig gewesen.

Bei seiner Verabschiedung reichte Okeke mir seine große Hand, strahlte mich voller Dankbarkeit an und überraschte uns mit neuen Englischkenntnissen: „Bye bye, doctor. I am happy."

An seinen feuchten Augen erkannte ich, dass ihm der Abschied schwerfiel. Aber nicht nur ihm. Auch wir waren zutiefst gerührt. Wir alle hatten den freundlichen, schwarzen Mann in den drei Wochen seiner Anwesenheit in unser Herz geschlossen. Und einige vielleicht noch mehr als das. Nur zu gerne hätte ich gewusst, welche Krankenschwester ihm Englischunterricht erteilt hatte. Zum Happy End gehörte auch, dass der Chef mit unserer Arbeit sehr zufrieden war. Er hatte mit Lob für unsere gute Arbeit nicht gespart. Nicht ganz uneigennützig.

Schließlich konnte er zufrieden dem Senat melden: „Auftrag erfolgreich erfüllt."

Immer wieder habe ich mich gefragt, wie es Okeke wohl ergangen ist? Wir haben ihn operiert, um seine Lebensqualität zu verbessern. Ob wir dieses Ziel wohl erreicht haben? Ich wünsche es mir. Vielleicht lebt er ja glücklich, zufrieden und ohne Schmerzen mit seinem künstlichen Hüftgelenk in seiner Heimat Nigeria. Bedauerlicherweise habe ich nie wieder etwas von ihm gehört.

SCHWESTERNUNTERRICHT – EINE FRAGWÜRDIGE ABWECHSLUNG

Böse Vorahnungen hatte ich schon seit Wochen gehabt. Aber heute wurden sie Realität. Professor F., mein Chef, hatte mich um 15 Uhr zu sich bestellt. Den gesamten Vormittag versuchte ich, den Termin aus meinem Kopf zu verdrängen. Ohne Erfolg. Mir schwante Böses. Denn ich hatte einen bestimmten Verdacht. Eigentlich war ich mir sogar ziemlich sicher, was der Professor mit mir besprechen wollte. Aber vielleicht machte ich mir ja auch umsonst Sorgen. Die Hoffnung stirbt schließlich zuletzt.

Pünktlich um 15 Uhr betrat ich mit weichen Knien das Zimmer seiner Sekretärin. Freundlich begrüßte mich die fast immer gut aufgelegte Dame mittleren Alters. Ihre frech wirkende braune Kurzhaarfrisur und ihre witzige Art passten so gar nicht zu ihrem übrigen Erscheinungsbild. Dieses hatte sie, da bin ich mir sicher, den Vorstellungen ihres Chefs angepasst. Nämlich konservativ hanseatisch. Blaues Kostüm, weiße Stehkragenbluse und schwarze, halbhohe Pumps.

„Sie können gleich durchgehen. Der Chef erwartet sie bereits", meinte sie lächelnd und unterstrich ihre Worte mit einem aufmunternden Augenaufschlag. Doch auch ihr gelang es heute nicht, das flaue Gefühl in meinem Magen zu vertreiben.

Leise klopfte ich an die Tür vom „Big Boss". Die Reaktion war ein polterndes „Treten Sie ein!"

Die eher für Schwerhörige geeignete Stimme ließ mich nicht zusammenzucken, da sie mir hinreichend bekannt war. Mein manchmal zu Jähzorn neigender Chef war noch nie ein Freund leiser Töne gewesen.

„Setzen Sie sich, Herr Kollege", begrüßte er mich, jetzt nicht mehr ganz so laut. Dabei deutete er auf einen schmucklosen Stuhl, der so gar nicht zu seinem edlen Mahagonischreibtisch und seinem riesigen, bequemen Chefsessel passte.

„Sitzen ist schon mal nicht schlecht", dachte ich bei mir. „Vielleicht kann ich das, was ich gleich zu hören bekomme, so besser verkraften."

Ohne Umschweife kam Professor F. zur Sache. „Wie Sie wissen, wird Kollege Gruber, der bislang den Schwesternunterricht abgehalten hat, uns demnächst verlassen. Ich möchte, dass Sie zukünftig diese Aufgabe übernehmen."

Seine Worte ließen mich binnen einer Sekunde um zehn Jahre altern. Genau das hatte ich befürchtet. Ich und Schwesternunterricht! Das war, als wenn man mich den Piranhas vorwerfen würde. Schon der Gedanke daran trieb mir den Schweiß auf die Stirn.

„Sie scheinen mir der geeignete Mann für diese Aufgabe zu sein", fuhr er mich anlächelnd fort. Oder war es doch eher ein hinterhältiges Grinsen?

Wer hatte ihm denn bloß diese Einschätzung ins Ohr geflüstert? Wenn er sich da mal nicht täuschte. Fachlich traute ich mir den Job uneingeschränkt zu, aber meine pädagogischen Fähigkeiten siedelte ich eher in niederen Gefilden an.

„Setzen Sie sich doch bitte mit Herrn Gruber zusammen und lassen sich von ihm einweisen. Er wird Ihnen alles Erforderliche erklären", beendete Professor F. das Gespräch.

Total geschockt, vergleichbar mit der einer weiblichen Duldungsstarre, fiel mir kein Gegenargument ein. Ohne eine Stellungnahme meinerseits abzuwarten, entließ er mich aus seinem „Heiligtum". Er hatte es doch tatsächlich geschafft, mir diesen verhassten Job anzudrehen, ohne mich auch nur nach meiner Meinung zu fragen! Ich konnte es kaum fassen. Meine bösen Vorahnungen hatten mich also nicht getäuscht. Ich fühlte mich wie in einem schlechten Film.

Ich verspürte nicht die geringste Lust, mich vor postpubertären Damen zu produzieren. Es war nicht die Mehrarbeit in Form von Unterrichtsvorbereitungen, die mir Probleme bereitete, sondern der eigentliche Unterricht. Meines Erachtens war ich dafür völlig ungeeignet. Den Beruf des Lehrers hatte ich nie, auch nicht für den Bruchteil einer Sekunde, in Erwägung gezogen.

Tagelang grübelte ich über Möglichkeiten, wie ich dem Schwesternunterricht entgehen könnte. Eine Möglichkeit wäre die Kündigung gewesen. Aber es war keine realistische Alternative. Denn alles andere passte ja.

In den folgenden Tagen besprach ich mit Herrn Gruber, der bislang den Unterricht gehalten hatte, die Einzelheiten. Ich schrieb mir auf, welche Themen er im letzten Jahr behandelt hatte, und er erzählte mir in kurzen Worten, was mich erwartete.

„Da sitzen zwanzig junge Mädchen, die sich für alles Mögliche interessieren, nur nicht für das, was du ihnen gerade erzählst. Mach dir also nicht zu viel Arbeit bei der Stundenvorbereitung", meinte er zum Abschluss seiner Einweisung.

Na toll. Was vielleicht beruhigend von ihm gemeint war, verstärkte in mir nur meine Befürchtungen. Ein Jahr lang würde ich also, eine Stunde pro Woche, zwanzig „hochmotivierte Mädels" vor mir sitzen haben, die sich voraussichtlich für meine Ausführungen nicht die Bohne interessieren würden.

Vier Wochen später war es soweit. Nervös betrat ich zum ersten Mal den schmucklosen Unterrichtsraum. Ausgestattet mit mehreren länglichen, weißen Tischen und knallroten, ungepolsterten Kunststoffstühlen davor, ähnelte er sehr einem sparsam ausgestatteten Provinztheater. Verstärkt wurde der

Eindruck durch ein hölzernes Podest an der Stirnseite, auf dem sich ein massives braunes Stehpult befand.

„Unser Alleinunterhalter ist gerade im Anmarsch", dachten sich wahrscheinlich die aufgeregt durcheinanderredenden Mädels, als ich die Stufen zum Podest emporstieg. Meine Ankunft ließ den Lärmpegel vorübergehend leicht absinken.

Alle Augenpaare blickten neugierig zu mir empor, um mich in Sekundenbruchteilen zu scannen. Als ich mich vorstellte, war es sogar für einige Sekunden fast still im Raum.

„Na, geht doch", dachte ich. Doch noch bevor ich mit meinem Rundumblick fertig war, widmeten sich die quirligen Damen bereits wieder ihren Alltagsproblemen. Was da waren: das Stricken von Pullovern, Häkeln von Tischdecken, „Schiffe versenken"-Spielen, Austauschen und Beraten von Alltagsproblemen.

Die Schwesternschülerinnen waren also vollauf mit sich selbst beschäftigt. Obwohl es, in der heutigen Zeit völlig unvorstellbar, noch keine Handys oder Smartphones gab. Ich hatte ja durchaus Verständnis für die Mädels. Wann und wo hatten sie sonst schon Gelegenheit, sich in so großer Runde fast ungestört auszutauschen!

Noch einmal ließ ich meinen Blick über die unbeteiligten Gesichter meiner Schülerinnen schweifen. Dann entschloss ich mich, mit meinem Vortrag, allen Widrigkeiten zum Trotz, zu beginnen.

Auch wenn mein Vorgänger mir davon abgeraten hatte, war ich gut präpariert für die kommende Stunde. Durch Anfertigen von Folien für den Overhead-Projektor, Raussuchen von Dias aus der Bibliothek und Festlegen eines aus meiner Sicht interessanten Themas: den aktuellen Stand der Hüft- und Kniechirurgie.

Als ich das Thema des heutigen Tages vorstellte, brandete Applaus auf. „Na, das ist ja erfreulich, dass die Damen sich dafür interessieren", dachte ich blauäugig.

Im nächsten Moment merkte ich jedoch, dass nur jemand einen guten Witz erzählt hatte und lediglich dadurch der Geräuschpegel einen Moment hochgeschnellt war. Gelinde gesagt leicht irritiert begann ich mit meinem Vortrag. Meine wiederholten Bitten um etwas mehr Aufmerksamkeit und Ruhe wurden von den vollauf mit sich selbst beschäftigten Damen einfach ignoriert. Unter Langeweile litten die Damen ganz offensichtlich nicht. Und das, obwohl die mobilen Kommunikationsmittel noch nicht erfunden waren.

Im Nachhinein betrachtet war es wohl das erste Mal in meinem Leben, dass ich mit den vielgepriesenen „Multitasking-Fähigkeiten" der Damenwelt konfrontiert wurde. Für mich als Dozent war die Situation auf jeden Fall wenig motivierend. Ein gewiefter Pädagoge hätte die verfahrene Situation vielleicht noch unter Kontrolle gebracht, meine Möglichkeiten der Einflussnahme auf dieses Chaos betrachtete ich aber wenig später als erschöpft. Mein Überlebensmotto für den Rest der Stunde lautete nur noch: „Ihr könnt mich alle mal kreuzweise!"

Unter diesem Motto sehnte ich das Ende der Stunde herbei. Als ich das „Provinztheater" schließlich verließ, wusste ich einige Dinge genau:

1. Gott sei Dank bin ich nicht Lehrer geworden!
2. So lasse ich mich nicht nochmal vorführen!
3. Den Aufwand meiner Vorbereitungen für diese „Theaterstunde" gedenke ich drastisch zu reduzieren!

Völlig frustriert sank ich am Abend ins Bett. Noch nie hatte mich eine einzige Stunde dermaßen geschafft. Lieber würde ich drei komplizierte Hüftgelenke an Heiligabend operieren, als so eine Stunde nochmal zu erleben.

Nachts wälzte ich mich im Bett und träumte von kreischenden Frauen. In den Wachphasen war mein einziger Gedanke: „Was mache ich bloß? Ein Jahr lang halte ich diesen Irrsinn garantiert nicht durch."

Da mir niemand einfiel, der den Job für mich machen würde, blieb mir nur die Möglichkeit, den Ablauf rigoros zu verändern. Aber dazu benötigte ich professionelle Hilfe.

Bereits am nächsten Tag suchte ich einen befreundeten Pädagogen auf und schilderte ihm meine verzweifelte Situation. Beim Erzählen meiner Erlebnisse konnte er sich das Lachen nur mühsam verkneifen. Ich spürte es genau. Nur aus Rücksicht auf mich hielt er sich zurück. Liebenswerterweise stellte er mir anschließend viele Stunden seiner knappen Zeit zur Verfügung, in denen wir gemeinsam einen Schlachtplan gegen die nervende Schwesterntruppe entwarfen.

Punkt 1: Die idiotische Bühne würde zukünftig geschlossen bleiben. Ich würde mich zwischen den Mädels hin- und herbewegen und meinen Standort ständig wechseln.

Punkt 2: Ich würde den Unterricht nicht mehr in Form einer Vorlesung gestalten, sondern jeweils am Ende der Stunde einer Schülerin ein Thema aufs Auge drücken, über das sie eine Woche später zu referieren hatte. Und die verbleibende Zeit würde ich als Frage-Antwort-Spiel gestalten.

Zusätzlich bekam ich von meinem Freund noch viele weitere wertvolle Tipps, um mich gegen die ignorante Schülerschar zu behaupten. Als ich spät in der Nacht sein Haus verließ, war ich fest überzeugt, gut für die Zukunft gewappnet zu sein.

Bereits am nächsten Schultag begann ich, das erarbeitete Konzept umzusetzen. Erstaunt mussten die umtriebigen Schülerinnen feststellen, dass die Bühne geschlossen blieb und ich mich während meines Vortrags zwischen ihnen bewegte. Damit sorgte ich für eine ständige Unruhe. Aber nicht bei mir, sondern bei ihnen. Plötzlich machte es ihnen keinen Spaß mehr, „Schiffe versenken" zu spielen. Und ungestört tratschen konnten sie auch nicht mehr. Ich hätte ja etwas hören können, was nicht für meine Ohren bestimmt war. Am Ende der Stunde war ihnen und mir klar, dass ich ein richtiger Spielverderber gewesen war.

Als ich zum krönenden Abschluss noch eine Schülerin bestimmte, die in der Woche darauf ein Referat halten sollte, herrschte für eine Minute betretenes Schweigen. Ich hatte das Gefühl, die ersten Mädchen begriffen, dass die Zeiten der Spiel- und Quasselstunden vorbei waren.

Sehr viel zufriedener als eine Woche zuvor fuhr ich an diesem Abend nach Hause. Aber ein Problem hatte ich noch. Wie sollte ich mich verhalten, wenn die gesamte Truppe auf stur schalten würde? Wenn die Schülerin, die das Referat halten sollte, einfach zu mir sagen würde: „Wissen Sie, Doc, ich hatte null Bock!"

Um meine Möglichkeiten diesbezüglich auszuloten, vereinbarte ich einen Termin beim Klinikdirektor. Ich schilderte ihm mein Problem und bekam folgenden Ratschlag: „Sie haben zwar keine Möglichkeit, Noten zu verteilen, aber Sie können jede Schülerin, die sich nicht kooperativ zeigt, vom Unterricht ausschließen. Und da der Unterricht innerhalb der Dienstzeit liegt, müsste die ausgeschlossene Dame stattdessen auf Station arbeiten. Das macht sicherlich keinen guten Eindruck. Ich denke, darauf werden die Schülerinnen es nicht ankommen lassen. Meine volle Rückendeckung haben Sie jedenfalls."

Ich war zwar froh über diese Möglichkeit, Druck auf die Schülerschar ausüben zu können, hoffte aber, sie nicht anwenden zu müssen. Gespannt sah ich der nächsten Stunde entgegen. Ob sich wohl Widerstand gegen mich formiert hatte?

Am Tag X bat ich die entsprechende Schülerin, ihr Referat zu halten. Sie stellte sich, ohne zu murren, vor die Klasse, be-

gann mit ihrem Vortrag und welch Wunder: Es war mucksmäuschenstill im Raum.

Auch die Zeit nach dem Referat blieb es ruhig. Niemand
wollte sich vor den anderen blamieren, wenn ich eine Frage
stellte. Dafür war ihr Stolz dann doch zu groß. Erleichtert, dass
es zu keiner Konfrontation gekommen war, verließ ich an diesem Abend das Klinikgelände.

Im Laufe der nächsten Wochen haben die Mädels dann gelernt, richtig gut mitzuarbeiten und es entwickelte sich zwischen uns ein freundschaftliches Verhältnis. Erfreulicherweise
musste ich auch nie eine Schülerin vom Unterricht ausschließen. Vierzehn Monate später, an meinem letzten Tag als
Lehrkraft, wurde ich von zwanzig disziplinierten, netten Damen verabschiedet. Fast schon hatte ich vergessen, was für einen wilden Haufen ich von meinem Vorgänger übernommen
hatte.

FREUDENSTADT

LOCKENDE SELBSTSTÄNDIGKEIT

Nachdem ich mich entschlossen hatte, nicht bis zur Rente an einer Klinik zu bleiben, sondern mich als Orthopäde niederzulassen, machte ich mich auf die Suche nach einer Praxis, die aus Alters- oder Krankheitsgründen abgegeben werden sollte. Eine Neugründung habe ich nie wirklich erwogen. Die Übernahme einer etablierten Praxis war mir einfach sympathischer. Von Beginn an ein Praxisteam, das sich auskennt, ein fester Patientenstamm, ein gesichertes Einkommen. Alles Vorgaben, die den Schritt in die Selbstständigkeit erleichtern. Es blieben auch so noch genug Unwägbarkeiten und Risiken.

Würde ich mit dem übernommenen Personal zurechtkommen beziehungsweise die Damen mit mir? Komme ich bei den unter Umständen kritischen Patienten an? Mögen sie meine Umgangsformen und mein Naturell? Werden sie mir auch nach einer Übernahme die Treue halten?

Woran ich gar nicht dachte, waren eventuelle Schwierigkeiten mit den Behörden. Dabei stellte sich später heraus, dass gerade diese Tatsache mir die größten Probleme bereiten würde.

Ich hatte lange überlegt, wie ich meine Zukunft gestalten wollte. Viele Argumente sprachen für eine weitere Tätigkeit an einer Klinik. So habe ich zum Beispiel zu allen Zeiten leidenschaftlich gern operiert. Und auch die Teamarbeit an den Kliniken hatte mir immer viel Spaß gemacht. Aber es sprach auch viel gegen eine Zukunft an einer Klinik. So hatte ich nicht vor, auf Dauer als Oberarzt an irgendeiner Klinik eine untergeordnete Rolle zu spielen. Die Chefarztstellen an den guten orthopädischen Krankenhäusern werden in Deutschland aber fast ausschließlich mit Professoren besetzt. Habilitiert hatte ich jedoch nicht. Hatte es auch zu keiner Zeit angestrebt.

Möglich gewesen wäre eine leitende Tätigkeit an einer Reha-Klinik in der Provinz. Entsprechende Angebote hatte ich bekommen, die ich aber ausschlug, da das Hauptargument für mein Verbleiben an einer Klinik die operative Tätigkeit gewesen wäre. Das rein konservative, nicht operative Spektrum einer Reha-Klinik hat mich dagegen nie reizen können.

Ich wollte aber auf Dauer nicht die zweite Geige spielen. Wollte nicht ständig den Launen eines Chefs und dem Druck des Klinikbetreibers ausgesetzt sein. Und wie groß der Druck ist, kann man heutzutage leicht an der zunehmenden Privatisierung der Kliniken erkennen. Mit den Kliniken möchten die Konzerne Geld verdienen. Die eigentliche Medizin rückt immer mehr in den Hintergrund.

Aus diesen Gründen war meine Entscheidung letztlich eindeutig. Ich konnte ja damals nicht ahnen, dass das ambulante und marode Gesundheitswesen in den Jahren darauf völlig umgekrempelt werden würde.

Was den Standort der Praxis anging, hatte ich keine Prioritäten. Ich war offen für alles. Ob Norden oder Süden, Westen oder Osten, alles kam in Frage. Ich war und bin der Meinung, dass ich überall mit den Menschen und der Landschaft klarkomme. Ich war genug in deutschen Landen herumgekommen, um das einschätzen zu können.

***

Auf der Suche nach einer geeigneten orthopädischen Praxis in Deutschland habe ich allerlei kuriose Dinge erlebt. Ich fuhr an den Bodensee, nach Oberbayern, auf die Alb, ins Schwabenland, nach Schleswig-Holstein, ins Frankenland, nach Karlsruhe, Bingen, Bremen und in die Heide. Bei meiner Suche habe ich Deutschland mehrfach von Süd nach Nord und von Ost nach West durchquert.

Viele Praxen wurden aus Altersgründen abgegeben und waren völlig runtergewirtschaftet. An uralten Geräten und abgewetzten Einrichtungen ließ sich auf Anhieb erkennen, dass der Praxisinhaber die vergangenen Jahre keinerlei Investitionen für nötig befunden hatte. Und die Preisvorstellungen der stolzen Besitzer waren oftmals völlig überzogen.

Eine der ersten Praxen, die ich besichtigte, befand sich auf der Schwäbischen Alb. Sie lag so versteckt in einem Hinterhof, dass ich sie nur mit Mühe und langem Suchen fand. Und erst die Räumlichkeiten! Völlig verwinkelt und verschachtelt erinnerten sie mich spontan an ein Labyrinth. Es war schier unglaublich. Das weiß-braune Fachwerkgebäude wirkte von außen etwas heruntergekommen. Der zerkratzte und abblätternde Lack des Einganges ließ erkennen, dass die Tür schon bessere Zeiten gesehen hatte.

Etwas skeptisch betrat ich das Haus und stand vor einer schmalen, steilen Wendeltreppe. Ich schaute nach der Praxis, aber es gab nirgends eine Tür und auch keine zweite Treppe. Und vor allem keinen Aufzug. Aber laut Beschreibung befand sich die Praxis doch im dritten Stockwerk! Das konnte ja unmöglich sein. Ich machte kehrt und verließ das Haus wieder. Sicher hatte ich irgendein Hinweisschild übersehen. Wieder vor dem Eingang stehend, schaute ich mich suchend um. Doch außer dem verschmutzten Schild an der Tür mit der Aufschrift „Dr. T., Facharzt für Orthopädie" erblickte ich nichts.

Also wieder hinein. Leichtfüßig begann ich den Aufstieg über die enge, steile Treppe. Voll mit dem Erklimmen der Stufen beschäftigt, musste ich plötzlich erkennen, dass es sich bei diesem wirklich sehr schmalen Aufstieg um keine Einbahntreppe handelte. Unerwartet stand mir eine vollbusige, junge Dame gegenüber, die offensichtlich die Treppe hinunterwollte. Wir nahmen es beide mit Humor und quetschten uns so dicht aneinander vorbei, dass ich nicht nur ihr Parfum riechen und ihr tief in die Augen blicken konnte, sondern auch ihre üppigen Kurven intensiv zu spüren bekam. Da sage noch mal einer was gegen enge Wendeltreppen.

Betört setzte ich den Aufstieg fort und kam schnaufend in der dritten Etage an. Oben angekommen, wurde ich von einem fröhlichen, sympathischen Doktor mit rosarotem Gesicht empfangen. In der folgenden Stunde lobte er seine Praxis, die er aus Altersgründen verkaufen wollte, in höchsten Tönen. Mich beeindruckte allerdings weniger seine in die Jahre gekommene Praxis, sondern vielmehr der atemberaubende Ausblick auf die vorbeifließende Donau. Der Rundblick war wirklich beeindruckend.

Während er mir ausführlich all seine Räumlichkeiten zeigte, brannte mir eine Frage auf der Zunge: „Sagen Sie mir bitte, wie schaffen es Ihre älteren oder gehbehinderten Patienten in Ihre Sprechstunde, ohne dass es einen Aufzug gibt?"

„Ach", meinte er, nicht im Geringsten verlegen, „das stellt überhaupt kein Problem dar. Ganz im Gegenteil. Wenn ein Patient die drei Stockwerke hochkommt, weiß ich, dass er fit, das Herz gesund und er operationsfähig ist. Ein EKG erübrigt sich dann schon."

Seine Logik leuchtete mir zwar in gewisser Weise ein, trotzdem wurde ich das Gefühl nicht los, dass seine Methode, um die Operationsfähigkeit eines Patienten festzustellen, nicht mehr ganz zeitgemäß war. Zumindest wollte ich mir dieses Verfahren nicht zu eigen machen. Selbst wenn ein gewisses Sparpotenzial nicht zu verleugnen war.

Nach Beendigung der Besichtigung bedankte ich mich für seine geduldigen Ausführungen, bevor ich die drei Stockwerke wieder unverrichteter Dinge hinabstieg. Diesmal bedauerlicherweise ohne weiblichen Gegenverkehr. Stattdessen stellte ich mir vor, wie sich die alten oder behinderten Patienten hier das Treppenhaus hochquälten.

Ja, das war ja wohl nichts gewesen. Also, ein bisschen moderner und komfortabler sollte es in meiner Praxis dann doch zugehen. Schlimmer konnte es ja eigentlich nicht mehr kommen. Aber da hatte ich mich gewaltig getäuscht. Es warteten noch so einige Überraschungen auf mich, bevor ich eine geeignete Praxis fand.

***

Amüsant war auch die Besichtigung einer Großstadtpraxis im Badischen. Die Räumlichkeiten befanden sich im zehnten Stock eines älteren Hochhauses in der City. Hocherfreut registrierte ich, dass zumindest ein Fahrstuhl vorhanden war. Nach meinen Erfahrungen in der Vergangenheit setzte ich inzwischen nämlich nichts mehr als selbstverständlich voraus. Die Operationsfähigkeit der Patienten wurde in dieser Praxis offensichtlich schon mit moderneren Methoden überprüft als auf der Schwäbischen Alb. Das war ja schon mal vielversprechend.

Oben angekommen, stand ich, nach Öffnen der Eingangstür, direkt im Wartezimmer. Acht Reihen mit je zwei Stühlen waren im Flur hintereinander aufgestellt worden. Es sah aus wie in einem drittklassigen Erotikkino. Die Leinwand suchte ich aber vergeblich. Ich dachte wirklich, ich bin im falschen Film. Fenster gab es, nebenbei erwähnt, keine in diesem Raum. Aber die sind in einem Kino ja auch eher unüblich.

Und so ging es Schlag auf Schlag. Die Anordnung der vielen kleinen Zimmer war absolut unmöglich. Völlig ungeeignet für eine orthopädische Praxis. Mir standen wirklich die Nackenhaare zu Berge. Ein geregelter Arbeitsablauf war hier überhaupt nicht vorstellbar. Dessen war ich mir ganz sicher.

In Räumlichkeiten, die vermutlich für ein Büro oder eine Wohnung geplant waren, hatte man hier, auf Teufel komm raus, eine Praxis hineingequetscht. Einzig der Ausblick über die Stadt entschädigte mich ein wenig. Das kam mir irgendwie bekannt vor. Das hatte ich doch schon mal erlebt? Bis zu diesem Zeitpunkt war mir gar nicht bewusst gewesen, dass die Fachkollegen einen so gesteigerten Wert auf eine gute Aussicht legten. Waren die Bedürfnisse der Orthopäden so simpel zu befriedigen?

Der Aufenthalt in diesem Gebäude verlief ziemlich kurz. Fluchtartig, nach nur kurzer Besichtigung, verließ ich das Kleinkino. Nach Besichtigung dieser chaotischen Praxis kam ich ernsthaft ins Grübeln. Ich brauchte erst mal einen kräftigen Drink, um mein erregtes Gemüt zu beruhigen. Ich war empört darüber, dass dieser ältere Kollege wirklich versuchte, seine völlig inakzeptable und dazu noch unmoderne Praxis teuer an einen jungen Arzt zu verkaufen. So nach dem Motto: „Jeden Tag kommt ein Dummer am Bahnhof an."

In einem vollen Straßencafé in der Innenstadt genoss ich kurz darauf die wärmende Sonne und das quirlige Treiben rings um mich herum und es dauerte ganze zwei Kännchen Kaffee und zwei Pils, bevor ich mich von dem Schock einigermaßen erholt hatte.

Sollte ich vielleicht doch lieber eine neue Praxis gründen? Aber ganz so schnell wollte ich dann doch nicht resignieren. Nein, so schnell wollte ich die Hoffnung nicht aufgeben, doch noch etwas Geeignetes zu finden.

***

Etwa sechs Monate lang bestand meine Lieblingsbeschäftigung an den Wochenenden darin, dass ich mich in meinen alten silbernen Daimler setzte und mir eine Praxis nach der anderen anschaute. So langsam hatte ich von der Sucherei die Nase voll und war ziemlich genervt. Meinem fahrbaren Untersatz reichte es schon vor mir. Eines schönen Tages wollte er einfach nicht mehr. Mitten auf der Autobahn fing er zunächst an sanft zu husten, bevor er röchelnd seinen Geist aufgab. Mir gelang es gerade noch, auf den Seitenstreifen zu rollen. Mein verzweifeltes Drehen am Zündschlüssel war leider nicht von Erfolg gekrönt.

Also hieß die Devise: aussteigen, Motorhaube öffnen, schwarze Finger holen und interessiert den Motorraum betrachten. Nichts Auffälliges. Alles sah intakt aus. Der Keilriemen sah gut aus, Wasser- und Ölstand waren auch in Ordnung. Ja, was war bloß los?

Na, ich würde diesen Motor ja wohl wiederbeleben können. Schließlich hatte ich schon mehrfach im Notdienst Herzen wiederbelebt, da sollte es bei einem simplen Ottomotor ja wohl auch klappen. Außerdem hatte ich in meiner Sturm-und-Drang-Zeit so manchen alten PKW vor der Garageneinfahrt meines Vaters in seine Einzelteile zerlegt oder auch mal einfach in der Mitte durchtrennt, um ihn nach dem Ausschlachten besser entsorgen zu können.

Was meinen Vater übrigens nur aus der Ruhe bringen konnte, wenn die Blockade der Garage durch meine Basteleien zu lange währte. Im Rückblick muss ich ihn für seine Geduld und Großzügigkeit bewundern. Ich habe seine Nerven sicher des Öfteren bis aufs Äußerste strapaziert.

Nach einer halben Stunde gab ich meine Suche, den Defekt zu finden, erfolglos auf. Mit völlig verschmierten Händen machte ich mich daran, eine Notrufsäule aufzusuchen. Das Handyzeitalter hatte leider noch nicht begonnen. Wie war das doch noch? Ach ja, kleine Pfeile auf den Leitpfosten weisen dir die Richtung, in die du marschieren sollst.

An der Notrufsäule angekommen, forderte mich eine freundliche Damenstimme auf, meinen Standort und mein Problem zu nennen, und versprach mir, rasche Hilfe in Form eines Abschleppwagens zu schicken. Etliche Zigaretten später erschien die ersehnte Hilfe und nach kurzer Inspektion des Motorraumes nahm er mein Auto ruckzuck huckepack. Und ab ging's zur Werkstatt.

Dort stellten die Mechaniker relativ schnell die frustrierende Diagnose „Totalschaden des Motors" und eine Therapieempfehlung folgte auf dem Fuße: „Am besten, Sie kaufen ein neues Auto. Eine Reparatur lohnt sich bei diesem alten Wagen nicht mehr. Das wäre völlig unrentabel."

Nach 15-minütiger Bedenkzeit dämmerte in mir die Erkenntnis, dass mir gar nichts anderes übrigbleiben würde, als ein neues Auto zu kaufen. Ich musste wohl oder übel in den sauren Apfel beißen. Auch wenn es mir finanziell überhaupt nicht schmeckte.

Und welch Glückes Geschick: Das Autohaus hatte eine große Auswahl verschiedener Modelle und so war ich eine Stunde später neuer Besitzer eines gebrauchten Mercedes. Die graue Farbe des Wagens riss mich zwar nicht gerade vom Hocker, aber mir blieb keine Wahl.

Ich hatte einen Wagen mit Dieselmotor erstanden. Was zur Folge hatte, dass ich in den darauffolgenden zwei Jahren jedes Überholmanöver auf der Landstraße schlicht vergessen konnte. Das schwere Fahrzeug zog mit seinen wenigen PS einfach nicht die Wurst vom Teller.

***

Schließlich war meine Suche nach einer Praxis aber doch noch von Erfolg gekrönt. In einer Annonce im Deutschen Ärzteblatt wurde eine Praxis im Schwarzwald zum Verkauf angeboten. Die Abgabe sollte aus persönlichen, nicht aus Altersgründen erfolgen. Das ließ hoffen. Es bedeutete nämlich, dass die Praxis aller Wahrscheinlichkeit nach nicht heruntergewirtschaftet war.

Und schon saß ich am nächsten Wochenende wieder im Auto, um mir die Örtlichkeiten anzuschauen. Mal so eben 800 km mit meinem neuen behäbigen Diesel, das zieht sich. Sehnsüchtig gedachte ich meines PS-starken Benziners, wenn ich zum Überholen ansetzte, was aber sowieso nicht allzu oft erforderlich war.

Auf idyllischen Straßen schraubte ich mich den Schwarzwald empor, meinem Ziel entgegen. Erschöpft, aber glücklich, endlich angekommen zu sein, wurde ich von einem kleinen, verträumten Städtchen begrüßt, welches mir aber auf Anhieb sympathisch war.

Bevor ich mich mit dem Praxisinhaber traf, erkundete ich die Örtlichkeiten ausgiebig zu Fuß. Konnte ich mir vorstellen, in Zukunft hier zu leben? In einer völlig neuen Umgebung, wo ich keine Menschenseele kannte und, wie ich beim Bestellen eines leckeren schwäbischen Schweinebratens festgestellt hatte, mir der Dialekt etwas unverständlich vorkam? Na ja, die Entscheidung würde ich ja nicht sofort treffen müssen. Zunächst galt es, die Räumlichkeiten anzuschauen und die Übergabebedingungen zu klären.

Die Lage der Praxis hatte ich bereits gleich nach meiner Ankunft ausgekundschaftet. Sie war zwar nicht optimal, da sie sich am Rande der Kernstadt befand, im Gegenzug standen aber ausreichend Parkmöglichkeiten im benachbarten Kurmittelhaus zur Verfügung. Und gerade in einer Kleinstadt mit großem ländlichem Umfeld ist das nicht ganz unerheblich, denn ein wesentlicher Teil der Patienten kommt nicht zu Fuß oder per Bus, sondern mit dem Auto zur Praxis.

Meine Anspannung stieg, als der Zeitpunkt des Treffens mit dem Praxisinhaber und seiner Ehefrau näher rückte. Voller Nervosität betätigte ich den Klingelknopf der Praxis. Mir öffnete ein kräftiger Mann mittleren Alters mit schütterem Haarwuchs die Tür. Hinter ihm stand seine etwas verhärmt ausschauende, kleine Gattin, die mich in ihrem rausgeputzten Outfit spontan an eine Schauspielerin aus der beliebten Fernsehserie „Schwarzwaldklinik" erinnerte.

Ich wurde freundlich hereingebeten und nachdem wir uns eine Zeitlang beschnuppert hatten, zeigten mir die beiden in aller Ausführlichkeit die Räumlichkeiten der Praxis. Das Ganze gefiel mir sehr gut. Die technische Ausstattung war auf dem jüngsten Stand der Medizintechnik, das Mobiliar noch ganz brauchbar und die Anordnung der Behandlungsräume gefiel mir auf Anhieb. Endlich mal eine Praxis, die nicht völlig heruntergewirtschaftet war.

Anschließend wurde ich noch zu einem Kaffee in die Privatwohnung eingeladen. Hier kamen dann nicht nur Kaffee und Kuchen, sondern harte Fakten auf den Tisch. Na ja, es ging natürlich ums Geld. Aufmerksam hörte ich mir die Vorstellungen des forschen Kollegen bezüglich der Praxisübernahme an, fragte selbst auch noch nach diesem und jenem Detail, bevor ich mich verabschiedete und wieder auf den Heimweg machte.

Die gemietete Privatwohnung wurde mir von dem Ehepaar ebenfalls zur Übernahme angeboten, aber ich lehnte dankend ab. Sie entsprach so gar nicht meinen Vorstellungen. Zu groß, zu teuer und zu abseits gelegen.

Die Rückfahrt gestaltete sich infolge meines alles andere als flotten Diesels wieder recht langsam. Aber es war gut, dass ich nur dahinschleichen konnte. Denn mein Kopf war voller neuer Eindrücke und meine Konzentration auf den Straßenverkehr infolgedessen sicher nicht die Beste.

Ich hatte mir eine Woche Bedenkzeit erbeten. Die würde ich dringend brauchen, um mir über die Folgen einer Zusage im Klaren zu werden. Auch die Rahmenbedingungen und die Finanzierung mussten geklärt werden. Weitere 800 km später fiel ich todmüde ins Bett und fand doch keinen Schlaf. Viel zu aufgewühlt war ich. Zum ersten Mal hatte ich eine Praxis besichtigt, die wirklich in die engere Wahl kam.

***

Die folgenden acht Tage war ich hin- und hergerissen. Ich versuchte, die Vor- und Nachteile herauszufiltern. Mir schwirrte der Kopf und am Arbeitsplatz war ich sicherlich nicht ganz bei der Sache. Komplizierte Operationen blieben mir an diesen Tagen erfreulicherweise erspart, sodass kein Schnitt zu tief oder danebenging und kein Patient Schaden erlitt.

Am Ende der Woche hatte ich mich zu einer Entscheidung durchgerungen. Ich rief im Schwarzwald an und sagte zu. Hocherfreut meinte der Kollege, ich solle doch gleich wieder anreisen, um den Vertrag zu unterschreiben. Aber so blauäugig war ich nun doch nicht. Von Verträgen hatte ich als Mediziner schließlich überhaupt keine Ahnung. Und hier ging es um sehr, sehr viel. Stattdessen suchte ich mir einen fachkundigen Juristen, mit dem ich vierzehn Tage später erneut in den Schwarzwald reiste.

Die folgenden zwei Tage ging es zu wie auf einem Basar. Der die Praxis abgebende Kollege war auch mit einem Anwalt vor Ort und beide Juristen kämpften mit harten Bandagen. Während der schwierigen Verhandlungen fielen oftmals alles andere als freundliche Worte. Die Nerven aller Anwesenden waren aufs Maximale angespannt und einige Male drohten die Verhandlungen zu scheitern.

Als wir genervt beschlossen, eine Pause einzulegen, und anschließend beim gemeinsamen Verlassen des Gebäudes für dreißig Minuten im Fahrstuhl festsaßen, trug das nicht gerade zur Beruhigung der Gemüter bei. Sechs erregte Personen in einem engen, feststeckenden Fahrstuhl. Es war der pure Horror. Gut, dass niemand ein Messer dabeihatte.

Die anschließende Abkühlung mit Eis und Bier war dringend notwendig. Die Gemüter beruhigten sich wieder und die Gespräche wurden später in einigermaßen sachlicher Atmosphäre fortgesetzt. Nach langem Feilschen und Nachbessern unterschrieb ich letztendlich den Übernahmevertrag für die orthopädische Praxis und stellte damit die Weichen für mein zukünftiges Leben.

Auf was hatte ich mich da bloß eingelassen? Was würden die nächsten Jahre für mich alles an erfreulichen und unangenehmen Überraschungen bereithalten?

***

Meine nächste Aufgabe bestand darin, die geforderte Kaufsumme zu beschaffen. Da ich keinen Sponsor hatte und keinen Millionär als Vater, bedeutete dies, bei einer Bank einen Kredit zu beantragen. Das war schon damals nicht einfach oder unkompliziert. Vor allem, wenn keine entsprechenden Sicherheiten vorhanden waren. Ich konnte aber nur meine zukünftige Arbeitsleistung in die Waagschale werfen. Mir war ganz flau im Magen, wenn ich an die riesige Summe dachte, die ich ja schließlich im Laufe der nächsten Jahre wieder zurückzahlen musste.

Ein norddeutscher Praxisberater versprach mir, das Problem für mich zu lösen und mit einer Bank zu verhandeln. Er habe da so seine Beziehungen und könne der Bank klarmachen, dass sie kein Risiko eingehe. Dankbar nahm ich das Angebot an.

Schon wenige Tage später rief er mich an und meinte: „Der Kredit ist genehmigt. Es war überhaupt kein Problem. Ich habe die Banker davon überzeugen können, dass die Rückzahlung des Kredits gesichert ist. Die Filiale der Bank in Baden-Baden wird alles Weitere in die Wege leiten."

Natürlich war ich heilfroh, nicht wissend, was in den nächsten Wochen noch auf mich zukommen würde. Zunächst mal wiegte ich mich jedoch in Sicherheit. Die wichtigsten Dinge waren somit geklärt. Alles Weitere war Routine. Umgezogen war ich in den vergangenen Jahren schließlich oft genug. Arbeits- und Mietvertrag des Hauses kündigen, den Umzug organisieren, die alte Wohnung renovieren, von Freunden verabschieden, Kleinigkeiten in Kisten verpacken und so weiter. Wobei der Haushalt leider von Mal zu Mal umfangreicher geworden war. Ich konnte mich zur damaligen Zeit einfach zu schwer von Dingen trennen, obwohl ich im Grunde meines Herzens genau wusste, dass ich die Sachen nie mehr brauchen würde. Aber nach vielen arbeitsreichen Tagen war es dann doch vollbracht. Jeder Gegenstand, bis auf die schweren Möbel, hatte Platz in einem der zahlreichen Kartons gefunden.

Vier Wochen vor dem Übergabetermin brach ich in den Süden der Republik auf. Den Daimler vollgeladen bis unters Dach und im Schlepptau einen Trailer, auf dem mein altes, geliebtes Holzboot festgezurrt war. Was meinem Diesel auch nicht gerade Beine machte.

Zehn anstrengende Stunden später rollte ich auf die mit s-förmigen Steinen gepflasterte Hofeinfahrt des Hauses, das ich einige Wochen zuvor angemietet hatte. Ich mochte das in einem Vorort gelegene Einfamilienhaus nie und nannte es von Anfang an „Starenkasten". Weil es so aussah. Aber ich hatte auf die Schnelle nichts Schöneres gefunden.

Meine Abneigung gegen das „Vogelhaus" übertrug sich sogar auf meine dreijährige getigerte Katze Lilly. Sie wurde bereits kurz nach dem Einzug unsauber, indem sie genüsslich aufs Wohnzimmersofa pinkelte. Das änderte sich erst wieder, als ich ein Jahr später in ein neues Domizil umzog.

***

Die letzten Wochen vor Übernahme der Praxis waren ausgefüllt mit ausgiebigen Erkundungen einer mir völlig fremden und unbekannten Umgebung. Beinahe jeden Tag machte ich ausgedehnte Touren durch den Schwarzwald und durch das Städtchen, in dem ich von nun an leben und arbeiten wollte.

Bei einem dieser Rundgänge stand ich eines Tages vor dem Praxisschild eines Augenarztes. Der Name des Arztes kam mir irgendwie bekannt vor. Er trug den Geburtsnamen meiner Mutter. Ein seltsamer Zufall? Oh nein. Ganz und gar nicht. Wie sich sehr schnell herausstellte, handelte es sich bei dem Kollegen um einen Vetter zweiten Grades. Ich kannte ihn gut aus meinen Kinder- und Jugendjahren, hatte ihn aber später aus den Augen verloren.

Hocherfreut machte ich umgehend einen Antrittsbesuch. Die Freude des Wiedersehens war auf beiden Seiten groß. Natürlich hatten wir uns viel zu erzählen. Und ich hatte ab sofort einen guten Freund vor Ort, der mir so manches über das kleine Städtchen erzählte, was ich wohl sonst nicht so schnell erfahren hätte. Gleichzeitig stellte er mich vielen neuen Menschen vor und machte mich mit ihnen bekannt. Das war wirklich ein Glücksfall und erleichterte mir das Einleben ungemein.

Die freie Zeit vor dem Beginn der Praxis nutzte ich ferner, um mich bei möglichst vielen niedergelassenen Kollegen und Physiotherapeuten des Landkreises vorzustellen. Ich rief in jeder Praxis an und bat um einen Termin für einen Besuch. Die Reaktion der meisten Kollegen war positiv. Aber, für mich bis heute unverständlich, gab es auch einige Ärzte, die mir klipp und klar erklärten, dass sie an einem Besuch von mir nicht interessiert seien und ihn nicht wünschten. Welch seltsame Einstellung gegenüber einem neuen Kollegen.

Im Laufe der Jahre stellte ich dann fest, dass es sich dabei um Kollegen gehandelt hatte, mit denen auch ansonsten keine gute Zusammenarbeit möglich war. Es gibt eben überall auf der Welt merkwürdige Gesellen. Die überwiegende Zahl der besuchten Kollegen und Kolleginnen freute sich aber über meinen Besuch und empfing mich ohne Vorurteile, sodass sich oft nette Gespräche entwickelten.

Diese Art des Kennenlernens ist übrigens, zumindest im Bereich der Ärzteschaft, völlig aus der Mode gekommen. Heutzutage stellt sich kein neuer Kollege mehr bei den Alteingesessenen vor. Eigentlich schade. Bei einem kurzen Gespräch kann man sich aus meiner Sicht doch ganz gut kennenlernen und bei späteren Telefonaten hat man ein Gesicht vor Augen. Aber die Zeiten ändern sich nun mal. Wahrscheinlich unwiederbringlich.

***

Und dann kam der Tag, an dem ich eine böse Überraschung erleben sollte. Ich hatte die örtliche Filiale der Bank aufgesucht, die mir in Norddeutschland den Kredit zugesagt hatte, um mich bei den Bankern vorzustellen. Bei dieser Gelegenheit stellte sich heraus, dass die Mitarbeiter vor Ort völlig ahnungslos waren und von meinem Kreditantrag absolut nichts wussten. Sie hatten absolut keine Ahnung. Ich war am Boden zerstört. In zehn Tagen war die Überweisung der Kaufsumme fällig und ich stand völlig mittellos dar.

Wie sich später herausstellte, hatte die Filiale im Norden kalte Füße bekommen. Die Bank hatte die Risiken des Kredits nicht einschätzen können, da sie sich mit den Gegebenheiten vor Ort nicht auskannte und deshalb mein Kreditgesuch einfach unter den Tisch fallen lassen. Sehr seltsames Gebaren. Immerhin handelte es sich um eine deutschlandweit vertretene Großbank. Ich war einem Nervenzusammenbruch nahe.

Unerwartete Hilfe bekam ich am nächsten Tag in Gestalt eines Steuerberaters und eines Versicherungsmaklers. Ich hatte die Namen der beiden in Norddeutschland von einem Freund bekommen und sie hilfesuchend angerufen. Beide Personen erwiesen sich als absoluter Geheimtipp. Sie setzten sich sofort mit allen Mitteln für mich ein und erreichten, dass ich den gewünschten Kredit kurzfristig genehmigt bekam, sodass ich den Kaufpreis für die neue Praxis gerade noch rechtzeitig überweisen konnte. Ich bin diesen beiden Personen bis heute sehr dankbar für ihre damalige, spontane Hilfe.

Dass verschiedene Institutionen es einem Neuling auf dem Weg in die Selbstständigkeit nicht gerade leicht machen, sollte ich in der Zukunft noch häufiger erfahren.

**

Dann endlich war der Tag der Praxisübergabe gekommen. An einem warmen Samstag im Spätsommer traf ich mich mit meinem Vorgänger in der Praxis. Vorgesehen waren die Schlüsselübergabe und eine letzte Einweisung. Außerdem gedachte er, mich seinen sechs Mitarbeiterinnen vorzustellen, was bislang noch nicht geschehen war. Der Kollege hatte es bis zu diesem Zeitpunkt nicht gewünscht. Ich fand es zwar etwas befremdlich, hatte mir aber nichts dabei gedacht. Die Damen unterschiedlichen Alters machten auf den mir gezeigten Fotos alle einen freundlichen, aufgeschlossenen Eindruck und ich konnte mir beim besten Willen nicht vorstellen, warum er sie mir bis zum Schluss vorenthielt.

Mir ging ein Licht auf, als ich in der gemeinsamen Runde feststellte, dass die Helferinnen keinen blassen Dunst von den

Aktivitäten ihres Doktors hatten. Sie ahnten nicht im Geringsten, dass ihr bisheriger Arbeitgeber die Praxis an mich verkauft hatte und sie ab Montagmorgen einen neuen Chef haben würden. Die Motivation für dieses Verhalten meines Vorgängers ist mir bis heute ein Rätsel.

Die allgemeine Vorstellungsrunde verlief jedoch sehr harmonisch und in entspannter Atmosphäre. Die Mädels waren ausgesprochen leutselig und sehr aufgeschlossen. Es war richtig nett und ich freute mich auf den Beginn der Zusammenarbeit mit ihnen. Außerdem wurde ich den Eindruck nicht los, dass die Helferinnen keineswegs traurig oder geschockt waren, einen neuen Chef zu bekommen, sondern sich im Gegenteil eher darüber freuten.

Nach Abschluss aller Formalitäten wurde ich von meinem Praxisvorgänger noch in die benachbarte Apotheke gelotst, wo er mich dem Apotheker vorstellte, mit dem er über viele Jahre bestens zusammengearbeitet hatte. Im Hinterzimmer der Apotheke empfing mich eine fröhliche Runde von Kollegen, die schon recht beschwipst waren und sich, wie ich erfuhr, hier regelmäßig jeden Samstagmittag zum Umtrunk bei dem sehr spendablen Apotheker einfanden. Na, das konnte ja lustig werden.

Selbstverständlich wurde ich in der angeheiterten Runde herumgereicht und gründlich ausgefragt. Und ich meinerseits erhielt bereits an diesem Tag einen interessanten Einblick in viele Interna aus dem Städtchen.

Ziemlich abgefüllt mit ausgezeichnetem Weißwein machte ich mich einige Stunden später zu Fuß auf den Heimweg. Zufrieden legte ich wenig später mein müdes Haupt aufs Kissen, ließ den vergangenen Tag nochmals Revue passieren und genoss die Vorfreude auf den Montagmorgen.

PRAXISSTART

Schon lange vor Beginn der Sprechstunde saß ich am Montagmorgen an meinem neuen Arbeitsplatz. Ich war aufgeregt, hatte die Nacht wenig geschlafen und hoffte, dass alles klappen würde. Zwar hatte ich schon früher Praxisvertretungen gemacht, aber jetzt befand ich mich in einer neuen, mir völlig unbekannten Situation. Nur auf mich allein gestellt konnte ich bei Problemen niemanden fragen, musste alle anstehenden Entscheidungen selbst treffen.

Am Sonntag hatte ich bereits meine persönlichen Habseligkeiten in der Praxis verteilt, einige Möbel umgeräumt oder anders platziert und schon mal probeweise auf dem Chefsessel Platz genommen. Mich beschlich ein merkwürdiges Gefühl. Auf diesem Sessel würde ich voraussichtlich viele Stunden in den kommenden Jahren verbringen. Weitere Änderungen konnte ich zunächst nicht durchführen, denn mein Praxisvorgänger hatte noch bis Freitagabend gearbeitet, bevor er seine persönlichen Gegenstände ausräumte.

Punkt acht Uhr klingelte es. Erfreulicherweise war es nicht der Mann von den Stadtwerken zum Stromablesen, sondern wirklich der erste Patient. Mit den Helferinnen hatte ich besprochen, dass sie den Praxisablauf zunächst mal wie gewohnt handhaben sollten. Ich wollte erst nach und nach meinen eigenen Rhythmus finden und zu Beginn nicht zu viel Unruhe in die Praxis bringen.

Wenig später saß der ältere Mann bei mir im Sprechzimmer. Er schaute mich irritiert an nach dem Motto: „Was wollen Sie denn hier im Zimmer?"

„Ist der Doktor nicht da? Sind Sie sein Vertreter?", fragte er leicht misstrauisch.

„Nein", antwortete ich. „Herr Dr. K. ist gar nicht mehr da. Er hat die Praxis an mich verkauft und ich bin Ihr neuer Doktor."

Anschließend stellte ich mich vor und erklärte ihm in aller Ausführlichkeit, dass er in Zukunft mit mir vorliebnehmen müsse.

Erstaunt meinte er: „Ich bin doch schon seit so vielen Jahren Patient in dieser Praxis. Warum hat der Herr Doktor mir nichts davon erzählt, dass er aufhört?"

Diesen Dialog führte ich nicht nur an diesem Tag unzählige Male, sondern in den folgenden Wochen mit fast jedem Patienten. Obwohl mich keine Schuld traf, war ich doch peinlich berührt von dem Verhalten meines Vorgängers. Gerade die Patienten, die seit vielen Jahren in die Praxis gekommen waren, empfanden es als Vertrauensbruch, dass Dr. K. ihnen nichts von seinem Weggehen mitgeteilt hatte. Und ich gab ihnen im Stillen recht.

Aber mal abgesehen von diesem unerfreulichen Dialog wurde ich von den Patienten durchweg freundlich aufgenommen. Viele wünschten mir alles Gute für die Zukunft und gaben mir den einen oder anderen Tipp.

Zu keiner Zeit hatte ich das Gefühl, als Norddeutscher nicht willkommen zu sein. Verstand ich den Dialekt mal nicht, wurde der Satz meistens in mehr oder weniger gutem Hochdeutsch von den Patienten wiederholt. Das hat mich immer köstlich amüsiert.

Auch viele Jahre später erging es mir noch so. Wenn ich auf die Frage eines Freundes nicht sofort antwortete, wurde sie häufig in Hochdeutsch wiederholt, da mein Gegenüber meinte, ich hätte ihn nicht verstanden. Was jedoch nicht zutraf. Denn ich habe im Laufe der Jahre gelernt, Schwäbisch sehr gut zu verstehen. Nur mit dem Sprechen hapert es bis zum heutigen Tag.

***

Beim Durchchecken des erworbenen Praxisinventars stellte ich erstaunt fest, dass ich zwar nur ein Diktiergerät, aber zehn dazugehörige Mikrofone von meinem Praxisvorgänger übernommen hatte.

Was sollte das denn? Wozu zehn Mikrofone für ein Gerät? Das irritierte mich nun wirklich und ich machte mich zunächst mal auf die Suche nach den neun fehlenden Diktiergeräten. Bei meinen Nachforschungen förderte ich zwar allerhand unbekannte Dinge ans Tageslicht, doch Diktiergeräte waren keine dabei. Ich schaute in jede Schublade, hinter und auf jeden Schrank. Doch so sehr ich auch suchte, es fand sich kein weiteres Gerät, zu dem die Mikrofone auch nur annähernd gepasst hätten. Schließlich erkundete ich mich bei den Arzthelferinnen, die schon bei meinem Vorgänger gearbeitet hatten, ob sie eine Erklärung für das Überangebot an Mikrofonen hätten.

„Oh ja", schmunzelten die Damen. „Der Grund dafür ist ganz einfach. Von den zehn Mikrofonen waren häufig neun kaputt und zur Reparatur."

„Ach du liebe Güte!", entgegnete ich erschrocken. „Sind die Dinger denn so anfällig?"

„Nein, eigentlich nicht", kicherten die Mädels. „Aber Ihr Vorgänger hat mit den Mikrofonen häufig nach uns geworfen, wenn er einen Wutanfall hatte", wurde ich aufgeklärt. „Und anschließend war das zweckentfremdete Mikrofon in der Regel defekt."

Na, da hatten ja nette Zustände geherrscht. In diesem Zusammenhang fiel mir wieder das Steckenbleiben im Fahrstuhl während der emotionalen Übergabeverhandlung ein. Bei dieser Gelegenheit hatte ich nämlich deutliche Zeichen des Jähzorns bei meinem Praxisvorgänger bemerkt. Ich fragte meine Damen augenzwinkernd, ob sie es wünschten, dass diese Tradition des Mikrofonwerfens von mir fortgesetzt würde.

Sie waren sich überraschend schnell einig und antworteten: „Wir können gut und gerne darauf verzichten. Es war nie wirklich erfreulich für uns. Auch wenn wir keine ernsthaften Verletzungen davongetragen haben."

Übereinstimmend beschlossen wir daraufhin, dass in Zukunft keine Wurfgeschosse mehr durch die Praxis fliegen würden. Die Erleichterung war ihnen allen ins Gesicht geschrieben.

***

Wenn eine Praxis von einem neuen Arzt übernommen wird, wie in meinem Fall, gibt es bezüglich des Honorars eine gesetzliche Regelung, die dafür sorgen soll, dass der Praxisnachfolger nicht gleich zu Anfang in finanzielle Not gerät. Dazu sollte man wissen, dass ein niedergelassener Arzt seine erbrachten Leistungen erst mehr als ein viertel Jahr später von der Kassenärztlichen Vereinigung (KV) honoriert bekommt.

Für einen Neuanfänger würde dies bedeuten, dass er die ersten drei bis vier Monate sämtliche Kosten wie Gehälter, Miete, Lebensunterhalt, Versicherungen und so weiter vorfinanzieren müsste. Dieses finanzielle Polster hat aber bis auf wenige Ausnahmen kein junger Arzt.

Deshalb gibt es die offizielle Regelung, dass ein neuer Kollege am Ende jeden Monats eine sogenannte „Abschlagszahlung" bekommt, die dann mit der Endabrechnung nach drei Monaten verrechnet wird.

Ich ging also davon aus, jeweils am Ende des ersten, zweiten und dritten Monats Geld von der KV überwiesen zu bekommen, um meine wichtigsten Unkosten decken zu können.

Nach sechs Wochen war mein Konto jedoch noch genauso leer wie zu Beginn der Praxis. Und mein Überziehungskredit bei der Bank war nahezu ausgeschöpft. Denn ich hatte noch das eine und andere anschaffen müssen, was nicht vorherzusehen war oder ich als Greenhorn im Vorfeld nicht bedacht hatte.

Unerfahren im Umgang mit der KV rief ich dort an, um mich zu erkundigen, wann mit der Überweisung der Abschlagszahlung zu rechnen sei. Nach mehreren vergeblichen Anläufen bekam ich zu guter Letzt den zuständigen Sachbearbeiter ans Telefon.

Selbiger erklärte mir seelenruhig: „Wir sind noch dabei, Ihren Vorgang zu bearbeiten. Sobald wir damit fertig sind, hören Sie von uns."

Mit diesen knappen Worten war für ihn der Vorgang erledigt. Für mich aber absolut nicht. Wie sollte ich mich als Unerfahrener in Sachen KV jetzt verhalten? Ich hatte keinen Schimmer. Das waren ja tolle Aussichten.

Auf jeden Fall unternahm ich erst mal nichts. Schließlich gedachte ich nicht, mich schon gleich zu Beginn meiner Tätigkeit als niedergelassener Arzt bei der KV unbeliebt zu machen. Zu meinem Leidwesen bekam ich aber in den darauffolgenden vier Wochen keine Nachricht von der KV, geschweige denn, dass mir Geld auf mein gähnend leeres Konto überwiesen wurde. Nach zwei Monaten Praxistätigkeit war mein Überziehungskredit dann restlos ausgeschöpft und ich musste meinen persönlichen Lebensunterhalt notgedrungen mit früher erspartem Geld bestreiten.

Ein erneuter Anruf bei der KV brachte auch keine Aufklärung. Ganz im Gegenteil. Der zuständige Sachbearbeiter reagierte gereizt und meinte pampig: „Innerhalb so kurzer Zeit lässt sich ein dermaßen komplexer Vorgang nicht bearbeiten. Etwas Geduld müssen Sie schon noch haben."

Hatte ich aber nicht. Denn Geduld hatte ich meines Erachtens nach schon mehr als genug bewiesen. Tatsache war, ich verfügte über keinerlei finanzielle Mittel mehr. Mir stand das

Wasser nicht bis zum Hals, sondern mein Kopfhaar war schon durchnässt. Die Luft zum Atmen wurde langsam knapp.

Auf Anraten meines Steuerberaters rief ich in meiner Not den Chef der KV an, damals ein Radiologe, der Chefarzt an einer Klinik war. Als ich ihn nach mehreren Versuchen am Telefon hatte und ihm mein Anliegen schilderte, wurde ich sofort nach allen Regeln der Kunst von ihm zur Schnecke gemacht. Er behandelte mich am Telefon wie einen kleinen, dummen Schuljungen. Auch mein Einwand, dass ich quasi pleite sei, interessierte ihn nicht im Geringsten.

„Wie kommen Sie überhaupt dazu, mich mit so einer Banalität zu belästigen?", meinte er unwirsch. Und beendet wurde das kurze Telefonat von ihm mit den Worten: „Leisten Sie erst mal was. Dann bekommen Sie auch Ihr Geld überwiesen."

Es war unfassbar. Ich traute meinen Ohren nicht. Diese unfreundliche, rüde Person, die ich soeben am Telefon erlebt hatte, sollte mein Standesvertreter sein? Dessen Gehalt auch noch von meinen Beiträgen an die KV finanziert wurde?

Am Ende des Telefonats war es mit meiner Geduld endgültig vorbei. Ich kochte innerlich und äußerlich und beschloss, mich nicht länger von der KV hinhalten und drangsalieren zu lassen. Schließlich kannte ich inzwischen meine Rechte.

Wie konnte der Chef einer KV dermaßen selbstherrlich, unverschämt und arrogant sein? Keine 24 Stunden später konsultierte ich einen Fachjuristen, der sich noch am selben Tag mit dem Chef der KV in Verbindung setzte und ihm unmissverständlich mit Rechtsmitteln drohte. Und siehe da, plötzlich ging es. Vier Tage später hatte ich zumindest so viel Geld auf meinem Konto, dass ich wieder liquide war und meine Mitarbeiter und die Miete bezahlen konnte.

Dieses Ereignis ist ein typisches Beispiel dafür, wie schwer man es jungen Kollegen auf ihrem Weg in die Selbstständigkeit macht. Und ich sollte in Zukunft noch mehr merkwürdige

Dinge erleben, die nichts Anderes bewirken sollten, als mein Selbstvertrauen zu erschüttern.

***

Meine erste vollständige Abrechnung bekam ich, sage und schreibe, erst viereinhalb Monate nach Beginn meiner Praxistätigkeit. Quasi als Geschenk war der Abrechnung ein Schreiben beigefügt, in dem mir erläutert wurde, warum nicht das gesamte, mir zustehende Honorar überwiesen worden war.

Folgendes war dort zu lesen: „Die Schrift auf den Abrechnungsunterlagen ist dieselbe wie bei Ihrem Vorgänger. Also gehen wir davon aus, dass sich am Abrechnungsverhalten gegenüber ihrem Vorgänger nichts verändert hat. Da es bei Herrn K. Unregelmäßigkeiten bei der Abrechnung gab, sehen wir uns leider gezwungen, einen Betrag von 25.000 DM einzubehalten. Gegen diesen Beschluss können Sie binnen vier Wochen Rechtsmittel einlegen."

Ich las den Brief wieder und wieder. Und es dauerte eine geraume Weile, bis ich den Inhalt begriffen und verinnerlicht hatte. Was für eine Unterstellung. Natürlich war die Schrift auf den Abrechnungsunterlagen dieselbe wie bei meinem Vorgänger. Schließlich hatte ich das gesamte Personal ja übernommen. Aber deshalb auf Unregelmäßigkeiten meinerseits zu schließen, schlug dem Fass den Boden aus.

Umgehend legte ich Widerspruch gegen den Bescheid der KV ein. Die Reaktion der KV bestand in der Einladung zu einem persönlichen Gesprächstermin. Natürlich in ihren Räumlichkeiten.

Wunderbar. Ich stellte mir in Gedanken vor, wie die Damen und Herren des Beschwerdeausschusses mich gemeinsam abkochen würden. Darauf hatte ich nicht wirklich Lust. Allein wollte ich keinesfalls die Höhle des Löwen betreten. So leicht wollte ich es den Funktionären nicht machen!

Drei Wochen später betrat ich zusammen mit einem gewieften Fachanwalt für Medizinrecht absichtlich einige Minuten zu spät den Raum, in dem die Herren Funktionäre schon auf mich warteten. Wie gesagt, nur auf mich. Nicht auf mehrere Personen.

„Ja, warum kommen Sie denn nicht allein?", meinte der Vorsitzende denn auch prompt höchst irritiert, nachdem sich mein Begleiter vorgestellt hatte. „Wir wollen doch nur ein Gespräch mit Ihnen führen. Dazu benötigen Sie doch keinen Juristen."

Das sah ich allerdings völlig anders. Und mein sich amüsierender Rechtsbeistand ebenso. In den darauffolgenden sechzig Minuten erklärte mein Anwalt den uns gegenübersitzenden Herren mit aller Deutlichkeit, dass sie rechtswidrig gehandelt hätten und dass sie mit einer Klage rechnen müssten, falls die einbehaltene Geldsumme von 25.000 DM nicht innerhalb von fünf Tagen auf meinem Konto sei.

Die Funktionäre sackten im Verlauf des Gespräches immer mehr in sich zusammen. Am Ende verließen wir den Raum mit der Zusage, dass der Regress ohne Einschränkungen zurückgenommen und das restliche Geld umgehend überwiesen werden würde. Ich muss gestehen, dass ich mir ein unverschämtes Grinsen bei der Verabschiedung nur schwer verkneifen konnte. Aber in erster Linie war ich natürlich erleichtert. Wie gut, dass ich nicht allein zu dieser Veranstaltung gegangen war. Sie hätte mit Sicherheit einen ganz anderen Verlauf genommen.

AUFHEITERUNGEN IM PRAXISALLTAG

Zu vielen Patienten, die wegen chronischer Erkrankungen regelmäßig zur Behandlung kommen, baut sich im Laufe von Monaten und Jahren ein tiefes Vertrauensverhältnis auf. Selbst introvertierte Patienten tauen mit der Zeit auf und es entwickeln sich oft nette Dialoge.

Ein über neunzig Jahre alter Patient, welcher wöchentlich kam, um sich seine Kniespritze geben zu lassen, war so ein Fall. Der geistig absolut fitte Rentner war in der Anfangszeit sehr reserviert und zurückhaltend. Nach und nach taute er auf und erzählte mir jede Woche einen neuen Witz. Mal lauter und mal leiser. Je nachdem, ob meine Sprechstundenhilfe ihn auch hören sollte. Denn nicht immer waren die Witze für weibliche Ohren geeignet.

Bei einer dieser wöchentlichen Sitzungen meinte der rüstige alte Mann mit seiner für sein Alter klaren Stimme: „Herr Doktor, ich habe heute so dicke Beine."

Ich schaute mir seine Beine an und sie waren in der Tat etwas geschwollen.

„Sie haben Wasser in den Beinen", antwortete ich ihm nach einer kurzen Untersuchung.

Darauf er prompt: „Doktor, das kann nicht sein. Ich trinke nur Wein."

Ja, was sollte ich darauf noch sagen? Ich weiß aber bis heute nicht, ob er das im Spaß meinte oder ob es ihm ernst war.

Der umtriebige Rentner liebte aber nicht nur den Wein. Ein besonderes Faible hatte er zweifelsohne auch für das weibliche Geschlecht. Nachdem seine langjährige Partnerin verstorben war, tat er sich ziemlich schwer, wieder eine passende Lebensgefährtin zu finden. In den vergangenen Jahren wechselte er deshalb die Freundinnen häufiger als andere ihre Unterwäsche. Wobei mir nie ganz klar war, welche Wünsche und Erwartungen er an seine Partnerinnen hatte. Das konnte ich bei meinen Gesprächen mit ihm leider nie so richtig in Erfahrung bringen. Wenn ich vorsichtig nachfragte, druckste er stets herum und rückte nicht so richtig damit heraus, was er von den älteren Frauen eigentlich erwartete. Offensichtlich hatte er aber ziemlichen Stress mit dem anderen Geschlecht. Denn häufig berichtete er ganz aufgebracht von Vorfällen, die ihm gar nicht behagt hatten. Dabei konnte er sich richtig in Rage reden.

Mal hatte er das Gefühl, dass die Damen ihm nur ans Portemonnaie wollten. Ein anderes Mal hatten die Auserwählten den Wunsch geäußert, in seine Wohnung einziehen zu wollen. Das war jedoch überhaupt nicht nach seinem Geschmack. Seine Selbstständigkeit wollte er nämlich keinesfalls aufgeben. Doch seine ganze Vorsicht nützte ihm nichts. Voller Zorn berichtete er mir eines Tages, dass seine Freundin mitsamt einem Teil seiner Einrichtung durchgebrannt sei.

„Stellen Sie sich vor. Ich war nur einige Stunden fort. Ahnungslos komme ich nach Hause und was muss ich feststellen? Die Hälfte meiner Möbel fehlt. Und natürlich die besten Stücke. Ich habe ja gleich geahnt, dass diese Frau nichts Gutes im Schilde führt."

Innerlich schmunzelnd sprach ich ihm mein tiefes Mitgefühl aus. Seither schien er kuriert von der Damenwelt. Zumindest stöhnte er nie wieder über unerwünschte Erlebnisse mit dem anderen Geschlecht.

Die letzten Jahre verbrachte er in einem Haus für betreutes Wohnen und war etwas weniger umtriebig. Mit sich im Reinen saß er jede Woche lächelnd vor mir und erzählte jedes Mal, wie sehr er sich auf den Termin gefreut habe.

„Meinem Knie ging es die ganze Woche gut. Aber jetzt benötigt es wieder Futter. Ich spüre das ganz genau", bekam ich regelmäßig zu hören.

So ging es Woche für Woche. Meine Versuche, den zeitlichen Abstand der Kniespritzen zu vergrößern, scheiterten stets am heftigen Widerstand des Mannes. Die Besuche bei mir waren wohl fester Bestandteil seines Lebens geworden. Und ich brachte es nicht übers Herz, ihm wehzutun.

Gerade im Winter bot er dabei ein Bild für die Götter. Eingehüllt in eine flauschige, weiße, halblange Eisbärenjacke, die frappierende Ähnlichkeit mit meinem Bettvorleger hatte, betrat er wöchentlich die Praxis und brachte mich, das Praxispersonal und andere Patienten jedes Mal aufs Neue zum Schmunzeln. Nur gut, dass seine zahlreichen Damen ihm wenigstens die geliebte Jacke ließen. Denn die Hosen dürften sie ihm wohl häufiger ausgezogen haben.

***

Der junge Mann saß vor mir und klapperte mit den Zähnen, dass mir angst und bange wurde und ich um sein Gebiss fürchtete. Dabei hatte ich doch noch gar nicht Hand an ihn gelegt. Was war bloß los mit ihm?

In einer orthopädischen Praxis lässt es sich nicht vermeiden, dass ein Medikament auch mal gespritzt werden muss. Das ist bei vielen Patienten nicht gerade beliebt, aber manchmal, wenn die anderen Behandlungsmöglichkeiten ausgeschöpft sind, ist es unvermeidlich.

Es gibt aber auch Patienten, die regelrecht scharf darauf sind, gespritzt zu werden. Besonders beliebt sind Quaddelungen im Bereich der Wirbelsäule. Dabei wird ein Medikament unter die Haut gespritzt, um Verspannungen zu lösen. Viele Patienten verspüren anschließend eine deutliche Erleichterung. Und das ist der Grund dafür, dass sie freiwillig kommen, um sich eine Spritze abzuholen. Sie kommen, obwohl sie meistens Angst vor den Spritzen haben. Einfach deshalb, weil es ihnen anschließend bessergeht. Wie ich in den Jahren festgestellt habe, gibt es recht unterschiedliche Methoden, mit denen ein Patient versucht, seine Angst zu bekämpfen.

Der Patient, der jetzt zähneklappernd vor mir saß, sodass ich wirklich Angst um sein Gebiss hatte, war zu mir gekommen, weil er Nackenverspannungen hatte. Ich schlug vor, ihm in die verspannte Muskulatur zu spritzen, und er stimmte zu.

Das unwillkürliche Zähneklappern war seine Methode der Angstbewältigung. Trotz seiner Angst kam er viele Jahre zum Spritzen, wenn es ihm nicht gutging. Und ich gewöhnte mich ans Klappern. Und sein Gebiss hatte es auch überstanden.

***

Wesentlich „gebissfreundlicher" war die Variante eines kräftigen, türkischen Mitbürgers. Bei jeder Behandlung seiner Kalkschulter mit der Stoßwelle stopfte er sich vier Blatt Küchenrolle in den Mund und biss während der schmerzhaften Therapie kräftig aufs Papier. Ohne zu zucken, ließ er, auf diese Weise gerüstet, die Behandlung über sich ergehen. Es gibt noch viele andere Varianten der Angstbewältigung.

Manche Patienten möchten, dass ihnen das Händchen von der Arzthelferin gehalten wird. Wieder andere halten sich die Ohren oder Augen zu. Nach dem Motto: „Nichts hören, nichts sehen."

Auch der kurzfristige Gang zur Toilette ist recht beliebt. Das sorgt ab und zu für Ratlosigkeit. Denn die Helferin, die den Patienten zur Behandlung aus dem Wartezimmer holen möchte, trifft den Gesuchten dort nicht an.

Die meisten meiner Patienten wissen aber, dass sie keine Angst haben müssen, und fügen sich ihrem Schicksal ohne besondere Vorkehrungen. Denn auch in der Orthopädie kann man vorsichtig und weniger vorsichtig, geschickt oder ungeschickt zu Werke gehen.

***

Mit Müttern oder Vätern, die im Sprechzimmer eines oder auch mehrere ihrer Kinder dabeihaben, kann man nette Dinge erleben. Um Muskeln und überhaupt alle Weichteile zu untersuchen, wird heute in fast jeder modernen Praxis ein Ultraschallgerät verwendet. Die Ultraschalluntersuchung ist im Gegensatz zum Röntgen völlig strahlungsfrei, sodass sie auch bei Schwangeren ohne Risiko angewendet werden kann. In der Frauenheilkunde kommt sie zur Überprüfung des Fötus routinemäßig zum Einsatz. Auf den präzisen Bildern lässt sich gut erkennen, ob mit dem zukünftigen Erdenbürger alles in Ordnung ist. Häufig ist auch die Bestimmung des Geschlechts möglich. Das für viele Männer wichtigste Körperteil ist nämlich im Ultraschallbild recht gut sichtbar. Auch wenn es noch so klein ist.

In der Orthopädie kommt die Ultraschalluntersuchung heutzutage viel zur Anwendung, da sie ungefährlich, leicht zu handhaben und zudem sehr aussagekräftig ist.

Eines Tages saß mir eine Frau um die dreißig gegenüber. Sie klagte über seit Tagen bestehende, heftige Schmerzen im rechten Oberschenkel. Da ich bei der Untersuchung der Knie- und Hüftgelenke keinen krankhaften Befund erheben konnte, entschloss ich mich, die Muskulatur des Oberschenkels mittels Ultraschall zu untersuchen.

Dazu lag die Patientin auf dem Rücken. Ich begann mit der Untersuchung, indem ich den Ultraschallkopf langsam über den Oberschenkel der Frau gleiten ließ. Der vierjährige Sohn, der im Untersuchungszimmer anwesend war, stellte sich wissbegierig neben die Untersuchungsliege, um ja nichts zu verpassen.

Interessiert verfolgte er jede meiner Aktivitäten, bevor er seine Mutter plötzlich voller Neugierde fragte: „Mami, bekommst du wieder ein Baby?"

„Oh, nein", antwortete die Mutter verdutzt. „Möchtest du denn noch ein Geschwisterchen?"

„Ja, ja, sehr gerne", erwiderte der aufgeschlossene Bub.

Darauf die schmunzelnde, leicht errötende Mutter: „Na, mal sehen, was sich machen lässt."

Wie sich im anschließenden Gespräch mit der Frau herausstellte, war ihr Junge in den vergangenen Monaten mehrfach dabei gewesen, als sie von der Frauenärztin mittels Ultraschall untersucht wurde. Wie der Vierjährige allerdings die Verbindung zwischen einer Ultraschalluntersuchung und Schwangerschaft herstellte, blieb auch für die Mutter ein Rätsel.

***

Mit Vergnügen erinnere ich mich auch an die erfrischenden Worte eines ebenfalls vierjährigen Jungen, der mit seiner Schweizer Mutter zur Kontrolle seiner Füße kam. Ich setzte den aufgeweckten Knaben auf die Untersuchungsliege, zog ihm zunächst die Schuhe aus und sagte dann beim Ausziehen seiner Strümpfe zu ihm: „So, jetzt machen wir deine Füße nackig!"

Darauf erwiderte der süße Junge mit strahlenden Augen wörtlich: „Meine Füße freuen sich schon darauf, wenn sie Herrn Dr. Seegelken sehen."

Ich war leicht perplex, solch eine Äußerung von einem Kleinkind zu hören. Worte, gesprochen in völliger Offenheit, ohne Hintergedanken und mit einem Lächeln im Gesicht. So etwas erlebt man nur bei Kindern.

***

„Ach, das Kind hat ganz die schlechten Füße meines Mannes vererbt bekommen."

Solche oder ähnliche Sätze bekam ich regelmäßig von Müttern zu hören, wenn ich bei der Untersuchung ihres Sohnes oder ihrer Tochter ein Problem feststellte. Fand sich bei dem Kind zum Beispiel ein Knick-Senkfuß, kam der obige Kommentar der Mutter häufig wie aus der Pistole geschossen. Aber auch an Wirbelsäulenverkrümmungen, schiefen Zehen, Knieschmerzen und anderen Gebrechen, welche ich bei einem Kind feststellte, waren nach Aussagen der anwesenden Mütter stets die Väter schuld. Für Unzulänglichkeiten jeglicher Art hatten stets die Väter herzuhalten. Nie habe ich es erlebt, dass eine Mutter gesagt hat: „Die schlechten Füße oder die krumme Wirbelsäule hat das Kind von mir vererbt bekommen."

Deshalb kam ich schon nach einigen Wochen meiner Praxistätigkeit schwer ins Grübeln. In mir regte sich der Verdacht, dass an dem männlichen Erbgut irgendetwas nicht stimmen kann. Die negativen Eigenschaften der Väter schienen dominant vererbt zu werden. Zu diesem Schluss musste ich wenigstens kommen, wenn ich den Müttern Glauben schenken wollte.

Hatte ich während meines Medizinstudiums irgendetwas nicht richtig mitbekommen? Ist die männliche Spezies generell mit schlechteren Genen ausgestattet? Oder können sich die ausgezeichneten weiblichen Aminosäuren nur nicht gegen die minderwertigen männlichen durchsetzen? Mit dem Y-Chromosom scheint jedenfalls irgendetwas nicht in Ordnung zu sein.

Bei unauffälligen Untersuchungsergebnissen bekam ich dagegen häufig die folgenden Kommentare zu hören: „Ja, das Kind hat meine guten Füße geerbt."

Oder: „Ich habe ja auch eine ausgezeichnete Wirbelsäule. Schön, dass meine Tochter sie geerbt hat."

Oder: „Es ist doch ganz selbstverständlich, dass mein Sohn die guten Eigenschaften von mir vererbt bekommen hat."

Oder: „Ich habe doch auch gute Füße. Warum sollte mein Kind da schlechte haben?"

Von Vätern habe ich diese diversen Aussagen erstaunlicherweise noch kein einziges Mal in all den Jahren gehört. Warum eigentlich nicht? Ist das nicht merkwürdig? Möglicherweise sind die Frauen ja aber auch alle perfekt? Oder die Mütter vererben an die Kinder nur ihre positiven Eigenschaften und die Väter nur ihre schlechten?

Ich glaube, hier tut Aufklärung dringend not. Das Rätsel müsste sich doch lösen lassen? Nach einigen Monaten gewöhnte ich mir an, nicht mehr das Wort „vererbt" in den Mund zu nehmen, wenn ich von den Eltern nach der Ursache des Leidens gefragt wurde. Zukünftig sprach ich nur noch von „Veranlagung". Diese Aussage verhinderte entsprechende Kommentare der Mütter nicht vollständig, ich bekam sie aber deutlich seltener zu hören.

**

Ein verstecktes Schmunzeln löste eines Tages ein Mann um die vierzig bei mir aus. Da er über Kniebeschwerden klagte, bat ich ihn, sich freizumachen. Kaum hatte er sich seiner langen Hose entledigt, stach mir die Vorderseite seiner weißen Unterhose ins Auge, auf der irgendetwas geschrieben stand.

Nun gucke ich meinen Patienten und Patientinnen nur ungern auf ihre Unterwäsche. Ich bin der Meinung, das ist für beide Seiten unangenehm. Zumindest für den Patienten. Aber in diesem Fall muss ich gestehen, dass meine Neugier geweckt war. Möglichst unauffällig ließ ich meinen Blick zu seiner Unterwäsche gleiten und versuchte, die Worte zu entziffern. Was sich als schwieriger erwies, als zunächst angenommen. Schließlich sollte er nichts merken und außerdem schlug die Hose Falten.

Doch endlich gelang es mir, nicht nur einzelne Buchstaben, sondern den ganzen Satz zu entschlüsseln. Etwas ungläubig konnte ich lesen, dass auf diesem sicher nicht für alle Augen bestimmten Kleidungsstück in großen Druckbuchstaben geschrieben stand: „Vorsicht, ich bin der Größte!!!"

An Selbstbewusstsein mangelte es dem Träger offensichtlich nicht. Na, wenn er sich da mal nicht irrte. Zum Zeitpunkt der Betrachtung durch mich sah es zumindest nicht so aus. Aber Hauptsache war ja, dass er selbst daran glaubte.

Der etwa zehnjährige Sohn des Mannes starrte übrigens auch voller Erstaunen auf die Hose seines Vaters. Anscheinend hatte er sie zuvor noch nicht zu Gesicht bekommen. Was mag er wohl gedacht haben?

Das Selbstbewusstsein des weiblichen Geschlechtes erstaunte mich ebenfalls eines Tages. Ich hatte eine junge, wohlbeleibte Dame Mitte zwanzig gebeten, mir etwas vorzulaufen. Da sie dazu ihre lange Hose ausziehen musste, lief sie also, mit Oberteil und Slip bekleidet, durchs Sprechzimmer. Als sie zunächst auf mich zukam, konnte ich mich noch ganz auf das Gangbild konzentrieren, noch nicht ahnend, was mich nach der Wende erwarten würde. Irritiert starrte ich auf das üppige Hinterteil der drallen jungen Frau und konnte lesen: „Scharfer Hase". Das fand ich dann doch reichlich übertrieben. Aus meiner Sicht sah weder der Hase noch das Bekleidungsstück aufregend oder gar scharf aus. Aber die Geschmäcker sind ja bekanntlich unterschiedlich.

Womöglich lag ich mit meinen Gedanken aber auch völlig daneben. Vielleicht sollten die zweideutigen Worte ja nur die Einstellung der Trägerin in Sachen Erotik ausdrücken! Oder war bei der jungen Frau der Wunsch nach Sex der Vater des Gedankens?

***

„Herr Doktor, Mc Stiefel ist wieder da."

Die Ankündigung dieses Patienten durch die Helferin an der Anmeldung löste jahrelang eine gewisse Heiterkeit bei uns aus. Alle waren gespannt, was wir heute Neues zu sehen bekommen würden. Mc Stiefel war natürlich nicht der wirkliche Name des etwas einfach gestrickten Herrn, sondern der nett gemeinte Spitzname.

Er hatte den Namen von uns bekommen, weil er, egal ob es Hochsommer oder tiefster Winter war, stets in Stiefeln zu uns kam. Aber wer jetzt denkt, das ist ja nichts Besonderes, der irrt. Es war etwas Besonderes. Mc Stiefel besaß nämlich keine normalen Wander- oder Springerstiefel. Oh nein. Er trug stets knallbunte Gummistiefel. Und immer ein anderes Modell. Ich habe ihn trotz seiner häufigen Besuche nie zweimal in denselben Stiefeln gesehen.

Eins allerdings hatten alle Modelle gemeinsam: Sie waren durchweg knallbunt. Sie hatten alle nur erdenklichen Farben und waren zum Teil mit allerlei lustigen Motiven verziert: grellgrüne Frösche, Frühlingswiesenblumen, Hunde, Vögel, Mond und Sonne, mal längs, mal quergestreift. Nach dem Motto: „Nichts ist zu bunt und nichts ist unmöglich."

Was die Gummimode angeht, war mein Personal also stets perfekt auf der Höhe der Zeit. Selbstverständlich haben wir uns schon beim ersten Auftritt gefragt: „Woher bezieht er bloß seine ausgefallenen Schuhmodelle?"

Auf sehr charmante Art und Weise erkundigten sich meine Damen bei ihm nach der Einkaufsquelle der ungewöhnlichen Objekte. Doch er lachte dann nur verschmitzt und blieb uns all die Jahre eine Antwort schuldig. Sämtliche Versuche, ihm das kleine Geheimnis zu entlocken, schlugen fehl.

Inzwischen ist es schon so, dass ich beim Bummeln durch die Einkaufsmeile einer Stadt in Schuhgeschäften nach bunten Gummistiefeln Ausschau halte. Und wenn ich ein ausgefallenes Modell entdecke, denke ich so bei mir: „Das wäre doch wirklich ein prachtvoller Schuh für Mc Stiefel."

Übrigens, auf die Idee, mir selbst so ein farbenprächtiges Paar Gummistiefel zu kaufen, bin ich bislang noch nicht gekommen. Und ich hoffe, es kommt auch nie so weit.

***

In 31 Jahren Praxistätigkeit hatte ich den modischen Wandel in der Ober- und Unterbekleidung stets hautnah miterlebt. Ich würde behaupten, ich war immer bestens über die aktuellen Modetrends informiert. Das ist zunächst mal, zumindest was die Oberbekleidung angeht, nichts Besonderes. Jeder, der nicht als Eremit in einer dunklen Höhle haust, kann, wenn er mit offenen Augen durch Städte geht, den ständigen Wandel in der Mode live miterleben.

Anders sieht es da mit der Unterbekleidung aus. Diesbezüglich ist die Ärzteschaft gewissermaßen privilegiert. Da sich in einer Arztpraxis viele der Patienten zumindest teilweise entkleiden, bleiben ihnen neue Entwicklungen nicht lange verborgen. Auch ich habe entsprechende Beobachtungen gemacht.

Die Unterwäsche der Männerwelt war eher konservativ geprägt. Mal waren es kurze oder lange Boxershorts, mal Hipster und mal Slips, die bevorzugt getragen wurden. Selbst die Feinrippvariante war ein Dauerbrenner und wurde von einigen Herren, gerne auch in der Langform, bis heute nicht verschmäht. Für eine gewisse Abwechslung aus dem Einerlei sorgten in den vergangenen Jahren lediglich die bunten Unterhöschen der jungen Männer, die auch schon mal bis zum Knie reichen konnten. Sämtliche Farben waren hier vertreten.

Das machte durchaus Sinn, denn schließlich wurde den Mitmenschen bereits ein erheblicher Teil der Unterwäsche präsentiert, ohne dass der Träger die Jeans ausziehen musste.

Man sah so viel von den bunten Hosen, dass die pubertierenden Mädels in einigen Schulen jeden Tag eine andere Hose zur Unterhose des Tages kürten. Da kann ich nur sagen: „Wenn man es denn braucht."

Zusätzlich schmückten diese Jungenunterhosen noch diverse Sprüche. Mal waren sie lustig, mal einfach dumm und manchmal frivol. Was die Größen der Hosen anging, hatte ich häufig den subjektiven Eindruck, sie wurden nach dem Motto gekauft: „Vielleicht wachse ich ja noch hinein." Vielleicht entstand dieser Eindruck aber auch durch den variablen Inhalt.

Obwohl es seit vielen Jahren synthetische Fasern auch für die Unterwäsche gibt, dominierten immer noch althergebrachte Stoffe. Von Angora bis Merino reichte die Palette, wobei Baumwolle eindeutig die Nase vorne hatte. Mein Fazit: Ein großer Teil der Männer legte nicht besonders viel Wert auf das „Drunter". Auf Funktionalität wurde mehr geachtet. So war der üppige Eingriff im vorderen Teil der Herrenslips immer noch Standard. Persönlich habe ich mich allerdings schon immer gefragt, worin der Nutzen dieser Öffnung besteht. Ich habe sie zumindest noch nie benötigt. Ich empfand diesen Schlitz schon immer als überflüssig und lästig. Schließlich erlaubt er einem gewissen Körperteil Freiheiten, die oft gar nicht erwünscht sind.

Während die männliche Unterwäsche also eher eintönig anzuschauen war, traf das auf die weiblichen Dessous nicht zu. Nicht nur alle Farben und Muster waren vertreten, sondern auch alle Größen. Manche waren recht großzügig geschnitten, andere dagegen so klein, dass ich erst zweimal hinschauen musste, um sie überhaupt zu sehen.

Ob die Miniteile wegen ihres geringen Stoffanteiles wohl preislich besonders günstig sind? Oder ist dieser Hauch von Nichts extrem bequem zu tragen? Oder sollen sie Verführung pur sein? Mangels eigener Erfahrung muss ich die Antworten auf diese Fragen leider schuldig bleiben.

Anders als die Männerwelt bevorzugten die Damen eindeutig edlere und feinere Stoffe. Hauchdünne Materialien, verziert mit Schleifchen, Spitzen, Strass und glitzernden Perlen sollten die Männeraugen vermutlich betören.

Zuweilen standen auch Damen vor mir, deren Anblick mich weniger verzauberte, sondern eher beunruhigte. Ich bin bis zum heutigen Tag der Meinung, dass man zum Tragen eines solchen Kleidungsstückes einen Waffenschein benötigt. Diese Mieder, im Fachjargon der Damenwelt auch „Spitztüten" genannt, jagten mir regelrecht Angst ein. Ich hütete mich davor, ihnen zu nahe zu kommen. Die Verletzungsgefahr war mir einfach zu hoch.

Abgesehen vom äußerlichen Aspekt können diese Mieder meines Erachtens unmöglich bequem sein. Und vom medizinischen Standpunkt auch nicht gesund. Der ständige Druck, den diese festen, unförmigen Teile auf die Haut ausüben, ist für die Durchblutung derselben garantiert nicht förderlich. Aber, wenn man unliebsame Dinge kaschieren möchte, muss „Frau" eben leiden. Der Anblick eines tanga- oder miedertragenden Mannes ist mir bislang glücklicherweise erspart geblieben.

Zwar seltener als bei den Männern, aber hin und wieder trugen auch Damen Höschen oder BHs, denen man ansah, dass sie die letzten fünf Wechsel in der Mode nicht mitgemacht hatten. Und einige BHs waren mit der Trägerin mitgewachsen, was an den verlängerten, angenähten Trägern und Verschlüssen leicht zu erkennen war.

Ich denke mal, dass ich in all den Jahren meiner Tätigkeit so ziemlich alles gesehen habe, was der Markt an Unterwäsche so zu bieten hatte. Überraschen konnte mich so leicht nichts mehr. Aber bis heute gibt es Momente, in denen ich irritiert bin durch das, was ich zu sehen bekomme.

Während dezente Tattoos ausgesprochen nett aussehen können, wenn sie von einem Künstler gestochen wurden, der von seinem Handwerk etwas versteht, fand ich es etwas befremdlich, sich den kompletten Rücken oder Bauch tätowieren zu lassen. Und Beine und Arme manchmal noch dazu. Zumal diese Ganzkörpergemälde in der Regel aus hässlichen Motiven bestanden und von Laien gestochen worden waren. Kriegerische und Gewalt darstellende Bilder fand ich persönlich einfach nur grässlich. Auch hungrig dreinschauende Raubtiere oder feuerspeiende, mir die Zunge herausstreckende Drachen entsprachen nicht gerade meinem Geschmack.

Schmunzelnd betrachtete ich stets die bei jungen Damen zeitweilig so beliebten, großen Tattoos am Übergang vom Rücken zum Po. Ich versuchte mir immer vorzustellen, wie diese im Fachjargon „Arschgeweih" genannten Tätowierungen wohl in einigen Jahren aussehen würden, wenn der bislang noch knackige Hintern andere Dimensionen haben würde und aus ehemals geraden Linien Schlangenpfade entstehen würden.

Bisweilen enthüllten erst Röntgenaufnahmen den einen oder anderen Körperschmuck. Jede Art von Metall ist auf diesen Bildern nämlich besonders gut zu sehen. So manches, für die Allgemeinheit nicht sichtbare, mit Piercing verzierte Körperteil strahlte mir dann, im wahrsten Sinne des Wortes, beim Betrachten der Aufnahmen ins Auge.

MISSVERSTÄNDNISSE

So manches Missverständnis zwischen Arzt und Patient ist nicht unangenehm, ganz im Gegenteil, es lockert den Praxisalltag auf. Manchmal ist eine Schwerhörigkeit die Ursache, manchmal der Dialekt und ebenso oft mangelnde Deutschkenntnisse. Im Rahmen einer neurologischen Untersuchung wollte ich eines Tages bei einer netten älteren, aber eben etwas schwerhörigen Dame überprüfen, ob sie Lähmungen an den Füßen habe.

Ich bat sie: „Bitte wackeln Sie mit den Zehen."

Sie zeigte keinerlei Reaktion an den Füßen. Ich wiederholte meine Bitte, aber wiederum tat sich nichts. Zumindest nicht an den Füßen. Ich glaubte schon an eine Lähmung der Beine, als ich ihr ins Gesicht sah und dann sofort begriff, was die Ursache der scheinbaren Lähmung war. Die liebe Frau klapperte kräftig und unermüdlich mit den Zähnen, statt mit den Zehen zu wackeln.

Sie hatte verstanden: „Bitte klappern Sie mit den Zähnen."

Ich klärte die freundliche Frau nicht auf, sondern bat sie stattdessen, jetzt noch die Füße zu bewegen, was sie auch umgehend tat. Von dem Missverständnis erzählte ich ihr nichts, da ihr ihre Schwerhörigkeit sicher peinlich gewesen wäre. Und das wollte ich ihr nicht antun. Als die Geschichte bei uns die Runde machte, sorgte sie jedoch für ausgiebige Heiterkeit.

***

Nett war auch der Dialog mit einer älteren Frau aus dem Badischen, deren Dialekt eine gewisse Sprachbarriere zwischen ihr und mir darstellte.

Gerade in meinen ersten Jahren als niedergelassener Orthopäde hatte ich des Öfteren erhebliche Probleme, mein Gegenüber zu verstehen. Anfangs hatte ich die Vorstellung, nur

168

den schwäbischen Dialekt erlernen zu müssen. Das stellte sich jedoch schon nach wenigen Tagen als gewaltiger Irrtum heraus. Die Unterschiede in der Aussprache sind von Ort zu Ort dermaßen groß, dass es für einen Norddeutschen leichter ist, Chinesisch zu lernen, als alle schwäbischen oder badischen Dialekte.

Aber zurück zu meiner badischen Bäuerin. Sie klagte über seit Monaten bestehende Schmerzen im Bereich der Brust- und Lendenwirbelsäule. Wenn Patienten mit Rückenproblemen zu mir kommen, frage ich stets nach den Schlafgewohnheiten. Speziell möchte ich wissen, ob sie auf dem Rücken, auf der Seite oder auf dem Bauch schlafen.

Diese Frage ist von Bedeutung, wenn man der Ursache von Rückenschmerzen auf den Grund gehen möchte. Das Schlafen auf dem Bauch ist für die Wirbelsäule nämlich ziemlich ungesund. Die Bandscheiben können sich erwiesenermaßen in der Bauchlage nicht wieder ausreichend mit Wasser füllen, da sie permanent unter Druck stehen. Das sollten sie aber, um elastisch und damit für die Belastungen des kommenden Tages ausreichend gerüstet zu sein. Das Regenerieren der Bandscheiben in der Nacht ist übrigens auch der Grund dafür, dass wir morgens etwas größer sind als am Abend.

Aus diesem Grund stand ich jetzt also vor der weißhaarigen Dame aus dem Badischen und fragte sie nach ihren Schlafgewohnheiten.

„Ich schlafe uf en Buch."

Ziemlich verdutzt fragte ich: „Sie schlafen auf einem Buch? Ja, weshalb das denn. Das muss doch recht unbequem sein."

Was ich mir gerade noch verkniff, war die Frage, ob es die Bibel sei. Das war das Buch, was ich mir im vorliegenden Fall am ehesten vorstellen konnte.

„Nein, weshalb sollte das unbequem sein", antwortete sie forsch. „Ich schlafe schon seit der Kindheit uf en Buch."

Nun wurde ich stutzig. Hatte ich im Religionsunterricht irgendetwas verpasst? Gab es vielleicht eine päpstliche Anordnung, dass man bereits als Kind auf der Bibel zu schlafen hatte? Ich überlegte einen Moment lang und dann dämmerte es mir. Diese Frau schlief nicht auf einem Buch, sondern auf dem Bauch!

Seither sagte ich, in ansonsten reinstem Hochdeutsch, zu den badischen Patienten: „Legen Sie sich doch bitte mal uf den Buch."

Und das klappt immer auf Anhieb. Ich bin ja schließlich lernfähig.

＊

Der Umgang mit den Patienten im Untersuchungszimmer wird von jedem Arzt unterschiedlich gehandhabt. Manche Kollegen widmen während des Gespräches mit dem Patienten ihre Aufmerksamkeit mehr der vor ihnen liegenden Karteikarte oder heutzutage der Tastatur des PCs als der Frau oder dem Mann, die ihnen gegenübersitzen. Ich persönlich finde dieses Verhalten ausgesprochen unhöflich. Und mir sind viele Menschen bekannt, die es als ebenso unangenehm registrieren.

Zur Entschuldigung dieser Kollegen möchte ich jedoch anführen, dass so mancher Arzt aus wirtschaftlichen Gründen zu diesem Vorgehen gezwungen wird. Eine zusätzliche Helferin, die im Hintergrund das Gespräch zwischen Arzt und Patient notiert, ist nämlich eine kostspielige Angelegenheit. Nun gut, ich hatte mir diesen Luxus zu jeder Zeit geleistet.

Bei der Untersuchung eines Patienten konzentriere ich mich ganz und gar auf diesen. Ich selbst schreibe während der Untersuchung nichts in die Karteikarte und ich setze mich auch nicht zwischendurch an den Computer. Stattdessen diktiere ich alle Befunde einer im Raum anwesenden Helferin, die sie sogleich in die Kartei überträgt.

Da die Angestellte bei jedem Patienten wechselt, wird sie von mir des Öfteren im Eifer der Untersuchung mit verkehrtem Namen angesprochen. Mir ist dieser Irrtum, sobald ich ihn bemerke, jedes Mal unangenehm, meine Damen verübeln es mir jedoch nicht. Sie kennen mich inzwischen und tolerieren meine kleinen Unzulänglichkeiten.

Viel peinlicher sind da andere Versprecher meinerseits, die es hin und wieder auch gibt. Allen Helferinnen bis heute unvergessen ist zum Beispiel das folgende Vorkommnis: Ich begutachtete die Füße eines Mannes, der über Schmerzen im Bereich seiner Zehen klagte. Die Untersuchung ergab, dass er aufgrund seiner Spreizfüße starke Verhornungen im Bereich beider Vorfüße hatte. Der Befund hätte lauten sollen: „Vermehrte Vorfußbeschwielung."

Stattdessen diktierte ich mit lauter, deutlich vernehmbarer Stimme: „Vermehrte Vorhautbeschwielung."

Ich selbst bemerkte den Versprecher gar nicht und der Patient Gott sei Dank auch nicht. Aber man stelle sich meine Helferinnen vor, als ich aus dem Sprechzimmer kam. Sie konnten sich vor Lachen kaum noch halten. Und auch ich konnte nicht ernst bleiben, als sie mich über den Grund ihrer noch tagelang anhaltenden Heiterkeit aufklärten.

***

Aber nicht nur ich, sondern auch meine Damen hatten sich im Laufe der Jahre so manchen Fauxpas geleistet. Ein Vorfall, den ich erst gar nicht wahrnahm, aber einige Stunden später erzählt bekam, da meine Mädchen ihn einfach nicht für sich behalten konnten, trug sich folgendermaßen zu: Ich hatte einen jungen, attraktiven Mann, der über Knieschmerzen klagte, untersucht und benötigte zur weiteren Abklärung eine spezielle Röntgenaufnahme des Kniegelenkes. Der Name dieser besonderen Aufnahme lautet: „Frick." Ich bat die anwesende Helferin also, auf den Anweisungszettel für die Röntgenassistentin zu schreiben: „Frick spezial."

Wenig später bekam ich die angeforderte Aufnahme des Patienten, wobei ich mich nur wunderte, dass meine Helferinnen plötzlich so lustig waren. An die verschiedensten Marotten junger Mädels und Frauen gewöhnt, dachte ich mir jedoch nichts dabei.

Aufgelöst wurde der Grund ihrer ausgelassenen Heiterkeit erst später. Eine der Damen konnte einfach nicht anders, als mir in einer ruhigen Minute den Auftragszettel zu zeigen, den ich einige Stunden zuvor einer anderen Helferin diktiert hatte. Und nun kapierte ich endlich, worum mein Umfeld die vergangenen Stunden so viel gekichert hatte. Klar und deutlich standen auf dem zerknitterten Zettel die Worte: „Fick spezial."

Ja, wenn das kein Freud'scher Versprecher war, was dann? Mir blieb nur zu hoffen, dass die Helferin, die diesen Wunsch geäußert hatte, in der folgenden Nacht nicht enttäuscht wurde.

***

Für mich weniger erheiternd war ein Vorfall, der sich eines Morgens in Anwesenheit einer Helferin und einer Patientin ereignete. Ich betrat, noch voller Elan und Tatendrang, das Sprechzimmer, in dem die Patientin und die Arzthelferin schon Platz genommen hatten.

Mit Schwung ließ ich mich auf meinen bequemen Chefsessel sinken, der so viel Belastung am frühen Morgen aber ganz offensichtlich nicht verkraftete. Ohne Vorwarnung krachte mein nicht mehr ganz neuer Stuhl zusammen und ich landete auf dem Rücken wie ein Maikäfer, der von einer Lampe geschüttelt wird. Wahrscheinlich habe ich genauso hilflos mit meinen Beinen die Luft durchpflügt, um irgendwo Halt zu finden.

Etwas benommen rappelte ich mich nach einer Schrecksekunde hoch und schaute in verwirrte Gesichter. Betretenes Schweigen aller Anwesenden. Allerdings nicht lange. Sobald sie merkten, dass ich unversehrt war, wich die Ruhe einem herzhaften, schallenden Lachen der beiden Damen. Was ich ihnen nicht übelnahm. Schließlich muss es wirklich recht komisch ausgesehen haben, mich, hilflos auf dem Boden liegend, mit den Beinen strampelnd zu sehen. Seither unterziehe ich meine Bürostühle übrigens einer regelmäßigen, gründlichen Inspektion.

***

Der erste Biss ins wohlverdiente Käsebrot nach Feierabend wurde durch das schrille Klingeln meines Telefons unterbrochen. Ich hatte es mir gerade zu Hause gemütlich gemacht. Sollte ich überhaupt ans Telefon gehen? Ich zögerte kurz, aber der hartnäckige Anrufer ließ mich dann doch zum Hörer greifen.

„Hier spricht die Polizeiwache. Uns hat gerade ein Patient aus Ihrer Praxis angerufen. Er behauptet, dort eingeschlossen worden zu sein und nicht mehr herauszukönnen."

Der Käsehappen, den ich zuvor in eine Backe verschoben hatte, blieb mir nun wirklich im Halse stecken. Ein großer Schluck aus dem vor mir stehenden Glas mit frischem Pils beseitigte dieses Problem halbwegs. Ein Patient in der Praxis eingeschlossen? Wie war das möglich?

„Danke für den Anruf. Ich kümmere mich darum", antwortete ich dem freundlichen Beamten.

Auf dem Weg in die Praxis überlegte ich, wie das passiert sein konnte. Und, was sollte ich dem Patienten sagen? Er würde bestimmt ungehalten sein. Ich hoffte nur, dass die peinliche Situation nicht eskalieren würde.

In der Praxis angekommen, betrat ich zunächst meine Behandlungsräume im Obergeschoss. Ich durchsuchte sie gründlich, konnte aber niemanden finden. Anschließend ging ich ins Untergeschoss, wo sich die Physikalische Abteilung befand. In sicherer Erwartung eines gewaltigen Donnerwetters öffnete ich die Eingangstür. Tatsächlich saß dort ein 72-jähriger Patient im Wartezimmer und hatte es sich scheinbar gemütlich gemacht. Er wirkte überhaupt nicht gestresst, sondern begrüßte mich freundlich. Was bei mir spontane Erleichterung auslöste.

Nachdem ich mich für das Malheur entschuldigt hatte, meinte der mir seit vielen Jahren bekannte Mann in aller Seelenruhe: „Oh, Herr Doktor, das ist kein Problem gewesen. Ich habe noch lange nicht alle Illustrierten gelesen."

Na, der Knabe war wirklich cool. Seine gelassene Reaktion beeindruckte mich zutiefst. Die überwiegende Anzahl der Patienten wäre sicherlich erzürnt oder zumindest verärgert gewesen. Ich zog in Gedanken meinen Hut vor ihm.

Es stellte sich heraus, dass er nach Beendigung seiner Behandlung auf Toilette gegangen und dort wohl eine etwas längere Sitzung hatte. Als er schließlich herauskam, hatte meine Helferin schon alle Lichter gelöscht und die Praxis abgeschlossen. Sie hatte, wie sie mir am nächsten Tag voll Reue gestand, ein für sie wichtiges Date, sodass sie etwas überstürzt ihren Arbeitsplatz geräumt hatte.

Der ältere Herr hatte nach Verlassen der Toilette schnell realisiert, dass er alleine war. Schließlich empfing ihn völlige Finsternis und Totenstille. Da es in den damaligen Praxisräumen zum Glück noch keinen zentralen Stromschalter gab, war es ihm zumindest möglich, die Räume lichtmäßig wiederzubeleben.

Ich verdrängte den Gedanken daran, was wohl passiert wäre, wenn das Licht in der gesamten Praxis zentral ausgeschaltet worden wäre und der Mann nackt auf dem stillen Örtchen in völlige Finsternis getaucht worden wäre.

Eine vergleichbare Situation hatte ich selbst vor einigen Jahren in einem italienischen Eiscafé am Kölner Heumarkt erlebt. Zu vorgerückter Stunde suchte ich die Herrentoilette auf, die im zweiten Untergeschoss untergebracht war. Gemütlich die Ruhe genießend, erlosch plötzlich das Licht im gesamten Raum. Ich wackelte etwas mit dem Hintern, in der Erwartung, dass ein Bewegungsmelder den Raum wieder in Helligkeit erstrahlen lassen würde. Als sich nichts tat, wirbelte ich meine Arme wild hin und her, vergleichbar mit einem in Seenot geratenen Matrosen, den gerade das rettende Schiff in hundert Metern Entfernung passiert.

Aber immer noch tat sich nichts. Offensichtlich befand ich mich außerhalb der Reichweite des Bewegungsmelders. Mit heruntergelassener Hose hüpfte ich schließlich in meiner Not durch den Toilettenvorraum wie ein Känguru durch das nächtliche, australische Outback. Nur dass ich nicht auf der Suche nach Futter war, sondern lediglich ein simpler Lichtschalter oder Bewegungsmelder das Ziel meiner Begierde darstellte. Und tatsächlich wurde meine unkontrollierte Hüpferei belohnt. Die Lampen erstrahlten plötzlich wieder und ich konnte zufrieden über die wiedergewonnene Helligkeit in meine Kabine zurückkehren und meine Sitzung in aller Ruhe beenden.

Dieses Erlebnis blieb „Coolman" in meiner Praxis aber Gott sei Dank erspart. Ihn führten die nächsten Schritte zur stabilen Eingangstür. Nicht unerwartet fand er sie verschlossen vor. Die anschließende Inspektion der übrigen Räume verdeutlichte ihm kurz darauf, dass es für ihn kein Entrinnen gab. Der einzige Ausgang war fest verschlossen. Da er sich in einem Kellergeschoss befand, existierten nämlich keinerlei Fenster.

Doch er behielt die Ruhe. Statt in Panik zu verfallen, wählte er über das Praxistelefon die Notrufnummer, schilderte dem verblüfften Beamten seine heikle Situation und bat um Hilfe. Die Polizeibeamten behielten erfreulicherweise ebenso die Nerven und brachen nicht die Tür der Praxis auf, sondern verständigten stattdessen mich per Telefon. Der Patient wartete derweil geduldig, bis ich in die Praxis kam. Aufs Übernachten war er aber wohl nicht besonders scharf gewesen, wie er mir später gestand. Obwohl, genug Liegen hätte es gehabt. Und Decken waren auch in ausreichender Anzahl vorhanden.

Das Problem wäre wohl eher das Abendessen gewesen. Denn der Kühlschrank der Physikalischen Abteilung war nur mit Eis und Medikamenten gefüllt. Und ob ihm die geschmeckt hätten, ist doch mehr als fraglich. Sicherlich hätten die frostigen Würfel, garniert mit bitteren Pillen, ihn nicht gesättigt. Und mit knurrendem Magen schläft es sich bekanntermaßen nicht gut. Und schon gar nicht in einer fremden Umgebung.

***

Adrett herausgeputzt saß die 51-jährige Restaurantbesitzerin vor mir und klagte über seit mehreren Monaten bestehende Schmerzen an beiden Hüftgelenken.

„Sogar im Bett habe ich keine Ruhe", meinte sie mit funkelnden Augen und schlug dabei mit beiden Händen auf ihre Oberschenkel.

„Na, die Ursache für die Beschwerden werden sich klären lassen", dachte ich leicht amüsiert.

Die Untersuchung ihrer Hüften ergab eine völlig freie Beweglichkeit derselben ohne Knirschen und war zudem völlig schmerzfrei. Da Beschwerden im Oberschenkel auch durch Abnutzungen an der Wirbelsäule verursacht werden können, untersuchte ich diese als Nächstes. Aber alle Tests waren unauffällig. Die Patientin war gelenkig wie eine 20-Jährige. Sämtliche Untersuchungen ergaben lediglich einen Druckschmerz über beiden äußeren Hüftknochen.

Nach der klinischen Untersuchung hatte ich den Eindruck, dass es sich um eine Sehnenentzündung handelte. Zum Ausschluss einer Arthrose der Hüften ließ ich aber anschließend noch ein Röntgenbild des Beckens anfertigen. 20 Minuten später stand ich mit derselben Frau vor dem Röntgenbildbetrachter, um ihr die Ergebnisse der Untersuchung zu erklären.

„Ihre Hüften sind tadellos", begann ich meine Ausführungen. „Keine Anzeichen einer Abnutzung, die halten noch."

„Oh, das ist ja wunderbar", fiel mir die quirlige Dame ins Wort.

„Ja, die halten noch 50 Jahre", beendete ich meinen Satz. „Was Sie haben, ist eine Reizung der Sehnen an den äußeren Hüftknochen. Wie Sie am Röntgenbild sehen können, haben Sie ein schmales Becken. Dadurch ..."

„Was? Ich habe ein schmales Becken?", wurde ich erneut unterbrochen. „Ich dachte immer, ich hätte einen Arsch wie ein Brauereigaul!", fügte sie noch ganz trocken hinzu.

Irritiertes Schweigen meinerseits. Am liebsten hätte ich natürlich laut gelacht. Aber der seriöse Arzt in mir gewann gerade noch rechtzeitig die Oberhand über meine Gefühle. So wiederholte ich stattdessen in einigermaßen unverfänglichem Ton, dass sie wirklich ein schmales Becken habe. Ehrlicherweise hätte ich noch hinzufügen müssen: „Sie sind nur etwas breit in den Hüften."

Doch bisweilen sollte man nicht nur Arzt, sondern auch Gentleman sein.

TÄUSCHUNGSMANÖVER

„Herr Doktor, ich habe so starke Schmerzen, ich kann kaum stehen!"

In der Tat kam der jüngere Mann schlimmer daher als der Glöckner von Notre Dame. In schleppendem Gang und mit gekrümmtem Rücken betrat er mein Sprechzimmer.

„Ja, was haben Sie denn angestellt?", fragte ich.

„Nichts Besonderes. Als ich heute Morgen aufgewacht bin, hatte ich diese starken Schmerzen."

Ich untersuchte seinen Rücken gründlich und überprüfte das Nervensystem. Und fand absolut nichts Auffälliges. Sämtliche Tests ergaben normale Befunde. Sobald ich den Patienten aber aufforderte, sich aufzurichten und sich gerade hinzustellen, fing er entsetzlich an zu jammern und zu schreien.

„Ich kann mich unmöglich gerade hinstellen. Es tut so wahnsinnig weh."

Und er untermauerte seine Worte wieder mit lautem Geschrei. Ich war froh, relativ schalldichte Wände zu haben. Bei der Untersuchung schmerzte der gesamte Rücken, egal wo ich hindrückte. Plötzlich konnte er auch nicht mehr laufen. Da der Patient das erste Mal in meiner Praxis war, fiel es mir noch schwer, seine Schmerzempfindlichkeit richtig einzuschätzen. Ich gab mir alle Mühe, seine Symptome zu objektivieren, aber umsonst. Nun ja, im Zweifel hat immer der Patient recht. Er bekam eine Spritze für die akuten Schmerzen verabreicht und ich verordnete ihm Wärme- und Elektrotherapie.

Ich war schon dabei, das Zimmer zu verlassen, da meinte der Patient beiläufig: „Herr Doktor, so kann ich unmöglich arbeiten. Ich sollte mindestens 14 Tage daheimbleiben."

Die Formulierung und die Art und Weise, wie er diesen Wunsch äußerte, machte mich hellhörig. Ein nicht arbeitsfähiger Patient bekommt von mir selbstverständlich eine Krankmeldung, aber ich habe sicher nicht den Ruf, großzügig damit umzugehen. Ich stellte ihm also eine Arbeitsunfähigkeitsbescheinigung für zunächst eine Woche aus. Alles Weitere würde man dann sehen. Der Gesichtsausdruck des Mannes verriet mir sofort, dass ihm diese Regelung nicht gefiel.

„Sie können mir doch gleich für zwei bis drei Wochen die Krankmeldung ausstellen, sonst muss ich ja nach einer Woche schon wieder zu Ihnen kommen."

Ah, jetzt kristallisierte sich der Knackpunkt so langsam heraus! Ich hatte bereits vorher so eine Ahnung gehabt, aber natürlich wollte ich niemandem Unrecht tun. Wenn es ihm schon zu mühsam war, einmal pro Woche in die Praxis zu kommen, schien der Leidensdruck nicht wirklich hoch zu sein. Jeder Patient, dem es schlecht geht, nimmt die ihm angebotene Hilfe gerne an. So viel ist sicher.

Ich ließ mich nicht erweichen. Es blieb bei einer Woche. Ich war eher geneigt, ihm gar keine Krankmeldung mehr auszustellen. Es wurden tägliche Behandlungstermine mit dem Mann vereinbart. Das passte ihm ganz offensichtlich überhaupt nicht. Er machte ein Gesicht, als wenn ich ihm eine Zitrone in den Hals gesteckt hätte. Demonstrativ leidend verließ er das Sprechzimmer. Einer Eingebung folgend öffnete ich nochmals leise die Tür, um ihm nachzuschauen. Und siehe da, welch wundersame Wandlung: Aufrecht und flotten Schrittes lief der angeblich so schwer leidende den Flur entlang. Hatte ich vielleicht heilende Hände, ohne es bisher gewusst zu haben?

Zu den täglich vereinbarten Terminen erschien er dann nicht, womit ich schon gerechnet hatte. Acht Tage später, unser Mann hätte eigentlich seine Arbeit wieder aufnehmen müssen, stand er tatsächlich erneut ohne Termin an der Anmeldung und klagte über noch bestehende Schmerzen. Meine Damen an der Anmeldung wiesen ihn darauf hin, dass er keinen Termin beim Doktor habe.

„Das ist doch kein Problem", meinte er sofort. „Ich muss nicht zum Herrn Doktor in die Sprechstunde. Ich brauche nur noch mal eine Krankmeldung."

Die Helferin fragte ihn etwas scheinheilig: „An wie viel Tage haben Sie denn bei der Krankmeldung so gedacht?"

„Oh, zehn Tage reichen zunächst mal", sagte er, wohl in der Meinung, dass dies ja ein recht bescheidener Wunsch sei.

Die Helferin kam zu mir ins Sprechzimmer und berichtete mir von dem Wunsch des Mannes. Anhand der Karteikarte sah ich sofort, dass er zu den Behandlungen kein einziges Mal gekommen war. Auf die entsprechende Frage meiner Damen, warum er denn nicht zu den Behandlungen erschienen sei, hatte er übrigens lapidar geantwortet: „Ich hatte keine Zeit."

Ich lasse mich ungern für dumm verkaufen. Ich hatte eine Menge Zeit investiert, um seine geheimnisvolle Krankheit zu klären. Er hatte die ganze Zeit nur simuliert, um sich eine Krankmeldung zu erschleichen, und jetzt versuchte er es doch tatsächlich noch mal. Das war wirklich frech. Was dachte er eigentlich, mit wem er es zu tun hat?

Und Faulheit auf Kosten anderer habe ich noch nie unterstützt. Auch wenn es immer sehr viel leichter ist, einem nicht berechtigten Wunsch nachzugeben, als unerfreuliche, zeit- und nervenraubende Diskussionen zu führen. Ich war wirklich eine Menge gewohnt, aber über diese Dreistigkeit war ich dann doch erbost.

Ich ließ den Simulanten zu mir rufen und sagte ihm in aller Deutlichkeit und in Anwesenheit zweier Helferinnen, was ich von ihm hielt. Ich war richtig sauer. Auf solche Patienten konnte ich gut und gerne verzichten. Angefressen rauschte er davon und ward nie wiedergesehen. Niemand aus dem Team vergoss eine Träne.

***

Die Eltern standen mit ihrem vierjährigen Sohn Hardy besorgt bei mir im Sprechzimmer.

„Er humpelt seit einer Woche und es wird nicht besser", meinten sie ängstlich.

„Ist Ihnen ein Unfall bekannt und hat er Schmerzen?", fragte ich. Beides wurde verneint. „Also, Hardy, lauf uns doch mal was vor", sprach ich den Jungen an.

Leider hatte Hardy aber überhaupt keinen Bock zu laufen. Erst, als ihm von den Eltern ein Eis in Aussicht gestellt wurde, ließ er sich dazu herab, den blöden Erwachsenen sein auffälliges Gangbild zu präsentieren.

Hardy lief humpelnd durch den Raum, wobei er das linke Bein nachzog. Ansonsten war er quietschfidel und machte keinen kranken Eindruck. Schmerzen hatte er wohl wirklich keine. Die anschließende Untersuchung der Hüften mit Ultraschall, die Blutuntersuchung, das Röntgenbild, alles war ok. Bis auf das Humpeln fand sich bei dem Jungen absolut kein krankhafter Befund.

Ich beratschlagte mich mit den Eltern und wir kamen überein, zunächst keine weiteren Untersuchungen zu veranlassen und vereinbarten einen Kontrolltermin in acht Tagen.

Eine Woche später saß Hardy mit strahlendem Gesicht wieder vor mir. Wieder ließ er sich erst dazu herab, mir etwas vorzulaufen, nachdem ihm von den Eltern ein Eis versprochen worden war. Der Junge war also durchaus lernfähig, dachte ich mir. Erneut untersuchte ich ihn gründlich von Kopf bis Fuß, ohne dass ich etwas Auffälliges fand.

Ich war schon drauf und dran, den Jungen in einer Universitätsklinik vorzustellen, da meinte die Mutter: „Hardy ist doch noch keine 80 Jahre alt. Er läuft aber genau wie sein Großvater."

Schlagartig ging mir ein Licht auf. War Opa vielleicht das Problem? Ich fragte, seit wann und weshalb Opa denn humpele?

„Noch nicht lange", hieß es. „Er hat vor einiger Zeit ein künstliches Knie bekommen, ist vor drei Wochen aus der Reha zurückgekommen und humpelt noch stark."

Ob Hardy vielleicht seinen Opa imitierte? Zeitlich würde es ja passen. Ich hielt es für möglich und beschloss, mit weiteren Untersuchungen und einer Vorstellung in der Uniklinik noch abzuwarten. Gemeinsam mit den Eltern beriet ich einen Schlachtplan. Hardy war natürlich nicht dabei. Die Eltern sollten den Jungen mal für einige Tage von Opa fernhalten und außerdem genau beobachten, ob er ständig oder nur zeitweise humpelte.

Der arme Großvater wurde in den nächsten Tagen irgendwohin verbannt und Hardy wurde von den Eltern genau beobachtet. Und siehe da, zeitweise lief er ganz normal. Kein Humpeln, kein Bein nachziehen, gar nichts.

Freudestrahlend erschienen die drei nach einigen Tagen wieder und berichteten mir. Und Hardy konnte sogar normal laufen, ohne dass ihm ein Eis versprochen wurde. Er hatte das Gangbild seines Großvaters tatsächlich nur imitiert. Schließlich war der Opa doch sein Vorbild. Mich hatte er auf jeden Fall ganz schön aufs Glatteis geführt. Trotzdem war ich sehr erleichtert und war Hardy natürlich nicht böse.

Dieses Erlebnis war mir eine Lehre für die Zukunft. Wenn Kinder in den folgenden Jahren humpelnd in die Praxis kamen und die Ursache nicht eindeutig war, habe ich die Eltern stets gefragt, ob es humpelnde Verwandte im Umfeld des Kindes gibt. Von den Eltern wurde ich immer komisch von der Seite angeschaut.

„Was, um Himmels willen, hat denn das Humpeln des Kindes mit unserer Verwandtschaft zu tun?", konnte ich aus ihrer Miene ablesen.

Manchmal habe ich die Eltern dann aufgeklärt, oft aber auch nicht. Das „Phänomen" Hardy habe ich jedoch nie wieder erlebt. Eigentlich schade, nachdem ich doch nun so gut gerüstet war.

***

Meine Sprechzimmer waren alle nach Süden ausgerichtet. Das war kein Zufall, sondern war gezielt von mir so gewünscht worden, als die Praxis gebaut wurde. Ich habe immer Licht und Sonne gebraucht, um geistig und körperlich voll fit zu sein. Wenn ich aus meinen hellen Räumen im ersten Stock schaute, hatte ich die Zufahrt zur Parkgarage und den Haupteingang des Facharztzentrums voll im Blickpunkt. Die Aussicht auf die Schranke, vor der jeder Autofahrer, wie in jedem Parkhaus üblich, ein Ticket zu ziehen hatte, damit sie sich öffnete, war häufig recht unterhaltsam. Hier spielten sich die erstaunlichsten Szenen ab. Der Umgang mit dem Kartenautomaten sowohl bei der Ein- als auch bei der Ausfahrt aus der Garage bereitete nämlich erstaunlich vielen Menschen heftige Probleme.

Da merkte man dann schon, dass wir nicht in einer Großstadt lebten. Für manchen Autofahrer dürfte es das erste Mal in seinem Autofahrerleben gewesen sein, dass er in ein Parkhaus fuhr. Anders ließ es sich kaum erklären, dass viele das Ticket, welches sie beim Einfahren in die Garage gezogen hatten, beim Ausfahren wieder in den Automaten bei der Schranke steckten, ohne jedoch vorher bezahlt zu haben.

Wenn ich aus dem Fenster blickte, sah ich auch auf den Haupteingang unseres Facharztzentrums. Häufig fiel mein Blick dann auf Patienten, die sich auf dem Weg zu mir befanden. So stach mir eines Tages ein langjähriger, 53-jähriger Patient ins Auge, der auf dem Weg von der Garage zum Eingang unseres Zentrums war. Er war mit schnellen, beschwingten Schritten unterwegs. Mich wunderten lediglich die zwei Unterarmgehstützen, die er sich unter den linken Arm geklemmt hatte. Weitere Gedanken machte ich mir zunächst aber nicht.

Umso überraschter war ich dann, als genau dieser Mann zehn Minuten später auf zwei Unterarmgehstützen und mit schwer leidendem Gesichtsausdruck mein Sprechzimmer betrat. Mir ging sofort ein Licht auf, denn durch übermäßigen Arbeitseifer hatte sich der Kfz-Meister bislang nicht gerade ausgezeichnet. Zunächst mimte ich aber noch den Ahnungslosen.

Der betreffende Patient hatte schon in den vorangegangenen Jahren mehrfach einen Antrag auf Rente wegen Berufsunfähigkeit gestellt und war jedes Mal gescheitert. Meines Erachtens zu Recht. Ich war der Auffassung, dass der noch junge Mann voll berufsfähig war. Zumal er keine schwere Tätigkeit ausübte.

„Herr Doktor, wir müssen jetzt Nägel mit Köpfen machen", legte er schon los, kaum dass ich ihn begrüßt hatte. „Ich kann nicht mehr arbeiten. Sie sehen ja, ich kann nur noch mit zwei Stützen laufen."

Um seine Worte zu unterstreichen, lief er auf zwei Krücken humpelnd und mit schmerzverzerrtem Gesicht das Sprechzimmer auf und ab. Ich sagte nichts, ließ ihn weiter auf und ab humpeln und grinste innerlich.

„Na Junge, dir werde ich gleich noch einige unangenehme Fragen stellen."

Bevor er jedoch unter der Last seiner Leiden zusammenbrechen und mir vielleicht noch mein Mobiliar ruinieren würde, beschloss ich, mir die angeblich so schmerzhaften Beine anzuschauen. Meine gründliche Untersuchung wurde begleitet vom herzergreifenden Stöhnen des Simulanten. Hätte ich nicht 100 Prozent gewusst, dass ihm nichts fehlt, wäre ich geneigt gewesen, den Notarzt zu benachrichtigen, damit er meinen Patienten auf die Intensivstation des hiesigen Krankenhauses verlegt. So aber quälte ich ihn noch einige Zeit lang, bevor ich ihn mit meinen Fragen bombardierte.

„Sagen Sie, Herr B., benutzen Sie die Gehstützen eigentlich ständig?", fragte ich unschuldig.

„Aber ja doch, Herr Doktor. Ohne sie kann ich überhaupt keinen Schritt gehen", antwortete er entrüstet.

Seinem Gesichtsausdruck nach zu urteilen empfand er es als unglaublich, dass ich so eine Frage überhaupt stellen konnte. Schließlich hatte er mir doch wohl ausreichend demonstriert, wie schlecht er zu Fuß war.

„Ich habe Sie vorhin aber flott aus der Garage laufen sehen, Herr B., und zwar ohne Gehstützen", entgegnete ich schon etwas harscher.

„Das kann unmöglich sein. Da haben Sie mich verwechselt", bekam ich zu hören.

Nun wurde es mir langsam zu dumm. Schließlich hatte ich keine Lust, meine Zeit mit einem Menschen zu vergeuden, der offensichtlich der Meinung war, mich für blöd verkaufen zu können.

„Komisch, komisch. Der Mann, den ich gesehen habe, sah genau aus wie Sie. Und er hatte zwei Gehstützen dabei. Nur stützte er sich nicht darauf, sondern trug sie unter dem Arm", antwortete ich ihm etwas höhnisch. Ich registrierte, wie er puterrot anlief.

„Sie irren sich, Herr Doktor. Oder wollen Sie etwa behaupten, ich lüge?"

„Ja, allerdings. Davon bin ich fest überzeugt. Sie sollten sich einen anderen Arzt suchen. Ich lehne Ihre Behandlung in Zukunft ab. Ich habe doch keine Lust, mich von Ihnen veräppeln zu lassen. Suchen Sie sich jemand anderen, der Ihnen Ihre simulierten Leiden abnimmt. Bei mir klappt das auf jeden Fall nicht", antworte ich ihm seelenruhig.

Ohne eine weitere Entgegnung abzuwarten, wendete ich mich von dem mit offenem Mund dastehenden, unsympathischen Mann ab und verließ den Raum, in der Hoffnung, das leidige Problem endgültig gelöst zu haben.

Wie sich herausstellte, mit Erfolg. Denn ich habe nie mehr etwas von diesem Ausbund an Unverfrorenheit gehört. Und ich habe ihn nicht vermisst. Auf diese Art von Patienten verzichtete ich gerne. Sie konnten mir nach vielen Jahren Praxistätigkeit zwar nicht mehr den ganzen Tag verderben, aber einige Stunden ärgerte mich so ein Vorkommnis dann doch. Gott sei Dank waren solche Konfrontationen extrem selten. Meine Arbeitszeit hatte ich lieber Patienten zur Verfügung gestellt, die sie benötigten, und nicht solchen, denen es nur darauf ankam, den Sozialstaat und mich auszunutzen.

KURIOSITÄTEN

„Ich hätte gerne zwei von den schönen Adventskränzen mit den roten Kerzen und dazu etwas Tannengrün."

Es war zu Beginn der Adventszeit und ich wollte die Praxisräumlichkeiten weihnachtlich gestalten. Die zierliche Floristin packte mir das Gewünschte ein und vollbeladen, wie Moses auf dem Weg zur Arche Noah, verließ ich das köstlich nach frischen Nadeln duftende Geschäft.

In der Praxis angekommen, schmückte ich beide Wartezimmer mit den Kränzen und dem Tannengrün und drapierte noch weiteren Weihnachtsschmuck dazu. Anschließend sah es in den beiden Zimmern richtig heimelig aus. Weihnachten konnte also kommen.

Am nächsten Tag war die Rückmeldung der Patienten durchweg angenehm. Sie freuten sich über den Weihnachtsschmuck und lobten ihn in höchsten Tönen. Glücklich über die Reaktion nahm ich mir vor, von nun an jedes Jahr die Praxis weihnachtlich zu schmücken.

Doch am Abend desselben Tages erschien die Helferin, die meine Physikalische Abteilung leitete, aufgeregt bei mir und meinte: „Die gesamte Weihnachtsdekoration aus unserer Abteilung ist verschwunden."

Hatte ich richtig gehört? Ja, hatte ich. Der direkte Weg ins Wartezimmer überzeugte mich davon, dass meine Helferin keine Halluzinationen hatte. Die gesamte Dekoration war bis auf einige Tannennadeln gestohlen worden. Kranz, Kerzen, Schmuck, Tannengrün. Alles weg! Ich atmete erst mal tief durch. Das war ja wohl ein starkes Stück.

Die Weihnachtsdekoration hatte offensichtlich jemandem so gut gefallen, dass er sie nicht mehr missen wollte und sie deshalb kurz entschlossen mit nach Hause genommen hatte. Als positiv denkender Mensch hätte meine Reaktion natürlich sein können: Da hat jemand den von dir gekauften Schmuck so toll gefunden, dass er die Hände nicht davon lassen konnte. Also kann ich mit meinem Geschmack nicht so danebengelegen haben. Ist doch eigentlich ein Kompliment!

Nun ja, ganz so positiv habe ich in diesem Augenblick dann doch nicht gedacht! In meinem Hirn tummelten sich vielmehr allerlei unschöne Ideen, was ich mit dem Dieb angestellt hätte, wenn ich ihn denn vor mir gehabt hätte. Aufgeklärt wurde die unfreiwillige Eigentumsumverteilung allerdings nie, sodass meine Rachegedanken letztlich im Gehirn verliefen.

Trotzdem hielt mich dieses Ereignis nicht davon ab, auch in zukünftigen Jahren mein Wartezimmer bei besonderen Anlässen zu dekorieren.

***

Den Diebstahl eines schön geschmückten Adventskranzes kann ich ja noch irgendwie nachvollziehen. Im Laufe der Jahre wurden aber so einige Dinge entwendet, die mich dann schon etwas irritierten und verwunderten.

Als Souvenir besonders beliebt sind offenbar alle Sanitärartikel. Von der Seife, egal ob flüssig oder fest, über das Toilettenpapier bis hin zur Klobrille. Alles bekam schon Beine. Und nicht nur einmal, sondern mit großer Regelmäßigkeit immer wieder. Die Folge war, dass ich mir über einen Investitionsstau in den sanitären Räumlichkeiten keine Sorge machen musste.

Überaus beliebt ist auch Kinderspielzeug. Ich hatte im Wartezimmer extra eine Kinderecke eingerichtet und sorgte dafür, dass es immer mit reichlich Spielzeug, meist aus Holz, bestückt war. Ob das Spielzeug mehr die Eltern oder mehr die Kinder in Verzücken setzte, vermag ich nicht zu beurteilen. Tatsache ist, dass ich mit den in vielen Jahren verschwundenen Sachen die Kinder einer ganzen Kleinstadt hätte ausrüsten können.

An dritter Stelle der Hitliste stehen die Zeitschriften aus dem Wartezimmer. Woran ich wahrscheinlich selbst schuld war. Meine Praxis war ganz einfach zu gut organisiert und die Wartezeiten der Patienten deshalb zu kurz. Sie kamen einfach nicht dazu, den angefangenen Artikel oder die Zeitung fertigzulesen. Na, da blieb dann halt nichts anderes übrig, als die ganze Illustrierte mitzunehmen, damit man sie zu Hause in Ruhe fertig lesen konnte. Betrachtet man die Angelegenheit von bildungspolitischer Seite, förderte ich damit die Allgemeinbildung meiner Patienten.

Den Drang dieser Gott sei Dank nur wenigen Menschen, sich das Eigentum anderer zu eigen zu machen, ließ sich aber auch positiv nutzen. Alte Zeitschriften und allerlei anderes Zeug, das ich nicht mehr benötigte, legte ich auf ein Sofa vor den Praxiseingang und innerhalb von 24 Stunden war es kostenlos entsorgt.

Und die Moral von der Geschichte: Auch aus negativen Ereignissen lässt sich manchmal etwas Positives ableiten.

***

Das Resümee meines Gutachtens war kurz und eindeutig: „Die von mir untersuchte Person ist ohne Einschränkungen arbeitsfähig."

Bei der untersuchten Patientin handelte es sich um eine dralle Mittvierzigerin. Von einer privaten Krankenversicherung war ich gebeten worden, die Versicherte zu untersuchen, um zu klären, ob die selbstständige Geschäftsfrau gesundheitlich in der Lage sei, ihre Tierhandlung zu führen. In ihrem Gutachtenauftrag teilte mir die Versicherung mit, dass die Dame seit vier Monaten von einem Kollegen krankgeschrieben sei. Mein Auftrag bestand darin, die Arbeitsunfähigkeit der Versicherten zu überprüfen.

Schon als ich den Gutachtenauftrag las, war ich etwas überrascht, denn ich kannte die Geschäftsfrau persönlich, weil ich regelmäßig Katzenfutter für meine Katzendame „Lilly" bei ihr kaufte. In den vergangenen Wochen und Monaten hatte sie immer wie gewohnt in ihrem Geschäft gestanden und mich bedient. Komisch, komisch, fragte ich mich. Wieso stand sie ganz normal in ihrem Geschäft, wenn sie doch aber krankgeschrieben war?

Wenige Tage später erschien dann eine „schwer leidende" Frau zur Untersuchung in der Praxis. Wegen angeblicher Rückenschmerzen war sie tatsächlich seit über vier Monaten von einem hausärztlichen Kollegen krankgeschrieben. Die Behandlung hatte während dieser Zeit einzig und allein aus sechs Massagen mit Fangopackungen bestanden. Sonst nichts.

Auch ohne Taschenrechner kam ich zu dem Ergebnis, dass im Durchschnitt alle drei Wochen eine Massagebehandlung erfolgt war. Das nenne ich intensive Therapie! Die Kostendämpfungsmedaille ihrer Krankenkasse hätte die Frau bezüglich dieser sparsamen Therapie sicherlich verdient gehabt. Im Ausgleich dafür verursachte ihr tägliches Krankengeld in beträchtlicher Höhe allerdings enorme Kosten zu Lasten ihrer Versicherung.

Während der Untersuchung durch mich jammerte die Frau in höchsten Tönen. Sie gab sich wirklich alle Mühe, mir klar zu machen, wie sehr sie leide. Ein erfahrener Arzt durchschaut solche Manöver allerdings sehr schnell. Dafür gibt es genügend Tricks.

Das Ergebnis meiner Untersuchung war dann sehr eindeutig: Ich fand keinerlei Einschränkungen der Leistungsfähigkeit. Die Rückenbeschwerden wurden ganz klar nur vorgetäuscht. Auch sonst fand sich von orthopädischer Seite kein wesentlicher krankhafter Befund. Fazit meines Berichtes: Die untersuchte Person war ohne Einschränkungen arbeitsfähig. Sie hatte über mehrere Monate ein üppiges Taschengeld von der Krankenversicherung zusätzlich zu den Geschäftseinnahmen kassiert. So wird aus einer Einzelperson ein Doppelverdiener oder -verdienerin. Nicht schlecht. Oder?

Wenige Tage, nachdem ich das Ergebnis meiner Untersuchung der Versicherung mitgeteilt hatte, stand eines Abends ein kräftiger Mann auf der Terrasse vor meinem Sprechzimmer und trommelte wie ein Irrer mit Händen und Füßen an die Fensterscheibe. Da die Praxis um diese Zeit schon geschlossen war, hatte er vergeblich geklingelt.

Nachdem ihm niemand geöffnet hatte, war er wohl ums Haus geschlichen und hatte mich am Schreibtisch sitzend entdeckt. Ich erkannte den Typ sofort. Es war der Freund der Geschäftsfrau, die ich einige Tage zuvor untersucht hatte und die ich für arbeitsfähig erklärt hatte.

„Sie Schwein, ich bringe Sie um", schrie er mit wutverzerrtem Gesicht. So wie er sich auf der Terrasse gebärdete, zweifelte ich nicht an seiner Absicht.

Während sich der Knabe vor dem Fenster wie Rumpelstilzchen aufführte, überlegte ich, was ich unternehmen sollte. Allein traute ich mich nicht aus dem Haus. Ich hatte überhaupt keine Lust, von dem Idioten verprügelt oder niedergestochen zu werden. Aber Übernachten in der Praxis war auch keine wirklich gute Alternative. Sollte ich die Polizei rufen?

Ich zögerte noch und probierte zunächst, einen Freund zu erreichen, um ihn zu bitten, mir beizustehen. Aber Fehlanzeige. Er war nicht zu Hause. Also doch die Polizei anrufen. Es meldete sich eine freundliche Männerstimme. Ich schilderte dem Beamten mein Problem und er hörte sich geduldig an, was ich zu berichten hatte.

„Ja, aber natürlich kommen wir bei Ihnen vorbei", meinte er gut gelaunt. „Wir sind in zehn Minuten da. Unternehmen Sie bitte bis zu unserer Ankunft nichts."

Irgendwie musste der tobende Knabe geahnt haben, dass ich Hilfe rief, denn er verzog sich kurz darauf und als die Polizei bei mir eintraf, war er nirgends mehr aufzutreiben. Er hatte sich rechtzeitig aus dem Staub gemacht. Die beiden Polizisten begleiteten mich bis zu meinem Auto und rieten mir, in der nächsten Zeit besonders vorsichtig zu sein. Andere Möglichkeiten, mich in den kommenden Tagen zu schützen, hatten sie leider auch nicht.

„Wir haben leider keinerlei Handhabe in solchen Fällen", meinten sie. „Wahrscheinlich beruhigt er sich in den nächsten Stunden wieder."

„Wahrscheinlich ist nicht sicher", dachte ich bei mir. Auf ein Treffen mit diesem Verrückten wollte ich es nicht ankommen lassen. In den folgenden Wochen war ich extrem vorsichtig. Ich vermied es, allein in die Tiefgarage zu gehen, schon gar nicht am Abend. Aber der Typ ließ sich nicht mehr blicken. Und ich war heilfroh.

In meinen ganzen Jahren als Arzt blieb dieser Vorfall einzigartig. Nie wieder wurde ich von jemandem so konkret bedroht. Einen derart dreisten Betrug der Krankenkasse habe ich übrigens auch nicht noch einmal erlebt. Mein Katzenfutter kaufte ich fortan allerdings in einem anderen Geschäft. Ich wollte ja schließlich nicht von den beiden Verrückten zu Tierfutter verarbeitet werden.

***

Vor mir stand ein 41-jähriger Mann mit schütterem, fettigem Haar. Gefragt, was ihm fehle, antwortete er mir: „Ich habe seit einer Woche Rückenschmerzen und es wird nicht besser. Mein Hausarzt hat mir schon zwei Spritzen gegeben. Die haben aber überhaupt nicht geholfen."

Genau deshalb war er mir vom Hausarzt geschickt worden. Heute war Donnerstag und er war seit vier Tagen krankgeschrieben. Ich bat ihn, sich auszuziehen, was ich zehn Sekunden später angesichts dessen, was ich zu sehen bekam, schon wieder bereute. Seine ursprünglich wohl weiße Unterwäsche verdiente diesen Namen nicht mehr. Und der mir entgegenströmende Duft ließ mich wünschen, ich hätte ein Atemschutzgerät.

Mit spitzen Fingern untersuchte ich ihn und teilte ihm mit, dass es nichts Tragisches sei, sondern dass nur einige Wirbel blockiert seien. Ich reduzierte meine Atmung auf ein Minimum, näherte mich ihm erneut voller Unbehagen und löste ihm die Blockaden.

„Es ist jetzt wieder alles in Ordnung mit Ihnen. Ihr Hausarzt bekommt einen Brief von mir mit allen Befunden. Sie können ab morgen wieder arbeiten", sagte ich, blickte den Mann mit meinem „Auf Wiedersehen"-Gesicht an und verband meine Worte mit der Hoffnung, dass sich mein Abschiedsgruß nicht so schnell bewahrheiten möge.

Hocherfreut und völlig arglos erwiderte der Knabe: „Dann hatte meine Frau ja recht. Sie hat heute früh schon gemeint, dass ich am Montag wieder arbeiten kann."

Ich konnte mir ein Grinsen kaum verkneifen. War seine Frau Hellseherin? Wohl kaum. Hier war wohl eher der sehnliche Wunsch der Ehefrau, ihren Ehemann nicht mehr ständig daheim zu haben, der Vater des Gedankens.

Wenn ich mir den ungepflegten Mann mit seinem riesigen schwabbeligen Bierbauch so anschaute, konnte ich mir lebhaft vorstellen, dass sie ihn so schnell wie möglich wieder loshaben wollte. In Gedanken hatte ich volles Verständnis für den Wunsch der Ehefrau. Aber möglicherweise stand ja auch ihr Hausfreund schon wieder ungeduldig in den Startlöchern? Nachzuvollziehen wäre es.

***

„Herr Doktor, ich habe Schmerzen wie ein Stück Vieh."

Als ich diese Worte das erste Mal hörte, dachte ich mir: "Wieso Schmerzen wie ein Rindvieh?"

Den Ursprung und Sinn dieses Spruches habe ich nie klären können und auch nie verstanden. Fest steht nur, dass die Patienten damit ausdrücken wollten, dass sie wahnsinnig starke Schmerzen haben. Egal ob Jung oder Alt, ob Mann oder Frau, von allen bekam ich diese Redewendung zu hören. Haben die schwäbischen Rindviecher unter besonders starken Schmerzen zu leiden? Und wenn ja, warum? Sind die Schwaben so grausam zu ihren Tieren?

Nirgendwo in Deutschland habe ich diesen Ausspruch sonst zu hören bekommen. Nur im Schwabenland. Dort aber regelmäßig.

***

Ähnlich irritierend wie der Spruch mit den Rindviechern wirkte auf mich der Ausspruch: „Herr Doktor, mir zieht es so ins Gemächt!"

Ich hörte diese Worte ab und an, wenn ich die Patienten nach dem Ort ihrer Beschwerden fragte. In letzter Zeit allerdings nur noch relativ selten. Was mich jedoch nicht wirklich traurig stimmte. Die Bedeutung ihrer Worte unterstützten die Patienten, indem sie irgendwo auf ihren Unterleib oder ihre Leiste zeigten. Ich hatte diese Worte nie gehört, war aber natürlich neugierig, was sie bedeuteten.

Im Internet wurde ich schnell fündig. Glaubt man Wikipedia, so bezieht sich der Begriff eindeutig auf das „kostbarste" Stück des Mannes. Wieso hörte ich diese Worte dann immer nur von Frauen? Egal! Bei mir hat es auf jeden Fall immer ein Schaudern ausgelöst.

***

An einem strahlenden Maitag vor einigen Jahren hatte ich ein Erlebnis der besonderen Art. Ich hatte in den vielen Jahren meiner Praxistätigkeit schon allerhand Kurioses erlebt, aber die folgende Geschichte versetzte selbst mich in maßloses Erstaunen.

Der Protagonist der bizarren Handlung war Herr K., ein 28-jähriger Mann mit länglichem Gesicht und ebenso langen roten, ungepflegten Haaren. Die pickligen Wangen und der struppige Ziegenbart erinnerten mich schon beim ersten Kontakt an einen mittelalterlichen Seemann, der mindestens zwölf Monate kein Land mehr unter den Füßen gehabt hatte.

Wie ich schnell in Erfahrung brachte, fuhr er jedoch keineswegs zur See, sondern war Koch in einem hiesigen Vier-Sterne-Hotel. Die Vorstellung, dass er mir ein Essen zubereite, löste bei mir spontan erhebliches Unbehagen aus. Denn auch die übrige Erscheinung des schlanken, mittelgroßen Vertreters des kochenden Gewerbes ließ nicht unbedingt darauf schließen, dass er es mit der Körperhygiene übertrieb. Seine blauen, schlabbrigen Jeans und sein beigefarbenes, verflecktes Hemd verstärkten diesen Eindruck zusätzlich.

Anfang Juni saß ich ihm das erste Mal gegenüber. Gekommen war er wegen seit zwei Wochen bestehender Schmerzen in der Lendenwirbelsäule. Aufgrund der Röntgenaufnahmen und der Untersuchung durch mich ergab sich der Verdacht auf einen Bandscheibenvorfall zwischen dem vierten und fünften Lendenwirbelkörper.

Ausführlich erklärte ich dem Patienten die erhobenen Befunde und veranlasste eine Computertomografie, da ich bei meiner neurologischen Untersuchung Gefühlsstörungen im rechten Bein festgestellt hatte. Weiterhin stellte ich eine Krankmeldung für die nächsten zehn Tage aus und verordnete schmerzstillende Medikamente, Krankengymnastik und Elektrotherapie.

Vier Tage später saß der Koch wieder vor mir. Der Bandscheibenvorfall hatte sich in der Computertomografie bestätigt. Nochmals besprach ich alle Befunde ausführlich und erklärte ihm auch, dass zum jetzigen Zeitpunkt keine Indikation für eine Operation bestünde. Der junge Mann wollte sich aber trotzdem bei einem Neurochirurgen zur Frage eines operativen Eingriffs vorstellen. Nun ja, wenn er trotz meiner Einschätzung scharf auf eine Operation war, dann viel Spaß.

Solche Verhaltensweisen störten mich schon lange nicht mehr. Sie verursachten bei mir noch nicht mal mehr eine Adrenalinausschüttung. Schließlich entscheidet immer der Patient. Ich kann ihn nur beraten und ihm sagen, was ich für richtig halte. Wenn er sich nicht daran hält, liegt das außerhalb meiner Verantwortung und verursacht mir keine Magenschmerzen.

Aber ich dokumentiere diese Vorgänge sehr genau. Wenn nämlich etwas schiefgeht, bin ich abgesichert. Ich stellte ihm also die entsprechende Überweisung aus und vereinbarte einen neuen Termin bei mir fünf Tage später. Zu diesem Termin erschien er jedoch nicht. Es folgten fünf Monate, in denen ich nichts von dem merkwürdigen Koch hörte. Ich hatte ihn sogar schon aus meinem Großhirn gestrichen.

Der Sommer war lange vorbei. Aus sanft im Wind schwingenden Getreideflächen waren Stoppelfelder geworden und im Schwarzwald hatte es bereits die ersten Schneeflocken gegeben. An einem bis dahin stressfreien Tag stand der junge Mann dann unerwartet um 15 Uhr an der Anmeldung, ohne einen Termin in der Sprechstunde zu haben.

„Ich muss unbedingt zum Doktor. Um 16 Uhr habe ich einen Termin beim Arbeitsamt und vorher muss ich ihn noch ganz dringend sprechen", erzählte er meinen Damen an der Rezeption.

Wobei dieser Wunsch nicht in Form einer Bitte, sondern fordernd vorgetragen wurde. Meine erfahrenen Damen an der Anmeldung, die ja nun wirklich so einiges gewohnt sind, fragten irritiert bei mir nach, wie sie sich verhalten sollten. Da mich an diesem Tag noch niemand so richtig geärgert hatte, war ich gut drauf und ließ mich breitschlagen. Zehn Minuten später saß der Koch, der immer noch so aussah wie ein versoffener Matrose, in meinem Sprechzimmer.

„Grüß Gott, Herr K., was ist denn so dringend, dass Sie mich heute ohne Termin unbedingt sprechen müssen?"

Eigentlich hatte ich erwartet, wenigstens ein Wort des Dankes für die erfolgte Vorzugsbehandlung zu hören, aber da wurde ich enttäuscht.

„Ich muss um 17 Uhr beim Arbeitsamt sein und benötige dafür noch eine Krankmeldung", raunzte Herr K.

„Ja, bis wann sind Sie denn von wem krankgeschrieben?", fragte ich ihn.

„Die letzte Krankmeldung habe ich von der Rehaklinik bekommen", gab er mir zur Antwort.

So langsam wurde die ganze Sache interessant. Meine Neugier war geweckt. Erstaunt bat ich ihn, mir zu erzählen, wie es denn seit seinem letzten Besuch bei mir mit seinem Bandscheibenleiden weitergegangen sei. Er berichtete mir, dass er Mitte Juli in einer Klinik in Mecklenburg-Vorpommern an der Bandscheibe operiert worden und anschließend für drei Wochen zur Reha in einer Nachsorgeklinik gewesen sei.

Die Berichte von beiden Kliniken hatte er dabei. Ich überflog die Briefe und registrierte dabei, dass es postoperativ keine besonderen Vorkommnisse gegeben hatte. Im Abschlussbericht empfahl die Rehaklinik eine weitere Schonung von drei Wochen. Spätestens nach Ablauf dieser Zeit wäre der Koch verpflichtet gewesen, sich wieder bei seinem weiterbehandelnden Arzt zu melden. Was auch so im Brief der Reha-Klinik vermerkt war. Als ich ihn fragte, was er denn in den ja nur schlappen drei Monaten gemacht habe und wo er gewesen sei, wurden seine Angaben recht schwammig und unkonkret.

„Ich bin zuhause gewesen und habe mich erholt", bekam ich zur Antwort.

„Und bis wann sind Sie krankgeschrieben gewesen?", fragte ich ihn, schon leicht genervt.

„Bis zu meiner Entlassung aus der Reha-Klinik", meinte Herr K. ohne erkennbare Zeichen eines schlechten Gewissens.

„Deshalb brauche ich ja auch eine Krankmeldung für die zurückliegenden drei Monate und für die nächsten Wochen", fuhr er fort. „Ich kann unmöglich schon wieder arbeiten. Es geht mir noch sehr schlecht."

Jetzt war ich doch einigermaßen sprachlos. Gleichzeitig merkte ich, wie mir die Wut über so viel Unverfrorenheit langsam, aber sicher den Kopf anschwellen ließ. Um für alle eventuellen Nachfragen vom Arbeitsamt oder von anderen Behörden gewappnet zu sein, untersuchte ich Herrn K. sehr gründlich. Was mir bei Gott nicht leichtfiel. Das Ergebnis war eindeutig. Der Mann war arbeitsfähig! Was ich ihm auch unverzüglich mitteilte.

„Ja, aber dann brauche ich zumindest noch eine Krankmeldung für die zurückliegenden drei Monate", fing er erneut an zu lamentieren.

Bevor der Ärger über so viel Frechheit völligen Besitz über meinen Verstand ergriff, versuchte ich, ihm Dinge wie Pflichten gegenüber dem Arbeitgeber, Solidargemeinschaft und einiges mehr zu erklären. Doch den Versuch einer Läuterung gab ich schnell wieder auf, als ich merkte, dass meine Worte sein Gehirn nicht erreichten.

„Eine rückwirkende Krankmeldung für die letzten drei Monate kann ich Ihnen nicht ausstellen. So etwas geht allenfalls für zwei Tage. Sie waren das gesamte letzte Quartal schließlich überhaupt nicht in meiner Behandlung. Ihr Problem mit dem Arbeitsamt handeln Sie mal schön selbst aus. Ich kann und werde Ihnen dabei nicht weiterhelfen."

Ohne noch weitere Entgegnungen abzuwarten, verließ ich das Sprechzimmer und übergab Herrn K. meiner erfahrenen Erstkraft. Ihre Aufgabe war es, Herrn K., hoffentlich für immer, aus der Praxis zu geleiten. Was ihr auch ohne Probleme gelang. Auch nach Feierabend kam das Gespräch nochmals auf Herrn K. Es herrschte Einigkeit, so viel Dummheit und Dreistigkeit hatten wir noch nie erlebt.

Der unverfrorene Mann ist mir übrigens nie wieder über den Weg gelaufen. Eigentlich schade. Denn ich hätte zu gerne gewusst, in welcher Küche er sein Unwesen trieb.

***

Auch nach vielen Jahren Praxistätigkeit war es für mich immer noch hochinteressant, Paare, die gemeinsam zum ersten Mal in die Sprechstunde kamen, zu beobachten.

Wie gehen die Partner miteinander um? Sind sie noch verliebt? Respektieren sie sich? Verhalten sie sich gleichberechtigt oder wird einer von ihnen bevormundet? Strahlen einer oder beide Gleichgültigkeit oder Desinteresse aus? Oder drückt ihr Verhalten eine gewisse Geringschätzung zueinander aus?

Schon nach wenigen Minuten meinte ich zu wissen, was für eine Art von Partnerschaft ich vor mir hatte. Natürlich habe ich inzwischen alle Varianten kennengelernt. Von schwerverliebt bis hin zum mehr oder minder unterschwelligem Hass. Die Dauer der Partnerschaft spielt dabei meines Erachtens nur eine untergeordnete Rolle. Ich habe Paare kennengelernt, die auch nach 50 Jahren noch liebe- und respektvoll miteinander umgehen. Ebenso habe ich es immer wieder erlebt, dass bereits jung vermählte Pärchen unfreundlich und verächtlich miteinander umgehen.

Es gab Patienten, die ich über 25 Jahren kannte, und die in all den Jahren nie ohne ihren Partner in meinem Sprechzimmer gesessen haben. Genauso gab es Paare, bei denen jeder getrennt ins Untersuchungszimmer wollte.

Beispielhaft für ein Ehepaar, das immer gemeinsam auftrat, ist die Geschichte einer 89-jährigen Frau und ihrem 87-jährigen Ehemann. Die beiden waren seit über 20 Jahren in meiner Behandlung. Noch nie hatte einer von ihnen alleine in meinem Sprechzimmer gesessen.

Egal, wer von den beiden Patient war, stets kamen sie zusammen ins Untersuchungszimmer. Es gab sie prinzipiell nur als Doppelpack. Die bescheidenen, ehemaligen Bauersleute saßen immer kerzengerade und stocksteif in den Sesseln, wenn ich das Sprechzimmer betrat. Sie, weil sie ein starres Korsett trug, das ihr nicht erlaubte, sich gemütlich zurückzulehnen, und er aus Gründen der Korrektheit und Schüchternheit. Sie seit 20 Jahren mit schlohweißen Haaren und Knotenfrisur und er genauso lange mit akkurat gescheitelter Frisur. Die beiden putzen sich für den Besuch in der Kreisstadt heraus, als wollten sie auf eine goldene Hochzeit. Sie immer im dunklen schlichten Kleid und er, seit ich ihn kenne, mit demselben grünbraunkarierten, frisch gebügelten Sakko.

Meistens war sie die Patientin. Wenn ich mich mit ihr unterhielt, saß ihr schlanker Ehemann händchenhaltend neben ihr und lächelte sie schwer verliebt an. Seine roten Apfelbäckchen vermittelten den Eindruck, als habe er seine Frau gerade eben erst kennengelernt. Er schmachtete sie förmlich an und ich hatte immer den Eindruck, dass er bemüht war, seiner untersetzten Frau jeden Wunsch von den schmalen Lippen abzulesen. Es war ein Bild für die Götter. Seine Stimme säuselte quasi, wenn er sich mit ihr unterhielt. Sie war dagegen eher ein nüchterner Typ. Die grünen Augen schauten leidenschaftslos und ihre trotz des hohen Alters energische Stimme konnte ihrem Ehemann unmissverständliche Anweisungen erteilen. Ich war überzeugt, sie hatte die Hosen an in dieser Ehe.

Unvergessen bleibt mir auch ein anderes Ehepaar. Sie Anfang 70 und er Ende 70. Auch diese beiden traten stets im Doppelpack auf. Sie hatte ihn immer, aber auch wirklich immer im Schlepptau. Nicht nur im Wartezimmer, sondern auch bei mir im Sprechzimmer. Nie wich er von ihrer Seite.

Das fiel natürlich nicht nur mir auf, sondern auch meinen Helferinnen. So versuchten wir, den klebrigen Ehemann eines Tages auszutricksen, als sein Herzstück geröntgt wurde. Denn in den Röntgenraum konnte er ja nicht mit. Aber der Versuch ging gründlich daneben. Seine Frau hatte die Umkleidekabine noch nicht richtig verlassen, da tänzelte ihr Mann schon wieder um sie herum.

Da sie die Patientin war, stellte ich meine Fragen logischerweise auch an sie, bekam aber immer lautstark Antwort von ihrem Partner. Was mir, ehrlich gesagt, gehörig auf die Nerven ging. Kein Wunder, dass die Frau unter psychosomatischen Beschwerden litt. Ich an ihrer Stelle hätte auf diese massive Art von Bevormundung sehr viel unfreundlicher reagiert. Die Beziehung hätte bei mir nicht eine Woche gehalten.

Nachdem der dominante Ehemann verstarb, fiel die Witwe kurzfristig ob ihrer Unselbständigkeit in ein tiefes Loch. Erstaunlich schnell befreite sie sich aber daraus. So nahm sie einige Fahrstunden, um ihre Fahrkünste wieder aufzubessern, denn selbstredend hatte sie trotz vorhandenen Führerscheins nie ans Steuer gedurft.

Sie kleidete sich einige Monate nach dem Tod ihres Mannes wieder geschmackvoll und keinesfalls trist. Ich konnte förmlich spüren, wie sich ihr Selbstbewusstsein von Tag zu Tag entwickelte und sie die ehemalige Bevormundung abschüttelte. Ich konnte mich tatsächlich vernünftig mit ihr unterhalten. Die Frau blühte richtig auf. Nur noch selten musste sie mich wegen ihrer psychosomatischen Beschwerden aufsuchen.

Es sind übrigens nicht nur Männer, die ihre Partnerinnen dominieren, sondern nach meinen Beobachtungen hält sich das durchaus die Waage. Ich habe häufig genug Paare erlebt, bei denen der männliche Part der Unterlegene war.

Mir ist es am liebsten, wenn ich ein Paar vor mir sitzen habe, welches freundlich, harmonisch und gleichberechtigt miteinander umgeht, ohne sich zu bevormunden. Und das gibt es erfreulicherweise auch.

KINDER IN ALLEN VARIANTEN

„Kindermund tut Wahrheit kund." Die Realität dieses alten Sprichwortes erlebte ich jeden Tag live. Kinder können gnadenlos ehrlich und offen sein. In all den Jahren meiner Tätigkeit haben es die Kleinen immer wieder geschafft, mich zu verblüffen und zu erheitern. Etliche Male fand aber nur ich es lustig, was ich da so zu hören bekam. Die Eltern waren dagegen häufig schockiert über die Aussagen ihres Nachwuchses und die Schamröte stieg ihnen häufig ins Gesicht. Wenn solche für die Eltern peinlichen Situationen entstanden, war ich stets bemüht, die Lage irgendwie zu entschärfen.

Vor einigen Jahren kam ein siebenjähriger Junge mit seiner Mutter in die Sprechstunde. Er hatte einige Monate zuvor Einlagen bekommen und erschien jetzt zur Kontrolle der Füße und Einlagen.

„Na, sind deine Füße gewachsen?", begrüßte ich ihn.

„Oh ja", antwortete der kecke Knabe. „Und stinken tun sie auch."

Das Gesicht der Mutter durchlief den mehrtägigen Reifungsprozess einer Tomate innerhalb einer Sekunde. Mit hochrotem Kopf stammelte sie: „Das kann unmöglich sein. Ich habe seine Füße heute Morgen extra gründlich gewaschen."

Ich beeilte mich zu sagen: „Alles klar. Die Füße riechen wunderbar."

Was allerdings nicht ganz den Tatsachen entsprach. Die kleine Lüge entschärfte die Lage aber sofort. Die Gesichtsfarbe der Mutter glich wieder der einer unreifen Tomate und der Tonfall ihrer Stimme pendelte sich wieder in einer normalen Tonlage ein, als sie zu ihrem Bub meinte: „Also Patrick, was du wieder für Sachen erzählst."

Gott sei Dank beharrte Patrick nicht auf seinem Standpunkt, sondern schwieg. Der Vorfall hatte aber positive Konsequenzen. In den folgenden Jahren erschien Patrick immer mit blitzeblanken, tatsächlich frisch gewaschenen Füßen zur Untersuchung.

***

Für große Erheiterung sorgte eines Tages ein circa fünfjähriges Mädchen. Zusammen mit seiner Mutter und dem achtjährigen Bruder saß sie im Untersuchungszimmer. Patient und damit eigentlicher Hauptdarsteller war der Bruder des Mädchens. Doch das sollte sich schnell ändern.

Der Junge lag mit heruntergezogenem Höschen auf der Untersuchungsliege, da ich eine Ultraschalluntersuchung beider Hüften beabsichtigte. Während die junge Mutter entspannt auf ihrem Sessel saß, stand ihre Tochter direkt an der Liege und beobachtete genauestens, was so mit ihrem Brüderchen passierte.

Und da geschah es. Der kleine Piepmatz des Achtjährigen schwoll ob der plötzlichen Freiheit zur Größe eines „Bubenspitzle" an. Ja, selbst in diesem jungen Alter hat man sein „bestes Stück" zuweilen nicht unter Kontrolle. Was jedoch keiner der anderen im Raum anwesenden Personen besonders zur Kenntnis nahm. Die Schwester aber wurde durch die ihr wohl unbekannte Formänderung des Penis in totale Begeisterung versetzt. Es war sicherlich das erste Mal, dass dieser Umstand sie verwirrte, aber hoffentlich nicht das letzte Mal.

Auf den Penis zeigend hüpfte sie um die Liege herum und rief ihrem Bruder zu: „Dein Penis, schau, dein Penis!"

Während der Bruder keinerlei Reaktion zeigte, schmunzelten wir Erwachsenen und konnten ein Loslachen nur mit Mühe unterdrücken. Es war einfach nur süß, mitzuerleben, wie ungezwungen kleine Kinder mit der Sexualität umgehen. Die kleine Prinzessin behielt das Objekt ihres Interesses fest im Auge, bis das Brüderchen es wieder versteckte. Allerdings ohne weitere Kommentare abzugeben.

Ähnliche Erlebnisse hatte ich in den Jahren meiner Praxistätigkeit immer wieder, ganz konkret erinnere ich mich aber leider nur an den oben beschriebenen Fall.

***

Kindersprechstunde war für mich etwas Wunderschönes. Aber auch immer wieder eine Herausforderung. Sind die Kleinen gerade gut drauf? Oder fangen sie das Schreien an, sobald ich das Untersuchungszimmer betrete? Sind sie zickig oder schmollen sie? Oder sitzen sie einfach nur friedlich auf dem Schoß der Mutter und schauen mich neugierig an? Und wie reagieren die jeweiligen Mütter oder Väter in den verschiedenen Situationen? All diese Gedanken schossen mir durch den Kopf, bevor ich das Untersuchungszimmer betrat, in dem meistens Mutter und Kind, manchmal aber auch Vater und Kind oder beide Elternteile saßen.

Sobald ich im Raum war, musste ich die Situation in Sekundenbruchteilen scannen und mich so verhalten, dass ich möglichst die Gunst des Kindes gewann. Wenn das nicht gelingt, hat man als Untersucher ein Problem. Anständige, verwertbare Befunde bei einem Kleinkind zu erheben ist schier unmöglich, wenn es sich auf unterschiedlichste Weise dagegen sträubt. Da unterscheiden sich Babys nicht von Katzen. Wenn sie nicht wollen, geht gar nichts.

Deshalb habe ich im Laufe der Jahre verschiedene Taktiken entwickelt, damit die Kleinen die Prozedur der Untersuchung möglichst problemlos über sich ergehen lassen. Wollte ich zum Beispiel die unteren Extremitäten untersuchen, so bat ich einen Elternteil, zunächst einfach mit ihrem noch voll angezogenen Kind an der Hand durch das Zimmer zu gehen. Das gelang fast immer problemlos. Die gewohnte Hand der Mutter oder des Vaters vermittelte dem Kind Sicherheit und es hatte Zeit, Vertrauen zu mir zu fassen.

Geht man einem Kind dagegen sofort an die Wäsche oder will es anfassen, verfinstert sich der Blick des Kindes in den meisten Fällen und es versucht mit aller Kraft und Entschlossenheit, sich dem Untersucher zu entziehen. Das Ausziehen der kleinen Kinder sollte man tunlichst den Eltern überlassen und nicht selbst Hand anlegen.

Von einer ihnen unbekannten Person angefasst zu werden, mögen die meisten Babys und Kleinkinder verständlicherweise überhaupt nicht. Viele haben noch die Prozedur des Impfens oder anderer unangenehmer Untersuchungen im Hinterkopf. Das Motto lautete also, behutsam vorzugehen. Um Kinderfüße zu untersuchen, musste ich diese aber zwangsläufig anfassen und dazu sollte das Kind entspannt sein und nicht zappeln, verkrampfen oder schreien wie der „Suppenkasper".

Um das zu erreichen, habe ich meine eigene spezielle Taktik entwickelt. Zunächst bitte ich einen Elternteil, dem Kind Schuhe, Strümpfe und Hose auszuziehen. Dabei sitzt das Kind noch auf den Oberschenkeln von Vater oder Mutter und wiegt sich in Sicherheit. Erst dann fasse ich behutsam das rechte Füßchen an und drehe es zunächst langsam und dann schneller hin und her.

„Schau mal, du kannst mit deinem Fuß ja winken", sage ich dann.

Sofort verschwindet das Misstrauen aus den Augen der Kinder und die Gesichter der Kleinen hellen sich auf. Anschließend ergreife ich den linken Fuß und drehe ihn genauso hin und her wie zuvor den rechten.

„Und guck mal, dein anderer Fuß kann ja sogar zurückwinken."

Die Augen der Kleinen fangen an zu strahlen und ich habe ein Kind vor mir sitzen, das mir vertraut und keine Zeichen des Misstrauens mehr zeigt. Nachdem ich noch einige Male abwechselnd den rechten und linken Fuß habe winken lassen, beginne ich erst mit der eigentlichen Untersuchung. In entspannter Atmosphäre kann ich in den meisten Fällen alle Funktionen beider Beine überprüfen, ohne dass die Kleinen auch nur murren.

Förmlich zusehen kann ich auch, wie sich die Eltern von Minute zu Minute mehr entkrampfen, wenn ihr Kind die gesamte Untersuchung über sich ergehen lässt, ohne zu mucken. So gelingt es mir, durch kleine Tricks eine Atmosphäre herzustellen, in der alle Personen im Zimmer entspannt sind. Das sind ideale Voraussetzungen für ein korrektes Untersuchungsergebnis. Und die positive Langzeitwirkung ist enorm. Denn beim nächsten Besuch in der Praxis sind die Kinder von vornherein viel gelöster.

***

Immer wieder erlebte ich im täglichen Praxisalltag Dinge, die einfach nur schön, lustig und erheiternd waren. Diese netten Vorkommnisse waren für mich ungeheuer wichtig, um den in einer Praxis unvermeidlichen Stress besser verarbeiten zu können.

Erzählen möchte ich von einem 16-monatigen blonden Jungen namens Jonas, den seine Mutter mir zur Frage einer Fußerkrankung vorstellte. Nachdem ich Mutter und Kind begrüßt hatte, ohne dass der Junge sich zu einer Äußerung hatte hinreißen lassen, bat ich die junge Mutter, ihrem schweigsamen Knaben Stiefel, Strümpfe und Hose auszuziehen. Auf dem Oberschenkel der Mutter sitzend, schaute der Bub zunächst noch indifferent. Mit jedem Zentimeter, den ich mich ihm vorsichtig näherte, verfinsterte sich sein Gesicht jedoch zunehmend. Seine Unterlippe sank immer tiefer, und ich sah Jonas förmlich an, dass er nur noch abwägte, ob es taktisch klüger war, gleich loszuheulen oder damit noch etwas zu warten. Meine bewährte „linkes Füßchen winkt rechtem Füßchen"-Methode vermochte auch kein Lächeln auf das Gesicht des nach wie vor schweigsamen Kleinkindes zu zaubern.

Ohne einen Laut von sich zu geben, fixierte Jonas mich. Dabei glich sein Mund der Form eines Kleiderbügels. Zögerlich begann ich mit der Untersuchung seiner Füße und Beine, wobei ich jeden Moment mit einem lautstarken Heulkonzert rechnete. Aber zu meiner Überraschung blieb der Junge still sitzen. Kein Laut kam über seine Lippen. Seine Augen verfolgten jedoch aufmerksam jede meiner Handlungen.

Nachdem ich die Beine gründlich untersucht hatte, bat ich die Mutter, mit ihrem Jungen einige Schritte zu laufen. Sie nahm ihr Kind an die Hand und ging mit ihm einige Meter in Richtung Tür. Dort angekommen, machte sie kehrt. Da geschah es. Jonas riss sich von der Hand seiner Mutter los, stürmte mit sicheren Schritten auf mich zu, ergriff meine rechte Hand und sagte mit einem Lächeln auf dem Gesicht laut und deutlich: „Tschüss."

Ich lachte laut und herzhaft los. Jonas Botschaft war bei mir angekommen. Ganz offensichtlich war er der Meinung, dass es mit der Untersuchung nun reichte, und deshalb hatte er sich von mir verabschiedet. Ganz schön keck für einen Jungen in seinem Alter, fand ich.

Jonas Mutter und die im Raum anwesende Helferin konnten sich vor Lachen ebenfalls kaum wieder beruhigen. Und ich hatte gar keine andere Wahl, als die Untersuchung für beendet zu erklären und Mutter und Kind zu entlassen.

***

Nach meinem Umzug in die neue Praxis hatte ich von Anfang an das Bedürfnis, die Räume möglichst freundlich und hell einzurichten. Und den großzügigen Anmeldungsbereich wollte ich unbedingt ansprechender gestalten als in der alten Praxis.

Eine 1,30 Meter hohe, mit Wasser gefüllte Säule war der erste Versuch, die Attraktivität der Praxis im Bereich des Empfangs zu erhöhen. Die Säule hatte einen Durchmesser von 30 Zentimetern und der Boden bestand aus einer schweren Stahlplatte, die die Stabilität der Säule gewährleisten sollte. Bunte Kugeln schwammen in dem Gefäß und wurden von einem Gebläse in Bewegung gehalten.

Die Wassersäule wirkte neben der Anmeldung sehr repräsentativ. Vor allem auf Kinder hatte sie eine unglaubliche Anziehungskraft. Ständig standen sie direkt am Gefäß und drückten sich die Nase platt. Oft blieb es jedoch nicht dabei, sondern sie versuchten, die Bewegungen der schwimmenden Kugeln zu beeinflussen, indem sie an der Säule wackelten. Kritisch wurde es, wenn sich mehrere Kinder gleichzeitig an dem Gefäß zu schaffen machten.

Hatte ich eigentlich gedacht, die Säule wäre schwer genug, um durch solche Manipulationen nicht aus dem Gleichgewicht zu geraten, musste ich meine Einschätzung bereits nach wenigen Wochen revidieren. Schon von Beginn an hatte die am Empfang sitzende Helferin immer wieder dezent eingreifen müssen, um zu verhindern, dass die Säule zum Umsturz gebracht wurde. Einige Male war sie schon gefährlich ins Schwanken geraten und ein größeres Malheur konnte nur im letzten Moment durch das beherzte Eingreifen der einem Nervenzusammenbruch nahen Helferin vermieden werden.

Eines Tages, die Dame am Empfang war gerade mit etwas anderem beschäftigt, gelang einem siebenjährigen, kräftigen Jungen namens Andy dann endlich, was schon viele vor ihm versucht hatten. Unbemerkt von den umstehenden Erwachsenen und vor allem unbeaufsichtigt von seiner Mutter versetzte er das sprudelnde Gefäß solange in Schwingungen, bis es den physikalischen Gesetzen der Schwerkraft folgte. Mit großem Getöse fiel die bis zum Rand mit Wasser gefüllte Säule um und der gesamte Inhalt ergoss sich über den Teppich und die Schuhe der vor der Anmeldung stehenden Patienten.

Einen Moment war Stille, nur Andys Mutter war zu vernehmen, die das Missgeschick ihres Kindes mit den Worten kommentierte: „Oh, Andy, was hast du wieder angestellt?!"

Andy enthielt sich eines Kommentars. Viel zu sehr war er fasziniert von den durch den Flur rollenden Kugeln.

Verletzt wurde zum Glück niemand. Nur nasse Füße und Schuhe waren zu beklagen. Auch Schadenersatzansprüche wurden keine an mich gestellt. Was ja heutzutage eher verwundert. Die faszinierende, sprudelnde Säule habe ich nach diesem Ereignis nicht wieder mit Wasser gefüllt. Noch einmal wollte ich so etwas nicht erleben. Es hätte ja durchaus mehr passieren können.

Stattdessen machte ich sie einem Seniorenheim zum Geschenk, wo sie freudig von den Heimbewohnern entgegengenommen wurde. Dort steht sie bis zum heutigen Tage unbeschadet und sprudelt und blubbert zur Freude der älteren

Leute. Die jetzige Umgebung ist für diese Art von Dekoration wohl doch sehr viel geeigneter als der Anmeldungsbereich einer orthopädischen Praxis.

Trotz dieser schlechten Erfahrung war ich nicht gewillt, meine Vorstellung von einer attraktiven Praxis so schnell aufzugeben. Eines hatte ich aber aus dem Vorfall gelernt. Der nächste Dekorationsartikel würde so aufgestellt werden, dass er für umtriebige Kinder nicht erreichbar sein würde. Auch meine Helferinnen hatten diesen Wunsch sehr eindringlich geäußert.

Deshalb wurde im Laufe der kommenden Jahre jeder Standort, an dem wir planten einen Dekorationsartikel aufzustellen, zunächst intensiv auf seine Kindertauglichkeit getestet. Was sich durchaus bewährt hat. Nasse Füße und andere Unannehmlichkeiten blieben uns dadurch bis heute erspart.

Auch wenn meine Mitarbeiterinnen und ich sehr kinderlieb waren und wir täglich unsere Freude an den fröhlichen Mädchen und Jungen hatten, manchmal konnten einem die wuseligen Kleinen schon den letzten Nerv rauben. Aber das sieht jede Mutter und jeder Vater sicher genauso.

***

Es gab Praxistage, da fühlte ich mich in die Wilhelma, den bei der Stuttgarter Bevölkerung so beliebten Tierpark, versetzt. Und zwar beschlich mich dieses Gefühl immer dann, wenn ich in meinem Sessel sitzend kleine Wesen vergnügt vor mir herlaufen ließ. Dabei handelte es sich um Kleinkinder im Alter von ein bis zwei Jahren, deren Gangbild ich im Auftrag der Eltern oder Omas und Opas überprüfen sollte.

Die Arme zur Stabilisierung weit ausgebreitet, liefen sie mit tapsigen, unsicheren Schritten, manchmal auch an der Hand der Mutter, im Sprechzimmer auf und ab. Meine Freude beim

Anschauen der munteren Knirpse wurde von den anwesenden Müttern übrigens nur selten geteilt. Voller Sorge schauten sie sich ihren Nachwuchs an, wenn er so tollpatschig hin- und herlief.

„Sehen Sie, was ich meine, Herr Doktor", bekam ich darauf meistens zu hören. „Das Kind läuft schrecklich. Selbst meiner Schwiegermutter ist das aufgefallen."

Na, wenn die Schwiegermütter besorgt waren, konnte ja irgendetwas nicht stimmen, oder? In diesen Fällen war die Sorge der Eltern und Angehörigen allerdings fast immer unberechtigt. Ein perfektes Gangbild ist in diesem Lebensalter noch nicht zu erwarten. Deshalb konnte ich bei dem ganzen Schauspiel auch so entspannt in meinem Sessel sitzen. Aber ich verstand natürlich genau, wo das Problem lag und weshalb die Mütter mit ihren Kindern zu mir kamen.

In der Tat ist das Gangbild der Kinder etwas gewöhnungsbedürftig. Mit ihren teilweise erheblichen O-Beinen sind sie einem laufenden Affen nicht unähnlich. Was die Eltern verständlicherweise nicht so lustig finden. Verstärkt wird die merkwürdige Lauferei noch durch eine übermäßige Innendrehung der Hüften und damit der Füße, die beim Erwachsenen zwar pathologisch wäre, im Kindesalter aber physiologisch, also normal ist.

Wenn die Babys dann auch noch an der Hand der Mutter liefen, ähnelte der Gesamteindruck dem eines Schimpansenjungen, der an der Hand des Tierpflegers dem Zoopublikum präsentiert wird. Ein Bild, das regelmäßig tiefe Sorgenfalten in die Gesichter der Eltern zauberte. Mich dagegen erheiterten diese Szenen eher.

Natürlich ließ ich diese Kinder nicht nur durchs Zimmer laufen, sondern unterzog sie noch einer gründlichen Untersuchung ihres gesamten Bewegungsapparates. Fand sich sonst aber kein auffälliger Befund, bestand meine manchmal nicht einfache Aufgabe darin, den Eltern klar zu machen, dass es sich um normale Entwicklungen handelte und ihr Sohn oder ihre Tochter nicht krank waren und es daher keiner Behandlung bedurfte.

Um die verunsicherten Eltern zu beruhigen, waren oft längere Gespräche erforderlich. Zusätzlich vereinbarte ich in der Regel einen Kontrolltermin, was von Vätern und Müttern ausgesprochen positiv aufgenommen wurde.

Die Geschichte zeigt auf, dass die oft merkwürdigen Entwicklungen des menschlichen Körpers vom Baby zum Erwachsenen auf einen medizinischen Laien ziemlich befremdlich wirken können.

***

Ich war immer wieder erstaunt, wie unterschiedlich die Mentalität kleiner Kinder sein kann. Einige schwiegen eisern, während ich sie untersuchte. Auch auf Fragen oder Späße meinerseits reagierten sie nicht, sondern ignorierten mich völlig. Der Umgang mit dieser stillen Spezies gestaltete sich für mich oft schwierig. Denn bei vielen Untersuchungen benötigte ich die Mitarbeit der kleinen Patienten, weil ansonsten eine korrekte Diagnose nicht möglich war.

Gott sei Dank kamen die schweigsamen Kinder nicht allzu häufig vor. Sie konnten mir nämlich manchmal den letzten Nerv rauben und den Eltern auch. Denn deren Aufforderung an ihr Kind, irgendetwas zu sagen oder zu tun, wurde bisweilen genauso ignoriert wie zuvor meine. Es gab Mädchen und Jungen, da versagte jeglicher Trick. Da half es nur, einen neuen Termin mit den Eltern zu vereinbaren, in der Hoffnung, dass es dann besser klappen würde.

Die meisten Kinder waren jedoch aufgeweckt und redselig. Nach kurzer Anlaufphase, in der ich kritisch gemustert wurde, erzählten sie munter drauflos. Vorausgesetzt, ihr Urteil über mich und die Situation fiel positiv aus. Mit der für Kinder typischen Offenheit erzählten oder fragten sie mich etwas. Dabei ergaben sich immer wieder kuriose Situationen.

Unvergessen bleibt mir die Reaktion eines süßen, blonden, zweijährigen Mädchens. Sie war zwar nicht besonders gesprächig, aber sie befolgte alle meine Anweisungen, ohne zu murren. Am Ende der Untersuchung strahlte sie mich mit ihren großen Augen an und fragte: „Hab ich's gut gemacht?"

„Du warst super", antwortete ich ihr. „Besser kann man es nicht machen."

Wie ein Honigkuchenpferd strahlte sie abwechselnd ihre Mutter und mich an, bevor sie meinte: „Ich komme jederzeit wieder zu dir!"

So etwas hörte ich natürlich gerne. Schließlich war es ein Zeichen dafür, dass ich alles richtig gemacht hatte.

Als ebenso witzig empfand ich die Reaktion eines erst 18 Monate alten Jungen, den ich aufgefordert hatte, im Sprechzimmer auf und ab zu laufen. Er befolgte meine Anweisung zunächst ohne Widerspruch und ohne zu zögern. Nachdem er den Raum jedoch einmal durchquert hatte, stellte er sich breitbeinig vor mich hin und meinte trotzig: „Tschüss." So nach dem Motto: „Jetzt reicht's mir, ich gehe."

Eine dermaßen eindeutige Willensäußerung aus dem Mund eines anderthalbjährigen Kindes ließ mich perplex schweigen. Und auch die Mutter hatte alle Mühe, ihren Jungen zum Bleiben zu überreden.

***

Es scheint mir ein Phänomen unserer Zeit zu sein: essende und trinkende Kinder! Auf der Straße, im Bus, im Zoo, im Supermarkt und, wie kann es anders sein, auch in der Praxis. Über die Gründe hierfür kann ich nur spekulieren. Meine ganz persönliche Meinung ist, dass die Kinder durch allerlei verschiedene Süßigkeiten, Getränke und andere Leckerbissen beruhigt und zufriedengestellt werden sollen.

Ich möchte hier jedoch keine Ursachenforschung betreiben, denn letztlich ist es nicht mein Problem. Trotzdem irritieren und amüsieren mich diese Vorgänge bis auf den heutigen Tag.

Nicht besonders lustig fanden meine Helferinnen und ich es, wenn diese Zwischenmahlzeiten in unseren Praxisräumen stattfanden. Zum Glück gab es keine Eisdiele in nächster Nähe. Aber es reichte auch so. Immer wieder betraten Kinder an einem Leckerbissen knabbernd die Praxis. Weit häufiger wurde der Picknickkorb allerdings erst im Wartezimmer geöffnet. In Erwartung einer längeren Wartezeit wurden Brote, Getränke und, mit Vorliebe, Waffeln und Kekse herausgekramt. So konnte die Essensausgabe einfach und problemlos beginnen. Begierig und scheinbar ausgehungert stürzte sich der Nachwuchs umgehend auf die dargebotenen Köstlichkeiten. Ohne Rücksicht auf das Umfeld.

Der natürliche Bewegungsdrang der Kleinen sorgte schnell für eine großflächige Verteilung der herabfallenden Speisereste im gesamten Wartezimmer. Oft sah es dort aus wie unter einem winterlichen Vogelhäuschen, das rege von hungrigen Vögeln frequentiert wird. Wenn die Kinder aus dem Wartezimmer ins Untersuchungszimmer geholt wurden, bevor sie ihre Mahlzeit beendet hatten, konnten wir ihre Spur ohne Mühe verfolgen.

Ähnlich wie bei einer Schnitzeljagd verteilten sich die Keksreste hinter den Kindern auf dem Flur bis ins Sprechzimmer, was regelmäßig wahre Begeisterungsstürme bei meinen Helferinnen auslöste. Denn Staubsaugen gehörte eindeutig nicht zu ihren favorisierten Tätigkeiten.

Selbst wenn ich das Untersuchungszimmer betrat, saßen die Kinder häufig noch kauend, mit verklärtem Gesicht und vollen Backen wie ein Hamster im Herbst, auf dem Schoß eines Elternteiles. Und die Brösel auf dem Fußboden belegten anschaulich, dass der Raum schon mindestens 30 Sekunden als Esszimmer benutzt wurde.

Wiederholte Überlegungen meiner Helferinnen, wie sie das Phänomen der „Bröselnden Kinder" ohne Staubsauger in den Griff bekommen könnten, waren bislang erfolglos. Der Vorschlag einer Helferin, einen Schwarm Spatzen anzuschaffen, wurde nach reiflicher Überlegung wieder verworfen.

∗∗∗

Säuglinge! Über sie ließe sich ein extra Buch schreiben. So manches Mal haben sie mich in Verlegenheit gebracht. Eine völlig unberechenbare Spezies. Strampeln, weinen, lachen, verdaute Karotten, schluchzen, schreien, brummen, pinkeln, stöhnen. Alles gehörte zu ihrem Repertoire. In der Praxis erforderte der Umgang mit den kleinen, süßen Monstern eine besondere Logistik. Das begann schon damit, dass sie oder aber die Mütter nicht gerne warteten. Im Interesse aller Beteiligten versuchten wir also, die Wartezeiten so gering wie möglich zu halten, da sonst das große Schreien losging. So manches Baby hatte Appetit auf die leckere Brust der Mutter, das nächste Hunger auf farbechten Karottensaft, wieder eins hatte die Nase bzw. den Hintern voll von nassen Windeln und manche hatten einfach nur Lust zu knören.

Trotz dieser Widrigkeiten waren Säuglinge bei allen Mitarbeitern und mir immer willkommen und gern gesehen. Da es in der normalen Sprechstunde immer zu Verzögerungen kommen konnte, hatten wir für die Säuglinge eine Spezialsprechstunde eingeführt. Der Freitagnachmittag war reserviert für die kleinen Windelpupser. Für uns der wunderbare Abschluss einer Arbeitswoche, nicht nur weil das Wochenende vor der

Tür stand, sondern auch weil wir uns alle auf die Kinder freuten.

Im Vordergrund stand an diesem Nachmittag die Vorsorgeuntersuchung der Säuglingshüften. Abgeklärt wurde, ob die Hüften normal angelegt waren oder ob die Babys für einige Wochen oder Monate mit einer Spreizhose versorgt werden mussten. Zunächst überprüfte ich mit den Händen die Funktion der Hüften, anschließend erfolgte eine Ultraschalluntersuchung. Da die Beweglichkeit einer Säuglingshüfte noch sehr viel besser ist als beim Erwachsenen, sah es für einen Außenstehenden oft beängstigend aus, wenn ich an den kleinen Beinchen drehte.

Im Allgemeinen waren die Säuglinge recht friedlich und ließen die Gymnastik gelassen über sich ergehen. Einige schrien aber auch, was die Kehle hergab, sodass es einiger Mühe bedurfte, den Eltern zu erklären, dass die Untersuchung nicht schmerzhaft war, sondern die Babys nur ihren Unmut darüber äußerten, dass die Gelenke gegen ihren Willen bewegt wurden.

Das Drehen der Hüften barg aber ein ganz anderes Risiko. Es war alles andere als ungefährlich! Aber nicht für die Säuglinge. Nein, sondern für mich!

„Endlich mal die lästige Windel los", dachten die Babys und nutzten so manches Mal die willkommene Freiheit, um sich voller Schadenfreude an mir zu rächen. „Dem Doktor werd ich's zeigen. An meinen Beinen dreht mir keiner einfach so rum."

Mit Begeisterung pinkelten sie spontan los. Und zwar mit Vorliebe genau in meine Richtung. Wobei die Buben aufgrund ihrer Ausstattung deutlich gefährlicher waren. Es gab Tage, da musste ich mehrere neue T-Shirts und Hosen anziehen. Ich war also gut beraten, immer einen großen Vorrat an frischen Klamotten im Schrank zu haben.

Meiner Erfahrung nach spielte das Wetter bei den Aktivitäten der Babys eine bedeutsame Rolle. Im Sommer, vor allem wenn es schwülwarm war, gebärdeten sich die Kleinen häufig unberechenbar und schienen besonders motiviert, es dem Doktor heimzuzahlen, indem sie ihrer Blase freien Lauf ließen.

Ich hatte mit den Jahren dazugelernt und gewisse Schutzmechanismen entwickelt, die mich in den meisten Fällen trocken davonkommen ließen. Klappte aber leider nicht immer. Der eine oder andere Säugling schaffte es dennoch, mich auszutricksen. Eine Sekunde der Unaufmerksamkeit reichte und schon traf mich der feuchtwarme Strahl.

LUSTIGES UND MAKABERES

Manche Tage meiner Praxisarbeit waren geprägt von Ärger oder Verdruss. Ein Grund hierfür war die von Jahr zu Jahr zunehmende Bürokratie, die einen wachsenden Teil der täglichen Arbeitszeit beanspruchte. Der Qualitäts- und Zertifizierungswahn kam so richtig ins Rollen.

So verging zum Beispiel kaum ein Monat, ohne dass ich nicht von irgendeiner Behörde aufgefordert wurde, Unterlagen von Röntgen- und Ultraschalluntersuchungen zum Zwecke der Qualitätskontrolle einzuschicken. Zusätzlich musste ich auch alle in der Praxis vorhandenen elektrischen Geräte mindestens einmal pro Jahr überprüfen lassen. Von der OP-Leuchte über die elektrisch höhenverstellbare Liege bis hin zum Reizstromgerät.

Das Heraussuchen der angeforderten Unterlagen war ausgesprochen zeitaufwändig. Hatte ich die Bilder mit den dazugehörigen Kommentaren dann endlich zusammen und an die Behörde geschickt, war das Thema damit noch nicht erledigt. Das eigentliche Highlight stand mir noch bevor. Einige Wochen später flatterte mir nämlich die deftige Rechnung über die erfolgte Qualitätskontrolle ins Haus. Von dem Stundensatz, der mir dabei in Rechnung gestellt wurde, konnte ich nur träumen.

Gegen gelegentliche Kontrollen zum Zwecke der Qualitätssicherung hätte ich ganz gewiss nichts einzuwenden gehabt. Aber die Häufigkeit und mein Eindruck, dass die Behörden nicht kooperierten, sondern jeder sein „eigenes Süppchen kochte", trieben mir oft die Zornesröte ins Gesicht. Wie ist es sonst zu erklären, dass zum Beispiel die Röntgenaufnahmen mal von der einen und mal von der anderen Kontrollbehörde angefordert wurden?

Für eine getrübte Stimmung konnten auch Patienten sorgen, deren Anspruchshaltung in abstrusen Höhen angesiedelt war. Was Gott sei Dank nur selten vorkam. Es gab jedoch immer wieder extrem penetrante Exemplare, für die der Begriff Solidargemeinschaft ein Fremdwort war. Die Tür hinter sich zuknallend verließen sie bisweilen die Praxis, wenn wir ihre egoistischen Wünsche nicht erfüllt hatten.

Letztlich überwogen aber die erfreulichen Erlebnisse. Und das war entscheidend, um nicht auf Dauer zum Griesgram zu werden. Die vielen netten Gespräche mit freundlichen Patienten und die Freude, jemandem helfen zu können, machten mir jeden Tag aufs Neue klar, dass ich den für mich richtigen Beruf ergriffen hatte.

Vor einiger Zeit hatte ich eines dieser erheiternden Erlebnisse, über das ich noch heute schmunzeln muss. Nach der Mittagspause eilte ich, aus der Tiefgarage kommend, die Treppe hinauf, die in den riesigen Vorraum vor meiner Praxis führte. Schon von Weitem sah ich eine lange Menschenschlange, die bis weit vor den Eingang reichte. Mich traf fast der Schlag. Unmöglich waren zu Beginn der Sprechstunde dermaßen viele Leute gleichzeitig bestellt. Wie sich später herausstellte, hatten die meisten keinen Termin. Aber egal, ich war auf jeden Fall gezwungen, mir einen Weg durch die in Zweierreihe stehenden Menschen zu bahnen, um mein Sprechzimmer zu erreichen.

„Würden Sie mich bitte durchlassen", bat ich die Wartenden am Ende der Schlange.

Bereitwillig wurde mir Platz gemacht und ich zwängte mich zwischen den Patienten hindurch in Richtung Anmeldung. Plötzlich war eine forsche Männerstimme laut und deutlich zu vernehmen: „Hallo, Sie! Nur nicht drängeln. Schön hinten anstellen!"

Erstaunt hielt ich einen Moment inne und antwortete dann belustigt: „Ich stelle mich gerne hinten an. Wenn Sie mich jedoch durchlassen, kann ich mit der Sprechstunde sehr viel schneller beginnen."

Die umstehenden Menschen, die mich fast alle kannten, brachen daraufhin in lautes Gelächter aus. Der hochgewachsene junge Mann begriff meine Antwort nicht sofort, errötete allerdings gleich darauf wie bei seinem ersten Rendezvous. Er starrte mich verlegen an, brachte jedoch kein Wort heraus. Gut gelaunt kämpfte ich mich, das Lachen der Patienten noch in den Ohren, bis zu meinem Zimmer durch.

Wie sich später herausstellte, kannte der junge Mann mich nicht, da er zum ersten Mal in der Praxis war. Und da ich Straßenkleidung trug, hatte er nicht erkannt, dass ich der Doktor war, zu dem er in die Sprechstunde wollte. Demzufolge hatte er reagiert wie in der Warteschlange vor einer Supermarktkasse.

In bester Stimmung begann ich mit der Sprechstunde. Gespannt war ich auf den jungen Mann. Ob er noch irgendetwas sagen würde? Als ich ihm eine halbe Stunde später gegenüberstand, stammelte er tatsächlich irgendetwas von einer Entschuldigung. Da ich merkte, wie peinlich es ihm war, antwortete ich, ihn anlächelnd: „Das ist kein Problem. Schließlich kannten Sie mich doch nicht. Und außerdem haben Sie zum Stressabbau bei den übrigen Wartenden beigetragen."

Was tatsächlich so war. Im Wartezimmer herrschte an diesem Nachmittag trotz der vielen Patienten eine geduldige und entspannte Atmosphäre. Erlebnisse dieser Art erleichterten mir und meinen Helferinnen die tägliche, oftmals stressige Arbeit immer wieder. Lachen war schon immer eine gute und dazu noch kostenlose Medizin.

***

Patienten können in der heutigen Zeit erwarten, dass sie in einer Facharztpraxis nicht stundenlang warten müssen, bevor sie den Doktor zu sehen bekommen. Zumindest wenn sie sich angemeldet haben. Wenn jemand ohne Termin kommt, sollte er allerdings eine gewisse Wartezeit einkalkulieren, denn natürlich haben die Patienten mit Termin Vorrang vor denen, die spontan an der Anmeldung stehen.

In der Regel konnte ein Patient in meiner Praxis davon ausgehen, dass er nicht allzu viel Zeit mit Warten verbringen musste. Trotzdem war mein Wartezimmer patientenfreundlich eingerichtet. Es gab eine Spielecke für Kinder, praxisinterne Informationen lagen aus und natürlich ausreichend aktuelle Zeitschriften.

Im Laufe der Jahre stellte ich fest, dass so manches Heft ohne Rücksprache den Besitzer wechselte. Nun war das nicht wirklich tragisch, da die meisten Illustrierten ja wöchentlich erschienen und die veralteten dann sowieso entfernt wurden. Aber etwas befremdlich fand ich es dennoch. Ärgerlicher war es schon bei den Zeitschriften, die nur zweiwöchentlich oder monatlich erschienen. Aber was sollte ich machen? Letztendlich habe ich akzeptieren müssen, dass sich der Bestand des Lesezirkels kontinuierlich verringerte.

Irgendwann kam ich ins Grübeln und überlegte, ob ich das Phänomen nicht auch zu meinem Vorteil nutzen könnte. Die zündende Idee kam mir, als ich mal wieder meine überquellende private Bibliothek aussortierte. Wie immer waren viele Bücher dabei, die ich zwar nicht mehr benötigte, die aber ansonsten gut erhalten waren und für andere Leute durchaus interessant sein konnten. Und manche Exemplare waren fast zu schade zum Wegwerfen.

Plötzlich fiel es mir wie Schuppen von den Augen. Ich könnte die aussortieren Bücher doch im Wartezimmer auslegen. Sogleich besorgte ich mir eine nette Holzkiste, machte ein Schildchen mit dem Vermerk „zum Mitnehmen" drauf und stellte das Ganze als Versuchsballon ins Wartezimmer. Was würde passieren? Ich war gespannt.

Die Antwort erhielt ich schon nach wenigen Tagen. Meine aufgestellte Bücherkiste war leer. Sämtliche Bücher hatten eine Liebhaberin oder einen Liebhaber gefunden. Hocherfreut, die Bücher losgeworden zu sein, ohne sie wegwerfen zu müssen, was ich ungern tue, füllte ich die Kiste erneut mit meinen aussortierten Büchern auf. Und wieder war die Kiste nach einer Woche leer. Seither habe ich dieses erfolgreiche Modell regelmäßig angewendet. Alle Bücher, die ich nicht mehr brauchte, wanderten in die Wartezimmerkiste. Wie ich meine, zum Nutzen aller.

Es wurde nun Zeit, mein Projekt zu vervollkommnen. Die nicht mehr aktuellen Illustrierten hatte ich bislang im Papiercontainer entsorgt. Ließ sich der wöchentliche Weg dorthin nicht vermeiden? Doch, ließ er! Von nun an ließ ich eine Helferin die veralteten Zeitschriften einmal wöchentlich auf das vor der Praxis stehende Sofa legen. Eine spezielle Kiste oder der Hinweis „zum Mitnehmen" war hier gar nicht erforderlich. Die Zeitungen verschwanden auch so wie durch Zauberhand.

Ich empfand das gesamte System als überaus erfolgreich. Ich wurde meine alten Bücher los, gleichzeitig ersparte ich mir den Weg zum Papiercontainer und die Patienten wurden mit Lektüre versorgt, die sie sich sonst möglicherweise nicht gekauft hätten. Also habe ich durch mein Modell das Bildungsniveau der Bevölkerung angehoben. Das dürfte doch kein Fehler gewesen sein.

Ein weiterer positiver Effekt bestand darin, dass kaum noch aktuelle Zeitschriften entwendet wurden. Die vor der Praxis liegenden Illustrierten konnten das Bedürfnis der Patienten nach Information wohl ausreichend befriedigen.

**

Die 72-jährige gepflegte Frau saß unruhig vor mir und wartete gespannt auf das Ergebnis ihrer kurz zuvor durchgeführten Knochendichtemessung zur Frage einer Osteoporose.

„Ihre Werte sind etwas zu niedrig", begann ich unseren Dialog. „Sie sollten in Zukunft Ihre Ernährung daraufhin überprüfen, ob Sie genügend Calcium zu sich nehmen."

Die Patientin schaute mich fragend an. Ich überreichte ihr daraufhin einen Informationsbogen und begann damit, ihr die wichtigsten Dinge zur richtigen Ernährung bei einer Osteoporose zu erläutern. Als wir im Gespräch auf das Thema Milch kamen, sprang die rüstige Dame entsetzt auf.

„Milch trinke ich keine. Die verursacht Alzheimer! Meine Mutter hat das gehabt und sie hat deshalb ihre ‚Extremitäten' häufig in den Kochtopf gesteckt."

Hatte ich jetzt richtig gehört? Da ich aber bislang noch nie etwas an den Ohren gehabt hatte, schluckte ich zunächst dreimal, um das Gehörte zu verdauen. Denn zusätzlich zum Gesagten unterstrich die Rentnerin ihre Worte durch eindeutige Gesten. Insofern begriff ich sofort, dass ihre Mutter nicht ihre „Extremitäten", also ihre Beine, in den Kochtopf geworfen hatte, sondern ihre Exkremente. Der Irrtum der Tochter machte die Sache aber auch nicht weniger peinlich.

Ich reagierte mit eisigem Schweigen und tat, als wenn ich nicht verstanden hätte. Davon abgesehen wäre mir zu diesem Thema auch wirklich nichts eingefallen. Das Thema Milchverzehr gleich Alzheimer habe ich ebenso ignoriert. Eine Diskussion hierüber erschien mir wenig erfolgversprechend.

***

In der Haut des orthopädischen Schuhmachers wollte ich nicht gesteckt haben, als er von einer 80-jährigen, eigentlich ganz friedlich ausschauenden, rüstigen Rentnerin mit den von ihm gefertigten Einlagen Auge in Auge konfrontiert wurde. Eben diese Dame saß jetzt mit geröteten Wangen vor mir und erzählte mir ihre Geschichte brühwarm. Auch jetzt funkelten ihre Augen zornig.

„Am liebsten hätte ich dem Schuhmacher die Einlagen um die Ohren gehauen", meinte sie erregt. „Er kann froh sein, dass ich sie ihm nur auf die Theke geknallt habe."

Die energische Frau hatte bei mir einen Termin, weil ich mir die Schuheinlagen anschauen wollte, die ich ihr einige Wochen zuvor wegen eines Senk-Spreizfußes mit Fersensporn verordnet hatte. Diese Einlagen hatte sie aber nicht dabei. Denn sie befanden sich immer noch beim Schuhmacher, dem sie sie zwar voller Unzufriedenheit hingebracht hatte, weil sie ihr zu dick waren, abgeholt hatte sie die geänderten Einlagen dann aber nicht mehr. Dementsprechend hatten sich ihre Fußschmerzen logischerweise nicht gebessert.

Mühsam versuchte ich der Patientin den Zusammenhang zwischen ihren Schmerzen und der Notwendigkeit des Tragens von Einlagen klar zu machen. Mit nur mäßigem Erfolg, so schien mir. Nur unter Aufwendung meines ganzen Charmes konnte ich sie dazu überreden, die vom Schuhmacher geänderten Einlagen in den kommenden Tagen doch noch abzuholen.

Ob sie meiner Empfehlung gefolgt ist, kann ich nicht sagen. Ich sah sie nie wieder.

***

In über 30 Jahren Praxistätigkeit waren auch bei mir viele Arbeitsabläufe zur Routine geworden. So wie wohl in fast allen Berufen. Aber langweilig, nein, langweilig ist es bei mir nie zugegangen. Der Praxisalltag wurde eigentlich ständig unterbrochen von Ereignissen, die mal lustig und erfreulich, dann aber auch wieder ärgerlich oder unangenehm waren.

An einem Aschermittwoch begab sich eine 49-jährige verheiratete Dame wegen Nackenbeschwerden in meine Behandlung. Die Muskulatur im gesamten Hals- und Brustwirbelsäulenbereich war verhärtet und diffus druckschmerzhaft. Da ich die Frau schon seit Jahren kannte und sie mir außerdem als lockerer, unkomplizierter Typ in Erinnerung war, gestattete ich mir die Frage, ob sie den Fasching zu ausgelassen gefeiert habe.

Offensichtlich erheitert ob dieser Vorstellung gab sie mir spontan zur Antwort: „Nein, nein. Ich war gar nicht feiern. Wenn ich mal weggehen würde, käme ich garantiert nicht wieder!"

Ich wusste zwar nicht genau, wie ich das interpretieren sollte, ein Schmunzeln konnte ich mir aber nicht verkneifen.

Immer wieder schaudern ließ mich ein Spruch, den ich regelmäßig zu hören bekam, dem ich aber nicht viel abgewinnen konnte.

Gefragt nach der Intensität ihrer Schmerzen oder Beschwerden bekam ich sowohl von Frauen als auch von Männern häufig zur Antwort: „Ich glaube, ich muss notgeschlachtet werden."

Noch weniger lustig fand ich die Worte, die ich von einer 45-jährigen, etwas dicklichen Bäuerin zu hören bekam. Sie war wegen zweier Bandscheibenvorfälle der Lendenwirbelsäule in meiner Behandlung und es war ihr anzusehen, dass sie richtig abgeschafft war. Sie hatte schon jahrelang Rückenschmerzen, doch jetzt waren sie unerträglich geworden.

Nach Abschluss der Untersuchungen besprach ich die Befunde mit ihr und riet ihr, die Wirbelsäule in Zukunft nicht mehr so stark zu belasten: „Sie sollten auf Dauer nicht mehr so schwer heben, wie Sie es bislang getan haben, sonst ist Ihre Wirbelsäule in Kürze völlig kaputt. Und vermeiden Sie unbedingt häufiges Bücken."

Die bemitleidenswerte Bäuerin schaute mich entgeistert an. „Herr Doktor, das wird nicht klappen. Ich sage meinem Mann schon seit Jahren, dass ich nicht schwer heben kann, weil mir der Rücken dann weh tut. Aber er hat mich immer nur verseckelt, weil ich so fett bin."

Ungläubig schaute ich die 45-jährige Patientin an. Dass sie es daheim nicht leicht hatte, glaubte ich ihr sofort. Denn die in der Mitte des Lebens stehende Frau hatte den Habitus einer 70-jährigen. Zugleich musterte ich sie unwillkürlich auf blaue Flecke. Denn, obwohl ich schon ein halber Schwabe geworden war, das Wort „verseckeln" hatte ich noch nie gehört. Irgendwie dachte ich, dass es etwas mit verprügeln zu tun hätte. Was sich aber Gott sei Dank nicht bestätigte.

Ich fragte anschließend nämlich meine langjährige Helferin Anja und sie klärte mich auf: „Nein, mit Prügeln hat das Wort nichts zu tun. Es bedeutet viel mehr: jemanden auf den Arm nehmen."

Na, dann war der armen Frau ja wenigstens körperliche Gewalt erspart geblieben.

Manche Ereignisse bedurften aber auch keiner Worte. So hatte ich mal einen 65-jährigen Italiener vor mir sitzen, der während des gesamten Gespräches ein Kaugummi geräuschvoll von einer Backe in die andere schob. Laut schmatzend stand er mir Rede und Antwort. Nach dem Motto: „Sie hören den Landfunk. Es spricht das Schwein persönlich!"

Ich musste mich schon sehr beherrschen, um meinem Gegenüber nicht eine Rübe zwischen die Zähne zu schieben. Falls er nochmal so schmatzend vor mir sitzen würde, würde ich mich nicht mehr zurückhalten. Das hatte ich mir fest vorgenommen. Dann würde ich ihm meine Meinung ungeschminkt kundtun.

Für regelmäßige Heiterkeit sorgten Patienten, die nach einer Injektion oder Infusion noch eine Weile ruhen mussten. Diese Ruhezeiten waren erforderlich, da es bei der Anwendung bestimmter Medikamente zu unerwünschten Nebenwirkungen kommen kann. Die betroffenen Patienten wurden also informiert, dass sie eine Zeitlang liegen mussten, um sicherzugehen, dass keine Komplikationen auftraten.

Für diesen Zweck hatten wir Ruheräume, die mit bequemen Liegen ausgestattet waren (das war meine Meinung, meine Helferinnen behaupteten das Gegenteil). Die Räume hatten zwei Zugänge. Einer führte in den Bereich, in dem sich die Helferinnen aufhielten, durch den anderen gelangte man direkt auf den Flur der Praxis. Die Tür zum Flur wurde von einer Helferin von innen abgeschlossen, sobald der Patient lag. Denn schließlich sollte nicht versehentlich ein Fremder den Raum vom Flur her betreten können.

Wir versorgten den Patienten mit Lektüre und baten ihn, solange liegen zu bleiben, bis wir ihm Bescheid geben würden. Und für den Notfall bekam er eine kleine Klingel in die Hand gedrückt.

In den meisten Fällen klappte die Sache auch tadellos. Die Patienten konnten sich ausruhen oder einer Illustrierten widmen, die sie schon lange mal lesen wollten. Und in regelmäßigen Abständen schaute eine Helferin nach ihnen und kümmerte sich um ihr Wohlbefinden. Die meisten Damen und Herren genossen es, dass sie zu einer Zwangspause verdonnert waren. Es gab jedoch auch die hibbeligen Typen, die alle fünf Minuten das Glöckchen erklingen ließen, um zu fragen, wie lange sie denn noch liegen müssten. Aber da blieben meine Damen eisern. Selbst den Nervigsten unter ihnen räumten sie keine Verkürzung der Ruhezeit ein.

Erst nach Ablauf der Ruhezeit halfen wir den Patienten dann beim Aufstehen und gleichzeitig wurde ihnen die zum Flur führende Tür von uns wieder aufgeschlossen. Problematischer verlief die Geschichte bisweilen, wenn die Damen oder Herren von sich aus aufstanden. Einige, weil sie sich heimlich vorzeitig aus dem Staub machen wollten, andere, weil sie die Zeit sekundengenau gestoppt hatten und die Helferin nach 30 Minuten gerade mit etwas Anderem beschäftigt war. Dann konnte es zu geringfügigen zeitlichen Verschiebungen kommen.

Unsere Aufmerksamkeit wurde in diesen Fällen häufig durch undefinierbare Geräusche, die aus dem Ruheraum erklangen, auf eben diesen gelenkt. Anfangs stürmte noch eine Mitarbeiterin oder ich in das Zimmer, in der Sorge, dem Patienten sei etwas zugestoßen. Doch bereits nach einigen Wochen sahen wir die Sache sehr viel gelassener. Denn das Schauspiel, das uns im Zimmer erwartete, wiederholte sich mit großer Regelmäßigkeit: ein ungeduldig an der Ausgangstür zum Flur rüttelnder Patient! So mancher gebärdete sich, als sei ihm ein hungriger Tiger auf den Fersen. Dabei wäre es doch so einfach gewesen, die Tür zu öffnen. Man brauchte nur den Drehknopf nach links drehen – und schwups: Schon ließ sich die Tür öffnen, ohne sie gewaltsam aus den Angeln reißen zu müssen.

Ich möchte noch betonen, dass es sich um kein ungewöhnliches oder extravagantes Türschloss handelte. Nein, diese Art von Schlössern findet sich auf fast jedem WC und ist bekanntlich in seiner einfachen Konstruktion kaum zu übertreffen. Insofern hätte es auch keinen Sinn gemacht, das Schloss gegen ein anderes auszutauschen.

Übrigens haben Schloss und Tür über viele Jahre alle noch so ruppigen Misshandlungen unbeschadet überstanden. Auf deutsche Wertarbeit ist eben doch noch Verlass.

***

Fortbildung war und ist für jeden Arzt ein absolutes Muss. Die Medizin entwickelt sich so rasant, dass man als Arzt ansonsten innerhalb weniger Jahre nicht mehr auf der Höhe des Geschehens ist. Und das wäre fatal. Für alle Beteiligten.

Diese Tatsache hat auch die Politik erkannt und uns Ärzten bereits seit vielen Jahren eine Fortbildungspflicht aufs Auge gedrückt. Während die Weiterbildung früher völlig freiwillig war, muss heute jeder ärztlich tätige Kollege innerhalb von fünf Jahren 250 Stunden vorweisen, in denen er sich zumindest bemüht hat, seinen geistigen Horizont zu erweitern. Bei Nichtbeachtung dieser Vorschrift sind strenge Sanktionen vorgesehen.

Auch ich habe regelmäßig meine Pflichtstunden absolviert und darüber hinaus viele Seminare und Kongresse besucht. Nicht nur, um auf dem Laufenden zu bleiben, sondern auch aus Interesse an der Medizin. So war einerseits gewährleistet, dass ich meine Patienten adäquat beraten und behandeln konnte, und andererseits wurde meine Neugier befriedigt. Denn Medizin ist spannender als jeder Kriminalroman und fasziniert mich immer wieder aufs Neue.

Ich habe in all den Jahren spannende und weniger interessante Fortbildungen besucht. Manche Dozenten verstanden es, ihr Publikum so zu fesseln, dass es im Saal mucksmäuschenstill war. Aber in einem anderen Punkt ähnelten sich alle Veranstaltungen. Wenn das Hirn des wissensbegierigen Publikums mehrere Stunden ausgiebig gefüttert worden war, wurde es Zeit, den zweiten Programmpunkt anzugehen: den Gedankenaustausch mit den anwesenden Kollegen im Rahmen eines gepflegten Abendessens. Was durchaus seine Berechtigung hatte. Denn der Austausch mit Bekannten und Freunden war mitunter genauso wichtig wie die Befriedigung der leiblichen Lust.

Spätestens jetzt hatte jeder Anwesende wach zu sein. Denn das Buffet war kein Selbstläufer. Da hieß es, auf Trab zu sein, wenn man nicht erleben wollte, wie die begehrten Köstlichkeiten einem vor der Nase abgeräumt wurden. Schließlich war es ärgerlich und frustrierend, wenn einem der köstlich duftende Schweinebraten, den man schon seit zehn Minuten fixiert hatte, direkt von der Vorderfrau oder dem Vordermann weggeschnappt wurde.

Übrigens konnten auch Frauen bei diesem Gerangel in der Warteschlange vor dem Buffet erstaunliche Kräfte entwickeln und recht trickreich sein. Sie drängelten sich zum Beispiel vor, indem sie so taten, als sei der unscheinbare Mann am Anfang der Warteschlange ihr ach so geliebter Ehemann. Als Dahinterstehender und Mann von Welt hatte man natürlich Verständnis für die traute Zweisamkeit, auch wenn einem selbst der Speichel schon an der Oberkante der Unterlippe stand. Aber irgendwie ließ mich das Problem des Gedrängels am Buffet nicht ruhen. War dieses logistische Problem nicht irgendwie zu lösen? Doch meine ganze Grübelei brachte mich einer Lösung nicht näher.

Erst bei einem Silvesteressen vor einigen Jahren, bei dem es ziemlich brachial zuging, entdeckte ich eine Lösung, die seither bei mir zur Anwendung kommt. Als ich nämlich mit einer Languste, die meinen ganzen Körpereinsatz erfordert hatte, um sie noch zu ergattern, an den Tisch zurückkam, saß dort ein Ehepaar ganz entspannt und konsumierte in aller Ruhe Teile vom Dessert.

„Ja, das machen wir schon lange so", sagte der Mann, als er merkte, wie ich auf seinen Teller starrte.

„Das ist antizyklisches Verhalten", fuhr er fort, „es hat sich bestens bewährt. Seither genießen wir die Buffets ohne Stress."

Allein vor dem unberührten Dessertbuffet stehend, hatten sie sich ohne Stress alle Leckereien aussuchen können, die ihr Magen begehrte. Welch grandiose Idee! Das würde ich mit Sicherheit bei passender Gelegenheit testen.

Es funktionierte tatsächlich, wie ich seither immer wieder ausprobiert habe. Beginnt man mit dem Dessert, blickt das Auge auf Köstlichkeiten, die noch unversehrt sind und nicht den Eindruck vermitteln, als sei zuvor schon ein Heer von Spatzen am Werk gewesen. Die unangeschnittenen Torten stehen noch aufrecht, die dunkelrote Kirschsoße ist noch in der Schale und nicht auf der weißen Tischdecke verteilt und die Mandarinenscheibe auf dem Käsehäppchen ist auch noch vorhanden.

Probieren Sie es doch einmal aus. Aber bitte nicht alle! Sonst habe ich wieder das ursprüngliche Problem und muss in Zukunft wieder mit dem Hauptgang beginnen.

Sollten Sie Bedenken haben, meinen Vorschlag auszuprobieren, weil sie befürchten, dass Sie vom Hauptgang nichts mehr abbekommen, so kann ich Sie beruhigen. Das Gegenteil wird der Fall sein. Bis Sie nämlich mit der Nachspeise fertig sind, ist am Hauptspeisenbuffet Ruhe eingekehrt und Sie können in aller Gelassenheit aus der Vielfalt der Speisenpalette wählen. Meistens sind alle Leckereien wieder vorhanden, denn die zuvor leergeräumten Fleisch- und Gemüsetöpfe werden in der Regel wieder aufgefüllt.

Also: „Bon Appetit" beim nächsten Buffet! Und hoffentlich ohne Stress.

PRAXISINTERNA

Was wäre eine Praxis ohne Helferinnen? Die Antwort ist einfach: ein hilflos inmitten seiner Räumlichkeiten umherirrender Doktor! Die oft im Hintergrund agierenden Damen, quasi Heinzelmänner, in meinem Fall also ausschließlich Heinzelfrauen, sorgten bei mir für einen möglichst reibungslosen Praxisablauf. Das gelang natürlich nicht immer perfekt, aber ich kann nach all den Jahren mit Fug und Recht behaupten, dass wir uns immer sehr bemüht haben.

Im Regelfall empfingen meine Helferinnen die Patienten freundlich an der Anmeldung. Sie nahmen Telefonate entgegen. Sie schirmten mich vor Störungen jeglicher Art ab. Sie bedienten viele medizinische Geräte, stellten die unterschiedlichsten Bescheinigungen und Rezepte aus und übernahmen die Patienten wieder, nachdem sie das Sprech- oder Behandlungszimmer verlassen hatten, um ihnen nochmals in aller Seelenruhe die Dinge zu erläutern, die ich ihnen gerade zuvor bereits erklärt hatte.

Von einer optimalen Arzthelferin erwartete ich eine schnelle Auffassungsgabe, flinkes Arbeiten und überlegtes Handeln in jeder, aber auch wirklich jeder Situation. Und natürlich hatten sie immer bestens gelaunt und ausgeglichen genug zu sein, um die Stimmungsschwankungen ihres Chefs abzupuffern.

Geduldig mussten sie sich Beschwerden von unzufriedenen Patienten anhören, ohne sich provozieren lassen zu dürfen. Mich wiederum trieben sie zur Eile an, wenn das Wartezimmer aus allen Fugen zu platzen drohte. Es gehörte zu ihren Aufgaben, alten Menschen beim An- und Ausziehen zu helfen. Was manchmal sehr zeitaufwendig war und die Helferin durchaus stressen konnte. Vor allem, wenn ihr Chef mal wieder hilflos im Untersuchungszimmer stand und händeringend nach ihnen verlangte.

Sie mussten mit geschickter Hand Blut aus oft kaum tastbaren Venen abnehmen. Was auch fast immer gelang. Nur selten wurde ich hinzugerufen, um an das Blut eines Patienten zu gelangen. Räume zu desinfizieren gehörte genauso zu ihren Aufgaben wie das Putzen von verschmutzten Patiententoiletten und das Aufsaugen von Keksbröseln.

Eine der wichtigsten Aufgaben meiner Helferinnen, wenn nicht überhaupt die wichtigste, war es, ihren Chef regelmäßig mit möglichst wohlschmeckendem, heißem Kaffee zu versorgen, um ihn bei Laune zu halten. Denn ein gut gelaunter Chef war ein guter Chef. So wie ich auf meine Helferinnen angewiesen war, so waren sie es auch. Denn ohne mich ging gar nichts. Teamarbeit eben!

Besonders im Bereich der Anmeldung waren starke Nerven gefragt. Oftmals drängelten sich mehrere Patienten gleichzeitig an der Anmeldung. Während einige mit ihrer Chipkarte vor dem Tresen standen, um sich anzumelden, kamen andere aus den verschiedenen Sprechzimmern und warteten am Empfang noch auf ein Rezept oder eine Arbeitsunfähigkeitsbescheinigung.

Manchmal drängelte sich noch zusätzlich der Paketdienst durch die Ansammlung von Menschen recht unterschiedlicher Mentalität. Und dann war da noch das Telefon.

Schrill und unerbittlich unterbrach das Klingeln bisweilen die Kommunikation zwischen Empfangsdame und Patient. Jetzt gab es ein Problem, denn alle Alternativen waren unbefriedigend und zuweilen unhöflich. Beendete die Helferin abrupt das gerade geführte Gespräch und griff zum Telefonhörer, fühlte sich die betreffende Person unter Umständen benachteiligt. Wenn die Person am anderen Ende der Telefonleitung dann womöglich unentschlossen war, welcher Termin ihr denn am besten zusagen würde, konnte sich ein derartiges Telefonat bis zu fünf Minuten hinziehen.

Die Warteschlange am Empfang begann dann irgendwann mit den Augen zu rollen und mit den Füßen zu scharren. Proportional zur Geräuschkulisse stieg dann der Adrenalinspiegel der telefonierenden Helferin und sie wurde förmlich genötigt, den unentschlossenen Anrufer zu einer Entscheidung zu drängen. Was dieser wiederum als unhöflich empfinden musste. Doch wenn sie es endlich geschafft hatte, dem Anrufer einen Termin schmackhaft zu machen, konnte sie sich wieder ganz der Person widmen, bei der sie zuvor im Gespräch unterbrochen worden war.

Allerdings war es gut möglich, dass in einigen Minuten das Telefon erneut läuten würde, weil der Anrufer nach reiflicher Überlegung zu dem Schluss gekommen war, dass der zuvor ausgehandelte Termin wohl doch ungeeignet sei und er ihn deshalb verschieben müsse. Zunächst aber konnte die Helferin erleichtert sein und sich wieder der Person vor dem Tresen zuwenden. Wenn das Telefon aber in der nächsten Sekunde wieder läutete, hatte die Helferin die Option, entweder den Anrufer oder den Patienten vor dem Tresen zu verärgern.

Wollte sie das persönliche Gespräch nicht erneut unterbrechen, musste sie das störende Bimmeln ignorieren. Wohlwissend, dass diese Entscheidung noch Ärger nach sich ziehen konnte. Denn der Anrufer würde sich unter Umständen beschweren, dass niemand ans Telefon gegangen war. Fiel ihre Entscheidung anders aus, hatte sie zumindest mit missbilligenden Blicken des vor ihr stehenden Patienten zu rechnen. Gefragt war also Feingefühl.

Außer Schnelligkeit, absoluter Verlässlichkeit, Verschwiegenheit und guter Auffassungsgabe mussten meine Helferinnen also auch über erhebliche „Nehmerqualitäten" verfügen. Diese waren leider im Laufe der Jahre zunehmend gefragt. Denn so mancher Patient ließ seinen Unmut oder seine schlechte Laune an den Praxismitarbeitern aus.

Mein Fazit nach vielen Jahren Praxisarbeit: Eine gute Arzthelferin muss ein Multitalent sein.

***

Lehrlinge! Nein, Verzeihung, sie heißen ja jetzt „Auszubildende", aber egal. Auf jeden Fall habe ich mit den durchweg weiblichen Lehrlingen viel Lustiges, manches Aufregende und erfreulicherweise nur wenig Unangenehmes erlebt. Wenn ich richtig zusammengezählt habe, waren es insgesamt achtzehn junge Damen, die im Laufe der Jahre ihre Ausbildung bei mir absolvierten.

Fast alle hatten ihre Lehre erfolgreich beendet. Nur wenige hatten die Ausbildung vorzeitig abgebrochen. Das geschah dann immer aus persönlichen Gründen wie zum Beispiel einer Schwangerschaft. Nur in einem Fall sah ich mich gezwungen, den Lehrvertrag meinerseits vorzeitig zu kündigen. Und zwar noch in der Probezeit. Da passte einfach nichts zusammen. Das Mädchen war völlig ungeeignet für einen Beruf im Dienstleistungsgewerbe.

Alle nur denkbaren Charaktere habe ich erlebt. Manche extrovertiert wie die Teilnehmer der Berliner Loveparade, andere zurückhaltend und introvertiert wie ein seniler Pandabär. Einige angenehm ausgeglichen, andere launisch wie ein afrikanischer Maulesel. Es gab pfiffige und begriffsstutzige, zickige und teamtaugliche Lehrlinge.

Von den zu Beginn der Lehre 16- bis 18-jährigen Mädchen waren einige etwas ungehobelt und nicht unbedingt gruppentauglich. Und alle waren mehr oder weniger „pubertätsgesteuert" mit den daraus resultierenden üblichen Schwierigkeiten. Letztlich war das aber nie ein Problem. Meine bewährte Stammbesatzung übernahm die erforderliche Erziehung stets mit Eifer und formte sich die Mädchen so zurecht, dass sie innerhalb kürzester Zeit ins Team passten. Ich bin sicher, dass meine erfahrenen Damen so ihre speziellen subtilen Methoden hatten, um eine Anfängerin teamfähig zu formen. Klappte nicht immer perfekt, aber in den meisten Fällen konnte sich das Ergebnis sehenlassen. An einige Fehlschläge erinnere ich mich allerdings voller Unbehagen.

Das größte Problem stellten für mich die oft mangelhaften Umgangsformen dar. Es fing an mit der korrekten Kleidung. Die jungen Teenager waren es gewohnt, sich zwanglos und altersentsprechend zu kleiden. Wie sie es aus der Schulzeit kannten. Ausgewaschene Jeans mit möglichst vielen Löchern, kurze enge Tops und Tattoos und Piercings an allen möglichen und unmöglichen Stellen. In einem persönlichen Gespräch musste ich zu Beginn der Ausbildung mit jeder Dame besprechen, welches Outfit von ihr erwartet wurde. Ich musste ihnen klarmachen, dass sie als Helferin in einer Arztpraxis nicht so leger angezogen sein können wie bei einem Discobesuch.

Dann: Wie wird ein Patient angesprochen und wie der Chef? Wie begrüße und wie verabschiede ich mich von einem Patienten? Welche Regeln gelten am Telefon? Die etwas ältere Klientel ist ja nicht unbedingt begeistert, wenn sie vom Praxispersonal mit „Hallo" angesprochen wird. Und: Wie habe ich mich in einem Dienstleistungsgewerbe insgesamt zu verhalten? Nichts, aber auch wirklich nichts konnte ich hier voraussetzen. Wobei die Dinge, die ich erwarten konnte, im Laufe der Jahre immer geringer wurden. Die Veränderungen innerhalb einer Gesellschaft habe ich bei meinen auszubildenden Damen hautnah miterlebt.

Einer meiner größten Wunschträume sah vor, jeden neuen Lehrling zu Beginn der Ausbildung erst mal für sechs Wochen in ein Vier-Sternehotel zu stecken, damit ihm dort die wichtigsten Umgangsformen beigebracht werden. Leider habe ich ihn nie realisieren können.

Wenn irgendwie möglich, habe ich meine Auszubildenden nach erfolgreichem Abschluss der Lehre gerne übernommen. In einigen Fällen habe ich mich aber auch, stets nach Rücksprache mit dem Stammpersonal, von ihnen getrennt oder aber die jungen Damen hatten andere Pläne. Manchmal passte es einfach nicht. Die Gründe dafür waren mannigfaltig.

Einige Damen stellten beispielsweise während der Lehrzeit fest, dass ihnen der Beruf nicht lag. Ich erinnere mich an Susi, die partout kein Blut sehen konnte. Eine Eigenschaft, die sich in meiner Praxis schnell als problematisch herausstellte. Schließlich waren Patienten mit Verletzungen der Alltag. Als Susi das erste Mal im OP dabei war und ich mich gerade daranmachte, eine simple Schnittwunde zu nähen, tat es plötzlich einen dumpfen Schlag. Erschrocken drehte ich mich um und sah Susi mit verdrehten Augen und aus einer Kopfplatzwunde blutend auf dem Boden liegen. Na super, dachte ich, das kann ja heiter werden.

Aber Susi zog ihr Ding durch und beendete ihre Lehre. Sogar als Beste ihres Jahrganges. Im Anschluss an die Lehrzeit bei mir begann sie allerdings eine weitere Lehre als Verwaltungsangestellte beim Landratsamt.

Ich bedauerte es sehr, dass sie nicht in meiner Praxis blieb, da sie eine wirklich gute Kraft gewesen war und sich sehr gut ins Team eingefügt hatte. Deshalb war ich auch sicher, dass sie an ihrem neuen Arbeitsplatz keinerlei Probleme haben würde.

Umso größer war meine Überraschung dann einige Wochen später. Susi besuchte uns vier Wochen nach Beginn ihrer neuen Ausbildung in der Praxis und erzählte in versammelter Runde, dass sie mit den Kollegen- und Kolleginnen des Landratsamtes Probleme habe.

„Ja, warum das denn?", wollten wir natürlich wissen.

Leicht errötend berichtete sie uns: „Du bist zu schnell. Du verdirbst uns das gewohnte Arbeitsklima", habe sie zu hören bekommen. Wir konnten uns vor Lachen kaum noch einkriegen. Und an guten Ratschlägen mangelte es auch nicht. Ja, bei uns ging es etwas schneller zu, als in einer Behörde. Einige Monate später berichtete sie uns dann, dass sie sich wohl oder übel dem gewünschten Arbeitstempo angepasst habe.

In all den Jahren habe ich mich nur ein einziges Mal noch während der Probezeit von einem Lehrling getrennt. Miss Wonderbra, wie sie von uns heimlich genannt wurde, hatte ihre Fähigkeiten sehr augenscheinlich nicht auf intellektuellem, sondern mehr auf körperlichem Gebiet, wie wir alle nach kurzer Zeit feststellten.

Wenn sie in engen Höschen und knappen T-Shirts Patienten aus dem Wartezimmer holte, folgten ihr die jungen Männer wie die betörten Nager dem Rattenfänger von Hameln. Ihre üppigen Brüste waren das jedem Mann unvermeidlich ins Auge stechende Hauptmerkmal dieser Helferin. Aber natürlich trennte ich mich von keiner Mitarbeiterin, weil sie einen großen Busen hatte. Das Problem war vielmehr die fehlende geistige Aufnahmefähigkeit der jungen Lady. Viele Dinge, die wir ihr erklärten, vermochte sie nicht umzusetzen. Auch nicht nach mehrfachen Versuchen. Was sie selbst auch nach zwei Monaten einsah, sodass wir uns nach einem langen klärenden Gespräch in gegenseitigem Einvernehmen trennten. Ich empfahl ihr, sich einen Ausbildungsberuf zu suchen, bei dem der Schwerpunkt mehr auf den körperlichen als auf den geistigen

Fähigkeiten liege. Natürlich nicht so direkt und ohne dabei konkret zu werden. Ich wollte sie ja nicht verletzen.

Nett ist im Nachhinein auch die Geschichte der beiden Mädchen, die gleichzeitig ihre Lehre begonnen hatten. Die Geschichte ist aber wirklich nur im Rückblick lustig. Damals ging ein Aufatmen durch die Stammcrew, als sie uns nach der Lehre verließen. Die beiden hatten uns drei Jahre lang zunehmend den letzten Nerv geraubt. Wenn ich an die zwei Nervensägen denke, fällt mir Folgendes ein: ständiges Kichern, Intrigen, Unwahrheiten, Unzuverlässigkeit und Frechheiten bis zum Abwinken.

Ich erinnere mich an viele Momente, in denen ich oder die anderen Helferinnen nicht abgeneigt waren, die beiden einzeln oder auch gleichzeitig zu erschlagen. Manchmal war es wirklich unerträglich. Sie brachten es fertig, uns bis aufs Blut zu reizen. Gerne wäre ich diese Mädchen schon früher losgeworden. Da es aber arbeitsrechtlich ziemlich schwierig ist, jemanden während der Lehrzeit zu entlassen, hatte ich es mir verkniffen und nichts unternommen.

Einige Male brachte mich in all den Jahren ein weiterer Lehrling an den Rand einer Krise. So schaffte es eine Auszubildende, innerhalb von einer Sekunde mal kurz 1000 Euro zu vernichten. Sie ließ in der Dunkelkammer die Schubladen mit den unbelichteten Filmen offen und schaltete das Licht an. Woraufhin sämtliche Filme belichtet und damit unbrauchbar waren. Meine Begeisterung hielt sich nach dem Vorfall in Grenzen. Und es blieb nicht der einzige Fauxpas dieser Helferin, aber der mit Abstand teuerste. Eine Trennung nach Abschluss der Lehre fiel mir nicht schwer.

***

In den ersten Jahren meiner Praxistätigkeit war ich umgeben von lauter jungen Frauen im gebärfähigen Alter. Was mich alles andere als störte. Ich musste jedoch immer damit rechnen, dass eine meiner jung verheirateten Arzthelferinnen schwanger wurde. Das war mir völlig klar. Wobei ich an die unverheirateten Damen gar keinen Gedanken verschwendete. Schließlich lebten wir auf dem Land. Und da waren unverheiratete Mütter damals noch die absolute Ausnahme.

Fünf Jahre war ich bereits niedergelassen und in dieser Zeit hatte sich ein richtig gutes Praxisteam entwickelt, auf das ich mich verlassen konnte und das hervorragend miteinander harmonierte. Ich wünschte mir, dass es immer so bleiben würde, aber natürlich war mir der Kinderwunsch der frisch vermählten Damen bekannt. Deshalb war ich auch nicht überrascht oder verärgert, als mir eines Montagmorgens eines der Mädchen strahlend mitteilte, dass sie schwanger sei. Ich freute mich ebenso und wünschte ihr alles Gute für den Verlauf der Schwangerschaft. Damit war das Thema für mich erledigt. Das dachte ich zumindest in meiner Einfältigkeit. Als mich am Dienstag eine andere Helferin sprechen wollte, ahnte ich noch nichts Böses.

„Herr Doktor, ich bin schwanger", eröffnete sie mir freudig.

Meine Begeisterung über diese von mir schließlich nicht verursachte weitere Schwangerschaft war schon sehr viel gedämpfter als am Tage zuvor. Zwei Helferinnen gleichzeitig zu ersetzen, würde schon etwas schwieriger und kostenaufwendiger werden.

„Aber, na ja, irgendwie wird es schon funktionieren", dachte ich voller Optimismus.

Am Mittwoch stand dann allerdings die dritte Helferin kleinlaut vor mir, um mir mitzuteilen, dass sie schwanger sei. Sie strahlte keineswegs wie ihre beiden Vorgängerinnen, sondern das schlechte Gewissen stand ihr ins Gesicht geschrieben.

Ich brachte es beim besten Willen nicht fertig, ihr alles Gute zu wünschen, reagierte stattdessen etwas säuerlich, sodass die Helferin sich beeilte, aus meinem Dunstkreis zu verschwinden. Reichlich geschockt bat ich zunächst mal um einen Kaffee. Je länger ich über die Situation nachdachte, in die mich die drei Damen, bzw. ihre Männer, gebracht hatten, umso mulmiger wurde mir. In meinem Kopf schwirrten lauter unbeantwortete Fragen.

Was hatten sich die Damen wohl dabei gedacht? Blöde Frage! Natürlich nichts. Wer denkt schon viel, wenn er sich im Liebesrausch durch die Laken kugelt. Hatten sie sich abgesprochen? Wie sollte ich drei Helferinnen gleichzeitig ersetzen? Das würde ein schönes Chaos werden.

Mir erklärten die Mädels natürlich voller Überzeugung, dass sie sich selbstverständlich nicht abgesprochen hätten. Selbst wenn dies der Fall gewesen wäre, hätten sie es logischerweise nicht zugegeben.

„Herr Doktor, es ist wirklich reiner Zufall", meinten sie mit unschuldigem Augenaufschlag.

In unserem kleinen Städtchen sprach es sich naturgemäß schnell herum, dass bei mir drei Arzthelferinnen gleichzeitig schwanger waren. Von allen Seiten wurde ich aufrichtig bedauert. Recht häufig wurde ich jedoch auch geneckt und beschmunzelt: „Meine Güte, was hast du für eine ‚fruchtbare‘ Praxis?"

Die sogenannte „Fruchtbarkeit" meiner Praxis machte mir in der Tat ernsthafte Sorgen. Schließlich hatte ich noch mehr Helferinnen, die im Prinzip schwanger werden konnten. Auf meine Nachfrage bei den potentiellen Kandidatinnen wurden solche Pläne zwar vehement verneint, aber in Sicherheit wiegen konnte ich mich natürlich nicht.

Als Folge dieses Desasters kamen mir die abstrusesten Ideen. Um für die Zukunft gerüstet zu sein, wäre es doch ideal, wenn ich ab sofort mit all meinen nichtschwangeren Damen den morgendlichen Kaffee gemeinsam genießen und jeder von ihnen statt eines Zuckerwürfels eine Antibabypille in die Tasse geben würde. Denn zu sexueller Enthaltsamkeit als Alternative zu dieser Maßnahme würde ich sie wohl kaum überreden können.

Tatsache war, dass ich jetzt schon nicht wusste, wie ich die drei gleichzeitig in Schwangerschaftsurlaub gehenden Kräfte ersetzen sollte. Jede meiner Helferinnen verfügte über spezielle Kenntnisse und eine neue Arbeitskraft würde darum längere Zeit benötigen, bis sie sich eingearbeitet hatte. Wenn also noch eine meiner Damen das Bedürfnis verspüren sollte, schwanger zu werden, konnte ich die Praxis gleich schließen.

In den folgenden Monaten suchte ich intensiv nach geeigneten Arzthelferinnen. Es stellte sich heraus, dass es gar nicht so einfach war, entsprechend qualifizierten Ersatz zu finden.

Nach langem Zögern entschloss ich mich, zwei Arzthelferinnen von auswärts einzustellen, die aus privaten Gründen nach Freudenstadt umziehen wollten. Sie machten mir beide nicht einen wirklich optimalen Eindruck, doch mir blieb nichts anderes übrig, als es mit ihnen zu versuchen.

Aber leider hatte mich mein erster Eindruck nicht getäuscht. Es kam sogar noch schlimmer, als ich es mir je hätte vorstellen können. Beide stellten sich als pure Katastrophe heraus. Frech, unqualifiziert, verlogen und unkollegial. Mit einer von ihnen hielten wir es vier Wochen aus, mit der anderen immerhin sechs Wochen. So langsam kapierten auch die drei schwangeren Helferinnen, was sie uns so eingebrockt hatten.

Langsam wurde die Zeit knapp. Doch dann kam mir der Zufall zu Hilfe. Ein Freudenstädter Kollege beendete seine Praxistätigkeit, ohne einen Nachfolger zu finden. Seine beiden

Helferinnen waren somit arbeitslos und überglücklich, als sie bei mir einen neuen Arbeitsplatz bekamen. Ich musste sie zwar auch einlernen, da sie aus einer fachfremden Praxis kamen, sie erwiesen sich aber beide als Glücksfall.

Letztlich habe ich die unruhigen Monate der Umstrukturierung einigermaßen unbeschadet überstanden. Aber es dauerte lange, bis sich das neue Praxisteam aneinander gewöhnt und aufeinander eingestellt hatte. Rückblickend bin ich heil froh, dass mir diese Häufung von geschwängerten Helferinnen in den Jahren darauf erspart blieb.

**

Die Räumlichkeiten meiner ersten Praxis waren alles andere als ideal. Sie wiesen erhebliche Mängel auf. Das hatte ich schon nach wenigen Monaten festgestellt. So waren zum Beispiel die Wände zwischen den einzelnen Räumen viel zu dünn und boten nur mangelhaften Schallschutz. In meinem Sprechzimmer sitzend konnte ich jedes Wort verstehen, das an der Anmeldung gesprochen wurde. Ich konnte so zwar indirekt überprüfen, ob sich meine Damen gegenüber den Patienten korrekt verhielten, gleichzeitig konnte aber auch jeder, der sich im Bereich des Empfangs aufhielt, bestens verstehen, was ich mit einem Patienten besprach.

Insgesamt waren die Räume sehr verschachtelt und ließen keinen optimalen Arbeitsablauf zu. Außerdem war der gesamte Bereich der Anmeldung viel zu klein. Obwohl wir damals noch keine Computer besaßen. Mehrmals hatte ich versucht, diese Missstände zu verbessern, letztlich aber ohne durchschlagenden Erfolg. Egal, mit welchem Dämmstoff ich es versuchte, eine befriedigende Schalldämmung erreichte ich nicht. Dazu hätte man alle Wände ersetzen müssen. Und da die

Räumlichkeiten gemietet waren, kam diese Möglichkeit nicht in Betracht.

Ein weiteres Manko der Praxis bestand darin, dass die gesamte Physikalische Abteilung im Keller untergebracht war und somit auf künstliches Licht angewiesen war. Auch die Lüftungsmöglichkeiten waren sehr eingeschränkt. Das war weder für mein Personal noch für die Patienten wirklich schön.

Außer diesen Missständen gab es noch weitere Dinge, die mich an der Praxis störten. Auf jeden Fall wollte ich nach Ablauf der zehnjährigen Mietzeit versuchen, andere Räumlichkeiten zu finden, um mit der gesamten Praxis umziehen zu können. Deshalb zögerte ich nicht lange, als mir ein Jahr vor Ablauf meiner Mietzeit attraktive Praxisräume im benachbarten Kurmittelhaus angeboten wurden. Besonders reizvoll daran war, dass ich die Größe und den Grundriss der Praxis selbst festlegen konnte.

Ein halbes Jahr betätigte ich mich nebenbei als Innenarchitekt und plante meine zukünftige Praxis bis in alle Einzelheiten. Die Lage jeder Steckdose, jeder Lampe, und jedes Wasseranschlusses wurde von mir genau festgelegt. Als die Handwerker ihre Arbeit begannen, verbrachte ich jeden Tag mindestens eine halbe Stunde damit, zu überprüfen, ob die Ausführung auch den Plänen entsprach. Das war nämlich alles andere als selbstverständlich. Mehr als einmal mussten falsch gesetzte Wände auf meinen Protest hin verändert werden.

Dann nahte der lang herbeigesehnte Tag. Den Transport der großen Möbel und der Röntgenanlage übernahm ein Umzugsunternehmen. Alle Kleinteile und vor allem tausende von vollen und damit schweren Röntgentüten wurden von uns selbst aus der alten in die neue Praxis gebracht. Als Beförderungsmittel hatte ich mir acht große Einkaufswägen eines ortsansässigen Baumarktes ausgeliehen. Mietpreis: eine Flasche Whisky für den Marktleiter.

Die vollbeladenen Einkaufswägen vor sich herschiebend, zuckelten meine Helferinnen wie die fleißigen Ameisen die hundert Meter auf unebenem Boden von der alten in die neue Praxis. Ich kann nicht mehr sagen, wie oft sie die Tour gemacht haben, am Abend hatten wir auf jeden Fall alle Röntgentüten und alles, was wir selbst transportieren konnten, in die neuen Räumlichkeiten geschafft und bereits in Schränke einsortiert. Und wir selbst waren so müde, dass wir auf einen Umtrunk verzichteten und nur noch ins Bett fielen. Dank unserer guten Logistik war am Abend des nächsten Tages alles komplett eingeräumt. Der erste Patient konnte kommen.

Ach, wie schön war es, am Montagmorgen in die von Sonne durchflutete Praxis zu kommen. Der Mangel an Licht wie in der alten Praxis würde jetzt der Vergangenheit angehören.

Bis heute genieße ich es, die Kraft der Sonne auf meinem Körper zu spüren. Ich brauche die Sonne. Schöpfe daraus Kraft für die tägliche Arbeit. Ein Indiz dafür, dass ich im Sommer geboren wurde.

***

Das Thema „Praxisvertreter" ist ein ziemlich leidiges Thema. Ich habe diesbezüglich recht unangenehme Erfahrungen gemacht. Viele Jahre habe ich gebraucht, um einen geeigneten Arzt zu finden, der mich in der Praxis während meines Urlaubs vertrat. Ich erwartete von einem Vertreter, dass er die Praxis während meiner Abwesenheit in etwa so weiterführt, wie es die Patienten und das Personal von mir gewohnt sind. Das war aber alles andere als selbstverständlich, wie ich immer wieder feststellen musste.

Natürlich hat jeder seine Eigenarten. Das ist auch kein Problem. Aber ein gewisser Standard wird von mir vorausgesetzt. Dazu gehören Freundlichkeit gegenüber dem Personal und den Patienten, ein solides Fachwissen und eine gründliche und sorgfältige Diagnostik. Welche Maßnahmen er dann für geeignet hält, um dem Patienten zu helfen, überlasse ich selbstverständlich ihm.

In den ersten Praxisjahren waren einige Vertreter arrogant wie „Graf Koks" und manche behandelten meine wirklich freundlichen und hilfsbereiten Damen wie einen Fußabtreter. Von anderen wiederum wurden die Patienten abgefertigt wie ein lästiger Mückenschwarm. Solche Verhaltensmuster finde ich völlig inakzeptabel. Es kann nicht sein, dass mir ein Praxisvertreter mein freundliches geschultes Personal oder meine Patienten oder gar beides innerhalb von ein bis zwei Wochen vergrault. Denn die Aufgabe eines Praxisvertreters ist es schließlich, dass die Patienten während meiner Abwesenheit kontinuierlich gut oder zumindest ausreichend versorgt werden.

Den Vogel schoss ein Arzt aus dem ehemaligen Jugoslawien ab. Er schaffte es innerhalb einer Woche, meine gesamte Praxis auf den Kopf zu stellen. Als ich nach einer Woche gut erholt und nichts Böses ahnend aus dem Urlaub kam, fand ich ein Praxispersonal vor, das mit den Nerven völlig fertig war. Der deutschen Sprache nur eingeschränkt mächtig, hatte er in den fünf Tagen seiner Anwesenheit meine Damen unvorstellbar herumkommandiert. Der Zorn und Ärger meines Personals waren so ausgeprägt, dass sämtliche Damen über mich herfielen, kaum dass ich die Praxis am Montagmorgen betreten hatte.

Sie waren so erschüttert, dass ihnen die Tränen beim Erzählen der Ereignisse nur so runterkullerten. Im schlimmsten Kommandoton hatte er meine Mädels angeschrien und einer von ihnen sogar mit Kündigung gedroht, als ihm irgendetwas nicht passte. Ich traute meinen Ohren nicht. Je mehr mir erzählt wurde, umso heftiger stieg mein Adrenalinspiegel. Ich kochte innerlich. Und meine Urlaubserholung war innerhalb von Minuten zum Teufel. Was, um Himmels willen, war das denn bloß für ein entsetzlicher Typ gewesen, den ich da angeheuert hatte?

Im weiteren Gespräch stellte sich heraus, dass dieser Macho außerdem versucht hatte, meinen hübschen Helferinnen an die Wäsche zu gehen. Der Frust über die bekommenen Abfuhren ließ ihn dann noch mehr schreien und toben.

Eigentlich hatte ich schon mehr als genug gehört. Mein Bedarf war für die nächsten zehn Jahre mehr als gedeckt. Aber ich lehnte mich zu früh in meinen Sessel zurück. Richtig in Schwung gekommen, legten meine Mädels noch nach. Als Nächstes musste ich mir anhören, wie unfreundlich und ungehalten er auch gegenüber meinen geschätzten Patienten gewesen war. Er hatte sie regelrecht abgefertigt.

Kam ein Patient wegen Rückenschmerzen, so untersuchte er ihn im Stehen, ohne den Rücken freimachen zu müssen. Selbst durch dicke Wintermäntel hindurch gelang es ihm, eine Diagnose zu stellen. Er muss wohl Röntgenaugen oder telepathische Fähigkeiten besessen haben, dieses Musterexemplar eines Arztes.

Nach seiner kurzen oberflächlichen und insuffizienten Untersuchung rauschte er stets wieder aus dem Zimmer, ohne dem Patienten irgendetwas zu erläutern. Es war dann an meinen Damen, die irritierten Patienten zu beruhigen und den angerichteten Schaden zu begrenzen.

Aber die Verunsicherung war so groß, dass Patienten, die in dieser Woche bei meinem Supervertreter gewesen waren, beim Ausmachen eines neuen Termins noch monatelang am Telefon fragten, ob ich persönlich da sei oder ob wieder dieser dubiose Vertreter in der Praxis sei. Und Patienten, die in dieser Woche zum ersten Mal in der Sprechstunde waren und mich nicht kannten, haben diese „unmögliche" Praxis wohl auf alle Ewigkeiten gemieden und nicht mehr betreten.

Zum Abschluss der Unterhaltung mit meinen Damen musste ich ihnen hoch und heilig versprechen, diesen Mann nie wieder als Vertreter einzustellen. Na, da rannten sie offene Türen ein. Selten ist mir ein Versprechen leichter gefallen. Über die Schwelle dieser Praxis würde er mit absoluter Sicherheit nie wieder treten. So viel war sonnenklar. Eher würde ich keinen Urlaub mehr machen oder die Praxis während meiner Abwesenheit schließen.

Noch voller Zorn setzte ich mich am Abend desselben Tages an den Schreibtisch und verfasste einen geharnischten Brief an „Superman". Wobei ich nicht zimperlich war mit meinen Worten und Ausführungen. Ich ließ meiner Wut ungebremst freien Lauf. Und das sehr ausgiebig.

Gehört habe ich von dieser seltsamen Spezies eines Arztes nie wieder etwas. Er hat wohl geahnt, dass mir nicht nach einem freundlichen Wortwechsel zumute war, sondern dass ich ihn am liebsten unangespitzt in den frostigen Boden gehauen hätte. Indirekt hörte ich dann doch noch einmal von ihm. Einige Monate später rief mich nämlich ein Kollege aus einer süddeutschen Großstadt an und bat mich um Auskunft über diesen unangenehmen Menschen. Er hatte sich bei ihm um eine Vertretung beworben.

Glücklicherweise hatte dieses Gespräch aber eine seiner Helferinnen mitbekommen, die zuvor viele Jahre bei mir gearbeitet hatte und die sich nur zu genau an den Arzt erinnern konnte. Voller Panik sprach sie mit ihrem Chef. Woraufhin der Kollege mich anrief. Manchmal ist die Welt doch sehr klein. Ich schenkte dem Anrufer nur zu gerne reinen Wein ein und war mir sicher, dass er auf Dauer einen großen Bogen um diesen unangenehmen Typen machen würde.

Nur zu gerne hätte ich gewusst, wie sich dieser Mensch in einer eigenen Praxis verhalten würde. Wäre er dann genauso unverschämt gegenüber Personal und Patienten?

Meine logische Konsequenz aus diesen Ereignissen war, dass ich in den folgenden Jahren keinen Vertreter mehr über meine Schwelle ließ. Wofür meine Damen mir sehr dankbar waren.

Als ich schließlich entschied, es mal wieder zu versuchen, waren sie sehr skeptisch. Aber ihre Sorge erwies sich als unbegründet. Jahrelang hatte ich einen sehr netten, qualifizierten bayerischen Kollegen als Vertreter, der beim Personal und bei den Patienten überaus beliebt war. Solche Kollegen gibt es also auch.

Der erste Urlaub, in dem ich von diesem freundlichen, kompetenten und verlässlichen Kollegen vertreten wurde, bereitete mir noch etwas Bauchschmerzen. Er hatte bei der persönlichen Vorstellung zwar einen überaus netten Eindruck auf mich gemacht, aber würde er das in ihn gesetzte Vertrauen auch wirklich erfüllen? Voller Sorge telefonierte ich am Abend des ersten Tages mit der Praxis.

„Es läuft alles problemlos", beruhigte mich die Helferin, die ich am Telefon hatte. „Sie können unbesorgt Urlaub machen. Wir finden ihn alle sehr nett und bei den Patienten kommt er auch gut an."

Beruhigt und glücklich beendete ich das Telefonat und schlief in der darauffolgenden Nacht wie ein Murmeltier. Jetzt stand einem erholsamen Urlaub nichts mehr im Wege.

***

Er war relativ klein, grün und unscheinbar. Und er fristete sein trübes Dasein nicht etwa in der Küche oder an der Anmeldung, sondern in der Besenkammer. Und doch war er immens wichtig. Denn er enthielt einige für die tägliche Arbeit in der Praxis unverzichtbare Utensilien. Ja, richtig. Es handelte sich um einen Schrank.

Wenn ich ihn mal öffnete, was selten vorkam, strömten mir alle Wohlgerüche Arabiens entgegen und ich fühlte mich in eine Parfümerie versetzt. Wer jetzt denkt, ich hätte neben meiner Praxis noch einen schwunghaften Handel mit Parfüm betrieben, der irrt. Der Inhalt dieses Schrankes war reiner Selbstschutz.

Während ich, wie gesagt, nur selten die Tür dieses wichtigen Schrankes öffnete, mussten meine Helferinnen bedauerlicherweise mehrmals täglich seinen Inhalt in Anspruch nehmen. Nach dem Öffnen der Tür hatten sie die Qual der Wahl. Vor ihnen standen an die zwanzig Geruchsprays mit unterschiedlichen Düften von Rose über Zitrus bis hin zur Meeresbrise und zahlreiche Flakons, gefüllt mit wohlduftendem Parfüm. Meine Damen öffneten den Schrank aber keineswegs mehrmals am Tage, weil sie sich an den betörenden Gerüchen berauschen wollten oder um ihr eigenes Parfüm einzusparen, sondern sie suchten einen Geruchsneutralisierer.

Die schwierige Aufgabe der Helferinnen bestand darin, das Spray herauszunehmen, welches am besten geeignet war, den unerwünschten Geruch in einem der Praxisräume zu neutralisieren oder im Duft zu übertreffen. Und das erforderte viel, viel Erfahrung. Denn Art, Intensität und Herkunft der störenden Gerüche waren so unterschiedlich, dass man nur das richtige Spray auswählen konnte, wenn man gedanklich tief in die Welt der Düfte abtauchte.

Es galt zunächst, Herkunft, Lokalisation und Ursache des unerwünschten Geruches genau zu analysieren. Dafür bedurfte es eines besonders feinen Näschens. Sprudelte die unerwünschte Duftquelle erst seit Kurzem oder schon seit zwei oder drei Wochen? Wo war der Ursprung? Am Kopf? An den

Armen? An den Beinen? In der Körpermitte? Oder ist die Kleiderhülle womöglich der Ausgangspunkt? Riecht es nach Landluft, Schweiß, Motoröl oder altem Käse? Die Liste der Düfte, mit denen ich täglich in der Sprechstunde konfrontiert wurde, ließe sich noch beliebig fortsetzen.

Es war tatsächlich so, dass gewisse Düfte, die tagtäglich einige Patienten unaufgefordert mit in die Sprechstunde brachten, ein echtes Problem darstellten. Im Laufe der Jahre haben wir festgestellt, dass es das ultimative Allroundspray nicht gibt. Jeder Duft will mit einem speziellen Gegenduft bekämpft werden. Deshalb standen so viele verschiedene Sprays und Parfüms in diesem, ach so wichtigen, Schränkchen.

Die „dufterfahrene" Helferin nahm sich mit zielsicherem Griff eine Dose aus dem Schränkchen und startete die Sprühaktion im entsprechenden Zimmer. Die weniger Erfahrene beriet sich zuvor mit einer Kollegin. Welcher Duft ist der richtige? Soll ich zusätzlich noch das Fenster zum Lüften aufmachen? Wie erfolgreich sie mit ihrer Aktion waren, diskutierten meine Mädels häufig im Nachhinein und ich registrierte das Ergebnis, sobald ich den Raum erneut betrat. Konnte ich wieder tief einatmen oder war noch Schonatmung angesagt?

Doch trotz aller Bemühungen gab es Tage, an denen ich mir mehrfach wünschte, einen kräftigen Schnupfen zu haben. Da ein alles dominierender Körpergeruch nicht nur für das Praxispersonal ein Problem darstellt, sondern auch für andere Patienten, stand ich immer wieder vor der Frage, ob ich dem streng riechenden Objekt einen dezenten Hinweis geben sollte, dass er die Umwelt verpestete.

Letztendlich handhabe ich es so, dass ich beim ersten Patientenkontakt großzügig war und ein Auge, vielmehr die Nase zudrückte. Im Computer erfolgte aber eine Brandmarkung des Patienten als Geruchsmuffel. Aufgrund der Kennzeichnung wurde der wasserscheue Mitmensch dann beim nächsten

Praxisbesuch sofort in einen speziellen Raum, ähnlich einer Quarantänestation, gesetzt. Dieser Raum ließ sich besonders gut lüften und war kein normales Sprechzimmer. Ziel der Isolierung war es, die anderen Zimmer möglichst geruchsneutral zu halten.

Die Toleranzgrenze, was Körperhygiene angeht, war bei meinen Damen und mir recht hoch angesiedelt. Wir waren so einiges gewohnt. Schließlich gab es Patienten, die zum Beispiel auf Grund eines Unfalls oder wegen akuter Schmerzen direkt vom Arbeitsplatz kamen und infolge dessen keine Gelegenheit gehabt hatten, sich zu duschen. Das stellte für uns in der Regel kein Problem dar.

Wenn jemand aber wegen chronischer Fußbeschwerden zu mir kam und den Arzttermin schon Tage oder Wochen hatte, erwartete ich, dass seine Füße frisch gewaschen waren. Wenig Verständnis hatte ich, wenn mir jemand zumutete, seine Füße zu untersuchen, die schon seit acht oder mehr Tagen nicht mehr mit Wasser in Berührung gekommen waren. Wenn es zu unappetitlich war, schickte ich auch schon mal jemanden zum Duschen nach Hause.

Abschließend möchte ich noch klarstellen, dass bei der überwältigenden Mehrheit meiner Patienten das kleine, grüne Schränkchen nicht geöffnet werden musste. Und wenn jemand, umhüllt von einer betörenden Wolke angenehmen Geruchs, die Praxis betrat, dann atmeten wir alle tief ein, um für die nächsten Stunden gerüstet zu sein.

Denn eines war gewiss: „Der nächste Stinker war schon im Anmarsch!"

ORGANISIERTER NOTDIENST

Jeder in einer Praxis tätige Haus- oder Facharzt ist verpflichtet, am „organisierten ärztlichen Notdienst" teilzunehmen. Sinn dieser Einrichtung war und ist es, sicherzustellen, dass die Patienten an sieben Tagen die Woche rund um die Uhr medizinisch versorgt sind. Während der Woche begann der Dienst um 19 Uhr und endete am darauffolgenden Morgen um 8 Uhr. Am Wochenende dauerte der Einsatz 24 Stunden, nämlich von früh um 8 Uhr bis zum nächsten Morgen um 8 Uhr.

Ich habe diese Dienste nie gemocht. Nicht aus Bequemlichkeit oder finanziellen Gründen, sondern weil mir als Orthopäde viele internistische Krankheitsbilder nicht geläufig waren und mir daher, trotz regelmäßiger Fortbildung, die Erfahrung fehlte, um sie in jedem Fall adäquat behandeln zu können.

Hatte ich am Wochenende Dienst gehabt, konnte es schon mal sein, dass ich am Montagmorgen recht müde und unausgeschlafen die Sprechstunde beginnen musste. Und zwar dann, wenn ich in der Nacht zuvor mehrfach aus meinem warmen Bett herausgeholt worden war. Aber auch ein einziger Notruf zu ungünstiger Zeit, zum Beispiel morgens um 2 Uhr, konnte so viel Zeit in Anspruch nehmen, dass ich keinen Schlaf mehr bekam. Und nach manchen Einsätzen war ich einfach zu aufgewühlt, um noch Schlaf zu finden.

Vergütet wurde die Rufbereitschaft bis 2013 mit der stolzen Summe von 70 Euro. Nein, natürlich nicht pro Stunde, sondern für die ganzen 24 Stunden. Zusätzlich erhielt man als diensthabender Arzt einzelne Leistungen gesondert vergütet. Für einen nächtlichen Hausbesuch durfte ich damals immerhin die stolze Summe von 15 Euro in Rechnung stellen. Die Bezahlung der Notdienste war also wirklich mehr als miserabel, aber dafür bekam man als zur Nachtzeit ausrückender Arzt ja im Gegenzug auch so einiges geboten.

Zum Beispiel leere, fast autofreie Straßen, auf denen man schnell und ungehindert vorankam. Oder idyllische Fahrten über einsame, manchmal auch verschneite Straßen, die durch dichte, dunkle Tannenwälder führten, deren Waldränder häufig von niedlichen Hasen, Dachsen, Füchsen, Rehen und manchmal sogar einem ausgewachsenen Wildschwein gesäumt wurden. Ja, das war Natur pur! Und da sollte man doch nicht so kleinlich sein und auf eine angemessene Honorierung pochen.

Leider hat die Romantik bei den Fahrten zu den bisweilen 25 km entfernten Ortschaften in den letzten Jahren etwas gelitten. Da war nämlich noch der echte Pfadfinder gefragt. Müde oder verschlafen studierte man mit zittriger Hand und trüber Taschenlampe die nicht immer aktuelle örtliche Straßenkarte, um den Wohnort des Patienten ausfindig zu machen.

Heute dagegen gibt man nur noch die Zieladresse in das Navi ein. Wie simpel! Das kann ja sogar meine Oma. Früher dagegen war eine gewisse Orientierung und Hartnäckigkeit notwendig, um den Patienten zu finden und rechtzeitig zu erreichen, bevor sich jede ärztliche Hilfe erübrigt hatte. Voller Erleichterung drückte ich immer auf den Klingelknopf, wenn ich das Ziel endlich gefunden hatte.

Aber diese oft zeitraubenden Umstände gehören dank moderner Technik ja der Vergangenheit an. Findet mein Navi heutzutage die Zieladresse nicht, rufe ich von unterwegs per Handy den Patienten an und lasse mich von ihm zu seinem Haus lotsen.

Überhaupt hat die Erfindung des Handys so einiges beim ärztlichen Notdienst verändert. Während ich früher auf mich selbst angewiesen war, um mein festgefahrenes oder nicht anspringendes Auto wieder flottzubekommen, so genügt heutzutage ein Anruf, um fremde Hilfe herbeizuordern. Auch die Vorstellung, nachts auf einsamer Landstraße vom Wege abzukommen und mit dem Auto eine steile Böschung herunterzurollen, hat durch das Mobiltelefon einiges an Schrecken verloren.

Hinzufügen möchte ich noch, dass der ärztliche Notdienst 2013 neu geregelt wurde. Die zu versorgenden Bezirke sind deutlich größer geworden und die Vergütung ist auf ein vertretbares Maß angehoben worden. An den oft abenteuerlichen Fahrten über nächtliche Landstraßen hat sich dadurch aber nichts geändert.

***

Die meisten Notdienste in den zurückliegenden Jahren verliefen erfreulicherweise ohne besondere Vorkommnisse. Einige sind mir dagegen in guter Erinnerung geblieben.

Wenn ich am Wochenende Notdienst hatte, war meine Praxis tagsüber mit zwei Helferinnen besetzt. Sie nahmen die Anrufe der Patienten entgegen und regelten die eine und andere Unklarheit im Vorfeld. Die Patienten, die nicht bettlägerig waren, wurden von meinen Damen in die Praxis einbestellt. Und zwar nicht über den ganzen Tag verteilt, sondern gesammelt an zwei festen Terminen. Vormittags um 10 Uhr und nachmittags um 17 Uhr.

So musste ich nicht den ganzen Tag in der Praxis verbringen, sondern fuhr nur zu den beiden Terminen dorthin. Die restliche Zeit nutzte ich, um angeforderte Hausbesuche zu erledigen.

Wenn ich in die Praxis kam, waren die meisten bestellten Patienten bereits da und ich konnte zügig mit den erforderlichen Untersuchungen beginnen. Diese waren in der Regel unkompliziert, da die weitaus überwiegende Anzahl der Hilfe suchenden Personen lediglich an Rückenschmerzen oder Erkältung litten. Aber es gab auch kuriose Vorkommnisse.

***

So saß beispielsweise an einem Sonntagmorgen ein auf mich verlegen wirkendes, junges Pärchen in meinem Sprechzimmer. „Was kann ich denn für Sie tun?", eröffnete ich das Gespräch.

„Wir hatten heute Morgen einen Verkehrsunfall", antwortete mir der junge Mann leicht errötend und schaute dabei seine neben ihm sitzende Freundin an. Deren Gesicht nahm bei diesen Worten schlagartig eine gesunde Gesichtsfarbe an. Spontan an einen Autounfall denkend, fragte ich nach, wo sie sich denn verletzt hätten.

„Am Penis. Er ist ganz blutig", bekam ich zur Antwort.

Nach einem kurzen Überraschungsmoment versuchte ich cool zu bleiben und bat den Jüngling, sich auf die Untersuchungsliege zu legen und mir sein verletztes Körperteil zu präsentieren. Was ich zu sehen bekam, sah in der Tat etwas beschädigt, recht blutig und nicht einsatzfähig aus.

Der junge Mann hatte sich im Eifer der Leidenschaft das Penisbändchen, lateinisch Frenulum genannt, abgerissen. Ich erklärte den beiden unglücklich Dreinschauenden, was ich festgestellt hatte, und schloss mit den meiner Ansicht nach tröstenden Worten: „Das müssen Sie operieren lassen. Dann kommt alles wieder in Ordnung. Ich gebe Ihnen eine Überweisung für die urologische Klinik. Machen Sie sich also keine Sorgen."

Bevor er mich fragen konnte, wie lange sein kostbares Stück nicht einsatzfähig sein würde, verabschiedete ich mich und eilte, innerlich schmunzelnd, zum nächsten Patienten.

***

In guter Erinnerung geblieben sind mir auch einige Hausbesuche tagsüber, die aber ganz und gar nicht alltäglich waren. Bei einem meiner ersten Dienste in Freudenstadt wurde ich sonntagmorgens von einem, so war mein Eindruck, sehr besorgten türkischen Mitbürger angerufen. Ich hatte gerade begonnen, mein frisch gekochtes Frühstücksei aufzuklopfen.

„Herr Doktor, Sie müssen sofort kommen. Meinem achtjährigen Sohn geht es sehr schlecht. Er atmet kaum und rührt sich nicht."

Ich ließ mein angeschlagenes Ei stehen und alles andere liegen und fuhr mit knurrendem Magen schnellstens zu der angegebenen Adresse in der Innenstadt. Dort angekommen, eilte ich mit meinen beiden schweren Taschen die Stufen empor zur Wohnung in der dritten Etage. In Gedanken war ich schon dabei, den vermutlich schwerkranken Jungen zu beatmen oder gar wiederzubeleben.

Der schnauzbärtige Vater des Jungen öffnete mir die Eingangstür und ich folgte ihm ins große Wohnzimmer der Familie. Dort erwartete mich eine Szenerie, die ich auch nach 30 Jahren noch genau vor Augen habe.

In dem völlig überhitzten und verrauchten Raum saßen vier Kinder unterschiedlichen Alters vor einem laufenden Fernseher und bedienten eine Playstation. Alle vier schienen bester Stimmung. Sie lachten und johlten und waren so mit ihrem Spiel beschäftigt, dass sie meine Ankunft gar nicht wahrnahmen.

Auf meine Frage, wer denn der schwerkranke Patient sei, zeigte der Vater auf eines der Kinder. Zunächst war ich natürlich froh, dass meine Kenntnisse der Intensivmedizin offensichtlich nicht erforderlich waren. Aber reichlich verschaukelt fühlte ich mich doch. Ich hockte mich zwischen die Kinder und schnappte mir den angeblich so kranken Jungen. Der war so quickfidel, dass er nur widerwillig die Playstation aus der Hand legte, während ich ihn untersuchte. Ich konnte nichts Auffälliges feststellen. Der Knabe war augenscheinlich kerngesund.

Nun wollte ich jedoch genau wissen, was hier los war. Auf meine Nachfrage gab der Vater an, sein Sohn habe vorher einen halben Tobsuchtsanfall bekommen mit scheinbarer Atemnot, weil er wegen irgendetwas seinen Willen nicht bekommen hatte. Deshalb habe er sich als Vater Sorgen gemacht.

Na, nun ahnte ich endlich, woran es dem verzogenen Prinzen mangelte: An einigen nicht liebenswerten Klapsen auf seinen Allerwertesten. Ich kann mich nicht mehr erinnern, wie freundlich sich mein Abschied gestaltete, aber gelächelt habe ich sicher nicht. Reichlich sauer packte ich meine Utensilien zusammen und machte mich auf in Richtung meines mit Sicherheit inzwischen erkalteten Frühstückseies.

**

Etwas gewöhnungsbedürftig verlief auch mein morgendlicher Besuch in einem Mehrfamilienhaus am Stadtrand. Gerufen wurde ich, weil eines der Kinder einen juckenden Hautausschlag hatte. Nach dem Öffnen der Eingangstür betrat ich nicht sofort die Wohnung, sondern starrte erstaunt in den länglichen Flur. Alle möglichen Sachen, vom Kinderspielzeug bis zum Werkzeugkasten, lagen kreuz und quer über- und durcheinander.

Die mir die Tür öffnende Frau bemerkte wohl meine Irritation, denn sie beeilte sich, zu sagen: „Wir sind gerade beim Umzug, deshalb steht hier so viel herum."

Na, das konnte sie ihrer tauben Großmutter erzählen. Mir war sofort klar, dass sie mich anlog. Bereits während meines Praktikums bei einem norddeutschen Landarzt hatte ich mehrere Wohnungen kennengelernt, die ähnlich ausgesehen hatten und die ich am liebsten nur mit langen Gummistiefeln betreten hätte.

Das Chaos des Flurs setzte sich in der übrigen Wohnung fort. Und, wie vermutet, keine Spur von Umzugskartons. In der Küche stapelte sich das Geschirr der vergangenen acht Tage und geputzt worden war, wie ich unschwer erkennen konnte, auch schon seit längerer Zeit nicht mehr. Ich hätte hier alles nur mit der Kneifzange angefasst. Mir taten vor allem die beiden Kleinkinder leid, die zwischen Unmengen von alten Boulevardzeitungen auf dem schmuddeligen Boden herumkrabbelten.

Auf meine Bitte hin schnappte sich die Mutter eines der Kinder und setzte es auf den Küchentisch, damit ich es untersuchen konnte. Zuvor hatte sie mit ihrem Unterarm die zahlreichen, auf dem Tisch liegenden Gegenstände zusammengeschoben, um Platz für das Kind zu schaffen.

Wie ich sofort sah, hatte das Mädchen Windpocken. Ich rezeptierte ein Puder gegen den Juckreiz und dann beeilte ich mich, so schnell wie möglich aus der Wohnung zu kommen. Hoffentlich hatte ich mir keine Flöhe eingefangen.

In den Jahren darauf habe ich noch einige andere Wohnungen zu Gesicht bekommen, die ich nicht gerade als gepflegt bezeichnen würde, aber so chaotische Verhältnisse wie an diesem Tag habe ich zum Glück nie wieder angetroffen.

***

In recht unangenehmer Erinnerung habe ich auch einen nächtlichen Einsatz in einer kalten, verschneiten Winternacht. Frühmorgens um 2 Uhr wurde ich von meinem gnadenlosen Diensttelefon klingelnd aus dem Tiefschlaf geweckt. Ich vernahm eine leise, brüchige Stimme, die offenbar einer Dame in fortgeschrittenem Alter gehörte. Sie klagte über Herzbeschwerden und bat mich eindringlich um einen Hausbesuch.

Ich schrieb mir Namen und Adresse auf, quälte mich, noch halb schlafend, aus meinem weichen warmen Bettchen und stürzte mich in die frostige Januarnacht. Die angegebene Adresse in der Kernstadt fand ich auf Anhieb. Es handelte sich um ein vierstöckiges, etwas heruntergekommenes Gebäude aus den 30er-Jahren des letzten Jahrhunderts. Mit meinen Taschen stieg ich die sechs Stufen zum Hauseingang empor. Eine Beleuchtung gab es nicht oder sie war defekt. Auch der Mond war mir in dieser wolkenverhangenen Nacht keine Hilfe. So kramte ich im Dunkeln meine Taschenlampe heraus, um die Klingelschilder lesen zu können. Der Name, den die alte Dame mir angegeben hatte, fand sich allerdings nicht auf den fünf oder sechs Klingelschildern. Was sollte ich tun?

Da die Anruferin unter Umständen in ernsten Schwierigkeiten steckte, entschloss ich mich, trotz der unchristlichen Zeit, einen Klingelknopf nach dem anderen zu betätigen, um wenigstens Zutritt zum Treppenhaus zu erhalten. Vielleicht konnten mir die anderen Hausbewohner ja dabei behilflich sein, die gesuchte Frau zu finden.

Ich drückte nacheinander auf jeden Klingelknopf und hoffte auf das Summen des Türöffners. In der Stille der Nacht kamen mir die schrillen Klingeltöne unglaublich laut vor. Da musste doch jeder Hausbewohner senkrecht im Bett sitzen. Aber von wegen. Nichts rührte sich. Jetzt deponierte ich meine Taschen im überdachten Hauseingang, um das Gebäude zu umrunden und nach Licht in einer Wohnung Ausschau zu halten.

Auf der Straße hielt ich erschrocken inne. Ich bemerkte eine Gruppe junger, offensichtlich stark alkoholisierter Personen, die sich torkelnd auf mich zubewegten. Auf ein Zusammentreffen mit betrunkenen, testosterongesteuerten Männern hatte ich um diese Uhrzeit überhaupt keine Lust. Da konnte ich gut und gerne drauf verzichten.

In der Hoffnung, dass sie mich noch nicht bemerkt hatten, zog ich mich schleunigst hinter das Haus zurück und versteckte mich hinter einem Busch. Doch irgendwie hatten sie trotz ihres stark eingeschränkten Wahrnehmungsvermögens registriert, dass sich eine Person auf der Straße aufgehalten hatte. Meine Begeisterung hielt sich in Grenzen, als ich bemerkte, wie sich mehrere Personen aus der Gruppe meinem Versteck näherten. Und ihren Worten konnte ich entnehmen, dass sie vom Jagdfieber getrieben wurden. Eine ordentliche Rauferei wäre ihnen sicherlich nicht unrecht gewesen. Ein hilfloser Doktor als verspäteter Mitternachtssnack hätte ihren Appetit möglicherweise befriedigt.

Ich muss gestehen, dass ich richtig Angst bekam. Mir war völlig klar, dass diese Leute nicht nur mein Händchen halten wollten, wenn sie mich denn in ihren Fängen hatten. Wenige Meter vor mir drehten sie dann aber zu meiner Erleichterung um, nachdem sie niemanden entdeckt hatten. Sie nutzten den Abstecher noch, um den Gartenzaun ausgiebig zu bepinkeln, und dann war der Spuk auch schon vorbei. Ich verharrte noch einige Minuten unter meinem Busch, da ich dem Frieden noch nicht traute. Als ich mich endlich vorwagte, tat ich es vorsichtig und leise. Ein Blick auf den Hauseingang zeigte mir, dass sie meine Bereitschaftstaschen nicht entdeckt hatten. Zumindest standen sie noch dort, wo ich sie abgestellt hatte.

Mit noch mulmigem Gefühl im Magen setzte ich meinen Rundgang ums Haus fort. Inzwischen war es fast schon drei Uhr und ich hatte die Nase gestrichen voll. Zumal ich aufgrund der Eiseskälte kräftig fror. Meine Hose, die beim Hinknien unter dem Busch völlig durchnässt worden war, trug auch nicht gerade zu meinem Wohlbefinden bei. Da bemerkte ich ein schwaches Licht in einem der Räume im vierten Stock. Und ein geöffnetes Fenster, aus dem sich eine Person lehnte.

„Hallo, ich bin der Notarzt. Haben Sie mich gerufen?", hallte meine laute Stimme durch die ruhige Nacht.

„Ja, ja, Herr Doktor. Ich habe schon gewartet. Einen Moment, ich öffne ihnen die Tür", erwiderte eine brüchige Stimme.

Ich kehrte zum Hauseingang zurück und tatsächlich wurde kurz darauf der Türöffner betätigt. Im vierten Stockwerk angekommen, erwartete mich eine freundlich dreinschauende, kleine, hutzlige Frau, die ich auf mindestens 90 Jahre schätzte.

„Sie müssen entschuldigen, Herr Doktor. Meine Klingel funktioniert leider nicht", wurde ich von ihr begrüßt.

Als wenn ich diesen Umstand noch nicht bemerkt hätte. Ich betrat die Wohnung und auf meine Frage, was ihr denn fehle, sagte sie: „Herr Doktor, ich hatte so eine innere Unruhe und hatte Angst, dass ich sterbe."

Ich untersuchte sie gründlich und kam zu dem Schluss, dass die alte Dame wohl einfach den Wunsch nach Gesellschaft verspürt hatte. Obwohl mir eigentlich nicht danach zumute war, blieb ich eine Zeit lang bei der einsamen Dame. Sie erzählte mir aus ihrem ereignisreichen Leben, verwöhnte mich mit leckeren Keksen und bot mir sogar einen hochprozentigen Schnaps an, den ich allerdings freundlich ablehnte. Hundemüde, aber zufrieden machte ich mich gegen vier Uhr auf den Heimweg.

Irgendwo in der Bibel steht: „Vollbringe jeden Tag eine gute Tat!" Für heute hatte ich mein Pensum erfüllt. Der alten Dame konnte ich einfach nicht böse sein. Sie hatte dringend Ansprache benötigt. Und dass der ärztliche Notdienst kein Begleitservice ist, konnte sie ja schließlich nicht ahnen. Oder doch?

***

Ein auch im Rückblick noch ziemlich unangenehmes Erlebnis hatte ich vor zwei Jahren. Kurz vor Weihnachten hatte ich Dienst in einer Nacht von Samstag auf Sonntag. Gegen 1 Uhr wurde ich zu einem Hausbesuch in der Nähe des Bahnhofs gerufen. Die Straßen waren glatt und die Landschaft tief verschneit, als ich mich ins kalte Auto schwang und mich auf den nicht allzu langen Weg machte. Ohne Probleme erreichte ich mein Ziel und auch der Krankenbesuch war schnell erledigt.

Als ich nach einer halben Stunde wieder zu meinem Auto kam, war es bereits wieder unter einer 10 cm dicken Schneeschicht versteckt. Ich befreite die Fenster einigermaßen vom Schnee, stellte die Heizung auf volle Leistung und startete in Richtung Innenstadt. Noch immer fielen dicke Schneeflocken vom nächtlichen Himmel. Ich war gerade mal hundert Meter gefahren, als ich beim Blick in den Rückspiegel mehrere kleine, blinkende, blaue Lichter in einem hinter mir fahrenden PKW bemerkte. Da die Rückscheibe schon wieder halb verschneit war, konnte ich nicht erkennen, um welche Art von Fahrzeug es sich handelte.

Ich hielt am rechten Straßenrand. Falls es ein Polizeiauto im Einsatz sein sollte, könnte es mich so unproblematisch überholen. Aber der mysteriöse Wagen überholte mich nicht, sondern stoppte hinter mir. Daraufhin öffnete ich meine Fahrertür, um besser erkennen zu können, um was für ein Fahrzeug es sich handelt. Geblendet durch die Scheinwerfer des hinter mir stehenden Fahrzeugs und zusätzlich sehbehindert durch das heftige Schneetreiben hatte ich folgendes Bild vor mir: Ein mausgrauer VW Golf älterer Bauart mit blinkenden, blauen LED-Leuchten auf dem Armaturenbrett. Personen konnte ich keine sehen.

Sofort schrillten in meinem Kopf die Alarmglocken. So etwas kannte ich doch? Drei Monate zuvor war ich in Istanbul gewesen und hatte dort viele Fahrzeuge mit farbigen und blinkenden Lichtern auf dem Armaturenbrett gesehen. Außerdem wurde ich während dieses Aufenthaltes auch noch ausgeraubt. Ich war also für Ereignisse dieser Art hoch sensibilisiert.

So dachte ich nur: „Nichts wie weg" – und gab Gas, so gut es die tiefverschneite Straße zuließ. Unverzüglich setzte sich auch der Golf in Bewegung und folgte mir.

Noch mehr Gas gebend schlingerte mein Wagen auf dem rutschigen Untergrund schon recht gefährlich, als ich mich dem um diese Uhrzeit ruhig daliegenden, großen Marktplatz näherte. Auf der jetzt gerade verlaufenden Straße versuchte der andere Wagen doch tatsächlich, mich zu überholen. Das konnte doch wohl nicht wahr sein!

Mein Puls schnellte in die Höhe. Als ich kurz zu dem Golf hinüberblickte, sah ich zu meiner Überraschung einen Mann mit Polizeimütze auf dem Beifahrersitz. Er hatte das Fenster heruntergekurbelt und schwang wie wild eine rot blinkende Kelle mit der Aufschrift: „Halt. Polizei!"

Mitten auf der Kreuzung hielt ich, öffnete mein Fenster und fragte den Polizisten in dem direkt neben mir haltenden Wagen, ob ich nicht noch von der Kreuzung wegfahren solle, um den Verkehr nicht zu behindern.

Ich merkte, dass der Mann einem Wutanfall nahe war, als er mich anschrie: „Sie fahren keinen Meter mehr. Steigen Sie sofort aus!"

Ich stellte den Motor ab und stieg aus dem Auto. Empfangen wurde ich von zwei ziemlich nervös wirkenden und unfreundlich dreinblickenden Polizisten mittleren Alters. Beide richteten ihre Pistole auf mich. Ich wurde kurz durchsucht und aufgefordert, Wagenpapiere, Führerschein und Personalausweis vorzuzeigen. Und ob ich Alkohol getrunken hätte, wurde ich gefragt. Was ich verneinte.

Inzwischen war auch ich etwas säuerlich und erlaubte mir, zu fragen, was das denn bitte alles solle. Aber die Herren ignorierten mich und ließen sich alle Zeit der Welt beim Überprüfen meiner Papiere. Als Nächstes wurde ich noch aufgefordert, ins Röhrchen zu blasen. Als endlich klar war, dass mit den Papieren alles in Ordnung war und der Alkoholtest auch nichts ergeben hatte, beruhigten sich so langsam die Gemüter der beiden Beamten.

„Ja, warum sind Sie denn nach dem ersten Anhalten wieder losgerast?", wurde ich gefragt.

Jetzt war ich es, der reichlich genervt reagierte. Ich erklärte ihnen, dass meinerseits nicht zu erkennen gewesen sei, dass es sich bei ihrem Fahrzeug um eine Zivilstreife gehandelt habe. Und der blinkende blaue Tannenbaum hätte mich eher an Istanbul erinnert, wo ich gerade vor einem Vierteljahr ausgeraubt worden sei.

„Ich hatte die Sorge, dass es sich um einen Überfall handelt, und deshalb bin ich wieder losgefahren", klärte ich die beiden auf. „Meinen Sie, ich hatte Lust, schon wieder ausgeraubt zu werden?"

„Ja, und wir haben gedacht, Sie wollen abhauen, weil bei Ihnen irgendetwas nicht in Ordnung ist", bekam ich zur Antwort.

So langsam leuchtete mir der Grund für die Überreaktion der Polizisten ein und die beiden konnten scheinbar auch meine Reaktion nachvollziehen. Ohne Freunde geworden zu sein, setzten alle Beteiligten 20 Minuten später ihre Fahrt fort. Ich hatte noch längere Zeit ein flaues Gefühl im Magen. Es war das zweite Mal in meinem Leben, dass ich von Polizisten mit Waffen in Schach gehalten wurde. Das erste Mal lag 20 Jahre zurück. Damals richteten sich mehrere Maschinenpistolen auf mich, als ich im Umfeld der Schleyer-Entführung auf der Bremer Weserbrücke angehalten und kontrolliert wurde.

Ich kann nur sagen: „Es ist immer wieder ein ausgesprochen mulmiges Gefühl."

***

Der für mich ruhigste Notdienst mit den wenigsten Einsätzen war übrigens ein Tag, bei dem es ansonsten im Südwesten Deutschlands sehr stürmisch zuging. Es war der erste Weihnachtstag des Jahres 2001. Orkan „Lothar" fegte über das Land und hielt es in Schach.

Ich konnte gerade noch einige Patienten in der Praxis versorgen, als der Sturm in seiner vollen Stärke losbrach. Die Fahrt von der Praxis nach Hause war schon mehr als abenteuerlich und gelang nur mit Umwegen. Und ich hatte einige Male Angst, von Bäumen erschlagen zu werden. Ich wäre an diesem Horrortag nicht der Einzige gewesen, den dieses Schicksal ereilt hätte. Infolge der umgestürzten Bäume und der blockierten Straßen konnte ich anschließend nicht mehr ausrücken, aber es wurde auch gar nicht verlangt. Merkwürdigerweise klingelte das Telefon nämlich nicht ein einziges Mal.

Aber auch ohne einen Einsatz zu haben, wurde es kein ruhiger Tag. Lothar hielt auch mich auf Trab. Ich war froh, Zeit zu haben, um mich um die Sturmschäden auf meinem Grundstück kümmern zu können.

***

An einem ungemütlichen, nebligen Samstag hatte ich Notdienst. Das bedeutete Fahrbereitschaft für einen großen Teil des Kreises. Die Entfernung vom südlichsten bis zum nördlichsten Punkt betrug rund 50 km.

Um 22.30 Uhr wurde ich von einem Heim, das psychisch gestörte Frauen und Männer betreute, angerufen. Am Telefon meldete sich ein freundlicher Pfleger. Er bat mich zu kommen, um die Leichenschau bei einem ihrer Heimbewohner durchzuführen. Der 50-jährige Mann sei am frühen Abend bewegungslos in seinem Zimmer aufgefunden worden, woraufhin von ihm der Notarzt verständigt worden sei. Dieser habe nach seiner Ankunft 20 Minuten lang versucht, den Mann wiederzubeleben. Allerdings ohne Erfolg. Daraufhin habe der junge Arzt den Patienten für tot erklärt und eine vorläufige Todesbescheinigung ausgestellt.

Anschließend verließ er den Ort seiner, leider, erfolglosen Betriebsamkeit wieder. Nicht ohne zuvor dem Pfleger die Anweisung zu geben, er möge doch in zwei bis drei Stunden den ärztlichen Notdienst verständigen, damit dieser die endgültige Leichenschau durchführen könne. Soweit die Vorgeschichte, bevor ich die Bildfläche betrat.

Ich versicherte dem Pfleger, dass ich mich gleich auf den Weg machen würde. Zuvor ließ ich mir noch die Anfahrt zu dem ziemlich abgelegenen Heim erklären. Da ich bereits über 14 Stunden im Dienst war, hatte ich es mir gerade etwas gemütlich machen wollen. Und deshalb war jetzt anziehen angesagt und nicht ausziehen. Statt gemütlich im Sessel sitzend meinen spannenden Krimi weiterlesen zu können, würde ich jetzt im kalten Auto 20 km durch die stockfinstere, mondfreie Nacht fahren müssen, um die Vorgaben des Gesetzgebers für eine endgültige Leichenschau zu erfüllen.

Leicht mürrisch machte ich mich auf den Weg. Laut Beschreibung des Pflegers sollte ich die Hauptstraße einige Kilometer vor dem Ziel verlassen und auf einen kleinen, kurvigen Weg abbiegen. Ich fand die Abzweigung auf Anhieb. Nach weiteren 200 Metern führte der enge Weg bergauf, beidseits begrenzt durch hohe, düster aussehende Nadelbäume, die unheimlich auf mich wirkten. Zusätzlich ließen mich die Scheinwerfer meines Autos erkennen, dass das Gelände auf der Beifahrerseite ziemlich steil abfiel. Ich war froh, dass noch kein Schnee lag, da sich die Fahrt sonst zu einer gefährlichen Rutschpartie entwickelt hätte. Unbeirrt schlängelte ich mich weiter den Berg hinauf. Und erblickte zu meiner Erleichterung kurz darauf mehrere, hell erleuchtete Gebäude und beim Näherkommen eine wild mit den Armen fuchtelnde Person.

Na, das war ja mal ein richtig netter Empfang. So etwas kam nicht alle Tage vor. Wie sich gleich darauf herausstellte, handelte es sich bei dem winkenden Mann um den Pfleger, mit dem ich zuvor telefoniert hatte. Erleichtert, den richtigen Ort gefunden zu haben, begrüßte ich ihn und wir stellen uns vor. Ohne viele Worte führte er mich daraufhin in das Zimmer des Verstorbenen. Dieser lag, ein zusammengerolltes Handtuch unter dem Kinn, friedlich in seinem Bett. Der Anblick des restlichen Zimmers war weit weniger geordnet. Hier bot sich meinen Augen ein totales Chaos. Stapel aus schmutziger Wäsche, leeren Flaschen und dutzenden Musikkassetten gesellten sich zu nicht abgewaschenem Geschirr. Der bizarre Anblick verstärkte in mir auf Anhieb den Wunsch, an diesem Ort nur so viel Zeit wie unbedingt nötig zu verbringen. Ich zog mir dünne Latexhandschuhe an und machte mich unverzüglich daran, den Mann zu untersuchen.

Die Arme waren eiskalt und die Totenstarre hatte bereits eingesetzt. Äußere Anzeichen für einen gewaltsamen Tod fanden sich keine. Ich entdeckte weder Verletzungen noch Würgemale und der unangenehme Geruch, den ich schon gleich nach Betreten des Raumes wahrgenommen hatte, war meines Erachtens auf die verdorbenen Speisereste zurückzuführen, die sich in großer Menge auf zahlreichen Tellern befanden.

Aber eines war eindeutig und unzweifelhaft. Der Mann war mausetot. Und das nicht erst seit Kurzem, sondern mit Sicherheit bereits einige Stunden. So beendete ich die körperliche Untersuchung und begab mich in das Büro des Pflegers, um die Formalitäten zu erledigen. Was im Klartext hieß: Ausfüllen des siebenseitigen Leichenschauformulars.

Dass ich das letzte Mal zu einer Leichenschau gerufen worden war, lag schon einige Jahre zurück. Deshalb hatte ich einige Probleme, die vielen verschiedenfarbigen Vordrucke und Durchschläge exakt auszufüllen und anschließend in die dafür vorgesehenen Umschläge zu stecken. Zumal diese, wen wundert's, in den vergangenen Jahren offensichtlich komplett verändert worden waren.

Unerwartete Unterstützung erhielt ich durch den anwesenden Pfleger: „Das rosa Formular gehört bestimmt in den rosa Umschlag."

Der Mann hatte absolut recht. Rosa zu Rosa, Gelb zu Gelb, Grau zu Grau, Blau zu Blau, Grün zu … aber halt. Da waren ja zwei graue Formulare und nur ein grauer Umschlag. Doch trotz aller Widrigkeiten schaffte ich es innerhalb von zwanzig Minuten, alle Fragen korrekt zu beantworten und die Formulare in die dafür vorgesehenen Umschläge einzutüten und zu verschließen. Das dachte ich zumindest in diesem Moment.

Eine der heikelsten Fragen in den auszufüllenden Formularen war die Frage nach der Todesursache des Verstorbenen. Da mir diese nicht bekannt war, machte ich wahrheitsgemäß ein Kreuz bei „Unklare Todesursache". Ich ahnte jedoch nicht, was ich damit an Betriebsamkeit auslösen würde. Aber natürlich hatte ich die Frage korrekt beantwortet. Schließlich war der Mann erst im 51. Lebensjahr gewesen und mir waren keinerlei lebensgefährliche Vorerkrankungen bekannt. Es hätte sich genauso um Mord oder Selbstmord handeln können, auch wenn ich bei der Untersuchung des Toten nichts gefunden hatte, was für diese These sprach.

Als ich am Montag wie gewohnt in der Praxis stand, hatte ich den Vorfall mit dem toten jungen Mann beinahe schon wieder vergessen. In die raue Wirklichkeit des Alltags wurde ich erst wieder durch einen Anruf geholt, der mich am späten Vormittag erreichte. Am Apparat war eine Frau, die sich mir als Kriminalkommissarin vorstellte. Möglicherweise war sie auch Haupt- oder Oberkommissarin, das weiß ich aber nicht mehr so genau. Auf jeden Fall kam die Dame ohne Umschweife sofort zur Sache.

Ob ich derjenige Arzt sei, der am Samstagabend die Leichenschau bei dem 51-jährigen Mann durchgeführt hätte, wollte sie wissen. Nachdem ich ihre Frage bejaht hatte, veränderte sich der Tonfall ihrer Stimme schlagartig. Zuvor noch freundlich, meinte Frau Kommissarin jetzt mit barscher Stimme: „Wenn Ihnen die Todesursache nicht bekannt war, warum haben Sie dann nicht unverzüglich die zuständige Kriminalpolizei informiert?"

Ja, das war in der Tat eine berechtigte Frage. Warum hatte ich eigentlich nicht die Polizei benachrichtigt? Nach einer, gefühlt, längeren Pause, in der ich die Ereignisse vom Samstagabend Revue passieren ließ, stammelte ich schließlich: „Ich habe doch nur die abschließende zweite Leichenschau durchgeführt. Die Erstuntersuchung erfolgte doch durch den Notarzt. Er hätte doch bereits die Kripo verständigen müssen."

„Ja, das stimmt wohl", hörte ich eine sich überschlagende Stimme. „Aber, wenn der schon geschlafen hat, hätten spätestens Sie dafür sorgen müssen, dass wir von der Sache erfahren."

Damit hatte sie ohne Frage Recht. Ich hatte es verschlafen, die Polizei zu informieren. Ich entschuldigte mich und versprach der Kripobeamtin, die sich zwischenzeitlich wieder beruhigt hatte, mich mit dem Thema „Leichenschau" nochmals intensiv zu befassen. Damit war das Gespräch beendet und ich war letztendlich froh, noch so gnädig davongekommen zu sein.

Wie sich im Nachhinein herausstellte, hatten in diesem Fall nicht nur der erstbehandelnde Notarzt und meine Wenigkeit nicht korrekt gehandelt, sondern auch der Leichenbestatter hatte das Kreuzchen bei „Unklare Todesursache" hartnäckig ignoriert. Er hätte den Leichnam nämlich aufgrund dieser Tatsache gar nicht abtransportieren dürfen. Die Kommissarin war also zu Recht aufgebracht. Denn genau genommen hatten drei Beteiligte geschlafen.

Aufgefallen war die ganze Sache erst dem Standesamt. Hier wurde das „Kreuzchen" nicht übersehen, sondern die Kripo umgehend informiert. So nahm die Leiche noch im letzten Moment den vorgesehenen Weg: nicht ins Grab, sondern auf den Obduktionstisch. Übrigens erhielt ich einige Tage später ein kleines Päckchen.

Inhalt: „Richtlinien für die Leichenschau". Gedacht war die ausführliche Broschüre wohl als Unterstützung für mein Versprechen gegenüber der Kripobeamtin.

VERKANNTE HAUSFRAUEN

Von großer Bedeutung in einer orthopädischen Praxis ist die Kenntnis der beruflichen Tätigkeit des Patienten. Denn ein erheblicher Teil der Krankheiten, für die ein Orthopäde zuständig ist, wird durch jahrelange Fehl- oder Überlastungen des Skeletts oder der Weichteile am Arbeitsplatz verursacht.

Schwerpunktmäßig sind die oberen Extremitäten, also die Arme, betroffen. Die Sehnen im Hand-, Ellenbogen- und Schulterbereich verschleißen nicht nur altersbedingt, sondern auch durch jahrelange eintönige Tätigkeiten, bei denen derselbe Handgriff oft hundert- oder vereinzelt auch tausendfach an jedem Arbeitstag wiederholt werden muss. Sich wiederholende Handgriffe. Tagein, tagaus. Jahrein, jahraus. Das hat zur Folge, dass auch die gesündesten Sehnen irgendwann schlapp machen. Als Folge davon treten Reizungen, Schwellungen und Entzündungen in den betroffenen Bereichen auf. Was wiederum zu Schmerzen und Funktionsstörungen führt.

In diesem Zusammenhang ist es wichtig zu wissen, dass nicht nur Gelenke, sondern in hohem Maße auch Muskeln,

Sehnen und Bindegewebe einem altersbedingten Verschleiß unterliegen. Mit zunehmendem Alter steigt so logischerweise auch das Risiko, einen Überlastungsschaden in Beruf oder Freizeit zu bekommen.

Ganz besonders häufig ist das Schultergelenk betroffen. Es ist ein sogenanntes Kugelgelenk. Für die weniger technisch versierten Leser möchte ich kurz erklären, was darunter zu verstehen ist: Kugelgelenke lassen sich in allen Ebenen bewegen. Am Beispiel des Schultergelenkes heißt das, man kann den Arm nach vorne, nach hinten und zur Seite bewegen und gleichzeitig drehen. Entsprechend kompliziert ist es konzipiert. Die meisten Gelenke des Menschen sind dagegen viel einfacher aufgebaut. Die Fingergelenke sind beispielsweise Scharniergelenke. Die Finger lassen sich nur beugen und strecken. Seitliche Bewegungen oder gar Drehungen sind nicht möglich. Um einen Vergleich aus dem Fahrzeugbau heranzuziehen, wäre das Schultergelenk also der hochgezüchtete „Formel 1"-Rennwagen, das Fingergelenk dagegen der alte „VW Käfer". Was keine Beleidigung für den früher sehr beliebten Käfer sein soll. Aber er war im Vergleich zu den heutigen Automobilen einfach herrlich unkompliziert. Wenn es ein Problem bei einem meiner ersten Autos gab, konnte ich die Reparatur in der Regel selbst durchführen.

Versagt dagegen mein heutiges Modell, so erspare ich mir in der Regel eine langwierige Fehlersuche. Trotz umfassender technischer Kenntnisse meinerseits reicht es gerade noch zum Öffnen der Motorhaube. Die geballte Ansammlung von elektronischen Bauteilen im Motorraum lässt mich aber umgehend meine Grenzen erkennen. Ich könnte allenfalls einen gerissenen Keilriemen austauschen oder das Kühlwasser auffüllen.

Nach inzwischen doch über 35 Jahren Erfahrung in der Orthopädie ist das Schultergelenk für mich das komplizierteste und damit auch das anfälligste Gelenk des Menschen. Schon geringe Irritationen führen oft zu ausgesprochen schmerzhaften Bewegungseinschränkungen. Wofür, vor allem bei jungen Menschen, fast ausschließlich die zahlreichen Sehnen, Muskeln, Schleimbeutel und Nerven im Bereich des Schultergürtels verantwortlich sind. Eine nur wenige Tage dauernde Schultersteife bedeutet deshalb insbesondere bei älteren Menschen, dass das Schultergelenk trotz intensivster Krankengymnastik unter Umständen nie wieder völlig frei beweglich wird. Ist das hochkomplizierte System erst einmal geschädigt, handelt es sich häufig um irreversible Schäden, sofern nicht kurzfristig eine adäquate Therapie erfolgt.

Nicht ohne Grund hat das früher häufig genutzte schwarze Dreieckstuch unter den Orthopäden den Spitznamen: „Leichentuch der Schulter". Früher wurde Patienten mit Schmerzen im Schulterbereich dieser heute berüchtigte Verband zur Schonung angelegt. Die Folge war, dass das Gelenk in zahlreichen Fällen für immer steif blieb. Die moderne Medizin setzt dagegen auf die sogenannte „frühfunktionelle Behandlung". Was nichts anders bedeutet, als dass nach Unfällen oder Operationen, aber auch bei Überlastungsschäden möglichst zeitnah mit Krankengymnastik begonnen wird, um Verklebungen im Gelenk und in den Weichteilen zu vermeiden. Lange Ruhigstellungen in Gips oder Schienen, wie sie früher üblich waren, werden heutzutage möglichst vermieden.

Eine Grundvoraussetzung war, um Erkrankungen, die aufgrund von Fehl- oder Überlastungen entstanden waren, erfolgreich behandeln zu können, den Beruf des Patienten zu kennen. Denn nur so bestand die Möglichkeit, die schädigenden Einflüsse zu korrigieren oder wenigstens zu verringern. Ich habe stets versucht, mich in die Lage des Patienten zu versetzen, um die Ursache für eine Erkrankung zu finden. Wichtig war mir immer eine nachhaltige Beseitigung der Problematik, statt eine vorübergehende wie etwa in Form von starken Medikamenten.

Bisweilen passierte es mir leider, dass ich im Trubel des Praxisalltages den Beruf des Patienten schon wieder vergessen hatte, wenn er nach dem Anfertigen von Röntgenaufnahmen erneut vor mir saß. Um den Patienten nicht ein zweites Mal nach seiner Tätigkeit fragen zu müssen, was mir immer überaus peinlich war, hatten wir es uns angewöhnt, den Beruf auf der Karteikarte oder im PC zu notieren.

So stand ich eines Tages vor der Tür des Sprechzimmers, in dem eine 39-jährige Patientin saß, die ich eine halbe Stunde zuvor bereits wegen Schulterschmerzen untersucht hatte. Ich hatte die Angewohnheit, mir die bei der ersten Untersuchung erhobenen Befunde nochmals kurz ins Gedächtnis zu rufen, bevor ich erneut zum Patienten ging. Dazu überflog ich kurz die Befunde im PC oder in der Karteikarte. In diesem Fall suchte ich beim Studieren der Akte vergeblich nach dem Beruf der Patientin. Die Helferin hatte vergessen, ihn zu notieren, und mir fiel er absolut nicht mehr ein.

Da meine langjährige Helferin Anja neben mir stand, fragte ich sie: „Können Sie sich noch erinnern, welche Tätigkeit die Patientin ausübt?"

„Ja, gar keinen", bekam ich prompt zur Antwort. „Sie ist Hausfrau!"

„Na, lassen Sie das bloß nicht Alice Schwarzer hören", erwiderte ich lachend. „Die würde Ihnen eine zweiwöchige Gehirnwäsche verordnen."

Unterdessen gesellte sich Katja, die Mutter zweier Kleinkinder war, hinzu und erkundigte sich nach dem Grund unserer Heiterkeit. Wir klärten sie auf. Darauf Katjas trockener Kommentar: „Also meine beiden Kinder und die Hausarbeit halten mich ordentlich auf Trab. Da ist die Arbeit hier in der Praxis die reinste Erholung!"

Meine Arbeitgeberohren registrierten diese Aussage voller Interesse. Wenn die Arbeit in der Praxis Erholung war, könnte ich die Zügel ja vielleicht noch etwas straffen?

Meine Ankündigung, ich würde mir die Arbeitsbedingungen aufgrund dieser Äußerung nochmals durch den Kopf gehen lassen, erregte allerdings wenig Heiterkeit bei den beiden Helferinnen. Verständlich, wie ich meine.

***

In meiner Praxis gehörte es zur Tagesordnung, dass ich Patienten aufgrund von Wirbelsäulen- oder Gelenkschäden darauf hinweisen musste, dass sie in Zukunft bestimmte Belastungen verringern oder, noch besser, vermeiden sollten. Dabei nahm ich kein Blatt vor den Mund. In aller Deutlichkeit gab ich den entsprechenden Patienten die für sie wichtigen Ratschläge und Hinweise. Sozusagen als „Take-Home-Message".

Männer reagierten darauf im Allgemeinen sehr verständnisvoll und versprachen mir, die gut gemeinten Ratschläge zu beherzigen. Die einzige Ausnahme bildeten Bodybuilder. Empfahl ich ihnen, wegen einer Verletzung oder eines Überlastungsschadens doch zumindest mal eine einzige Woche auf das Krafttraining zu verzichten, so verfinsterten sich ihre Mienen schlagartig und ich sah sie garantiert nie wieder. Acht Tage kein Hanteltraining bedeutete für diese Spezies, dass sich ihre über alles geliebte Muskelmasse stark zurückbilden würde. Das ließ ihr Fanatismus, einen perfekt gestählten Körper zu besitzen, aber nicht zu. Dementsprechend konnte ich mit Muskelprotzen alles, aber wirklich alles anstellen, nur, eine Woche Pause vom Krafttraining, das ging gar nicht.

Ähnlich kompliziert verhielt es sich mit manchen Damen, wenn ich sie bat, in Zukunft gewisse Belastungen zu vermeiden. Speziell ältere Damen reagierten oft verständnislos. Sätze wie: „Ja, wie soll ich denn meinen Garten in Ordnung halten? Können Sie mir vielleicht einmal verraten, wie das funktionieren soll? Wer soll denn, bitteschön, die Arbeit machen?", hörte ich ständig.

Da mir nicht vorschwebte, bei diesen blumenverliebten Damen in Zukunft die Gartenpflege persönlich zu übernehmen, hatte ich für dieses Problem natürlich keine Patentlösung parat. Ergo kamen die entsprechenden Gartenliebhaberinnen regelmäßig im Frühjahr und Herbst wegen Rücken- oder Gelenkschmerzen in meine Sprechstunde.

Na, so ging mir wenigstens die Arbeit nicht aus. Und ich habe im Laufe der Jahre auch gelernt, mit Problemen dieser Art umzugehen und sie mit zwei lachenden Augen zu sehen. Manche Frauen wären jedoch durchaus gewillt gewesen, die auf ihren Körper einwirkenden Belastungen zu reduzieren. Wenn da nicht die Ehemänner gewesen wären. Deren Verständnis für die jeweilige Situation hielt sich im Normalfall in Grenzen.

Das Motto lautete eher: „Hauptsache ich bin gesund und meine Frau hat Arbeit."

Tatsächlich habe ich diesbezüglich die skurrilsten Erfahrungen gemacht. So bat mich eines Tages eine freundliche ältere Dame um ein ärztliches Attest zur Vorlage bei ihrem Ehemann. Ja, Sie lesen richtig! Ich hatte der Frau dringend geraten, sich zu schonen, da sonst womöglich eine Operation ihres Bandscheibenvorfalls erforderlich werden würde.

„Bitte schreiben Sie mir ein Attest, Herr Doktor", meinte sie ängstlich. „Sonst glaubt mir mein Mann nicht."

Vermutete ich zunächst noch einen Scherz, so wurde ich schnell eines Besseren belehrt.

„Herr Doktor, es ist mir damit ernst. Mein Mann macht mir sonst das Leben zur Hölle", fuhr sie mit Tränen in den Augen fort.

In Gedanken sah ich den mir unbekannten Ehemann, wie er seine Frau anschrie und verprügelte. Was herrschten in dieser Familie nur für Zustände? Für mich, der ich Gewalt immer verabscheut habe und erfreulicherweise auch nie erleben musste, stellen solche Vorgänge bis heute ein Rätsel dar. Was blieb mir anderes übrig, als dieser bemitleidenswerten Person ein entsprechendes Attest zu schreiben.

Hatte ich beim ersten Mal, als dieser Wunsch an mich herangetragen wurde, noch gedacht, dass es sich um einen Einzelfall handeln würde, so musste ich in den Jahren darauf feststellen, dass dem nicht so war. Immer wieder wurde ich von Frauen gebeten, ihnen etwas Schriftliches für ihren Gatten mitzugeben. In den jeweiligen Attesten musste ich ihnen bescheinigen, dass sie gewisse Arbeiten nicht verrichten durften. Von Männern wurde ein entsprechender Wunsch übrigens nie an mich herangetragen.

Den Vogel schoss vor einiger Zeit eine kräftig gebaute 54-jährige, burschikose Frau ab, der ich wegen eines frischen Bandscheibenvorfalls das Schneeschippen verbot. Sie wollte kein Attest für ihren Gatten, sondern meinte stattdessen fröhlich gelaunt: „Das sagen Sie mal meinem Mann. Der sagt immer, ich sei eine faule Sau!"

Ich war sprachlos und peinlich irritiert. Diesem Spruch vermochte ich wirklich nichts mehr hinzuzufügen. Einen kurzen Moment dachte ich: „Bei den beiden möchte ich gerne mal für einen Tag Mäuschen sein."

Doch dann überkam mich schnell die Erkenntnis, dass ich das vielleicht doch nicht wirklich brauchte. Denn womöglich gehörten in diesem Haushalt nicht nur verbale, sondern auch körperliche Entgleisungen zum Alltag.

LEBENSQUALITÄT IST RELATIV

Die überwiegende Anzahl der Patienten, die eine orthopädische Praxis aufsuchen, haben Schmerzen. Manche leiden mehr, manche weniger. Wenn jemand mit Rollator, Gehstützen oder schmerzverzerrtem Gesicht die Praxis betritt, ist es für jeden Anwesenden sofort ersichtlich, dass es ihm nicht sonderlich gut geht. Vielleicht kommt derjenige aber trotz seiner Behinderung gut im Alltag zurecht. Das kann aber auch ganz anders sein. Manche Patienten haben starke unerträgliche Schmerzen, welche die Lebensqualität und die Teilnahme am sozialen Leben erheblich einschränken. Andere Menschen haben dagegen nur Beschwerden bei gewissen Tätigkeiten oder in bestimmten Lebenssituationen.

Welche Behandlungsmaßnahme ich einem Patienten zur Linderung seiner Schmerzen vorschlug, hing unter anderem ganz wesentlich vom Leidensdruck des Patienten ab. Deshalb musste ich denselben abklären. Denn je stärker der Patient litt, umso eher war ich geneigt, gewisse Risiken bei den geplanten Maßnahmen in Betracht zu ziehen. Hatte der Betreffende dagegen nur leichte oder zeitweilige Schmerzen, versuchte ich, die Beschwerden in den Griff zu bekommen, ohne dass die Gefahr zusätzlicher Nebenwirkungen bestand.

Häufig konnte ich aus dem Verhalten des Patienten nicht ableiten, wie stark er litt und wie heftig seine Schmerzen waren. Auf meine Frage, wo der Schuh denn drücke und ob er Schmerzen habe, bekam ich die unterschiedlichsten Antworten.

Von älteren Patienten hörte ich immer wieder die wenig konkrete Antwort: „Herr Doktor, ich habe Schmerzen wie ein Stück Vieh!"

Was mir bei meinem Versuch, die Stärke und Lokalisation der Schmerzen herauszubekommen, nicht wirklich weiterhalf, da mir weder bekannt war, wo Rindviecher Schmerzen haben, noch wie stark dieselben sind. Wesentlich öfter beinhaltete die Antwort der Patienten aber ganz konkrete Hinweise auf den Ort der Schmerzen und die Tätigkeiten, bei denen sie auftraten.

Um mir begreiflich zu machen, wie sehr sie litten, erklärten sie mir deshalb mit mehr oder weniger theatralischem Gesichtsausdruck: „Meine Schulter schmerzt so, dass ich nicht mehr Tennis spielen kann."

Oder: „Mir tun die Füße bei jedem Schritt weh. Vor lauter Schmerzen kann ich schon nicht mehr wandern!"

Oder: „Meine Hände schmerzen sehr und sind völlig kraftlos. Mir fällt jede Kaffeetasse aus der Hand!"

Anhand der Beispiele wollten die Patienten untermauern, wie sehr ihre Lebensqualität durch die Krankheit eingeschränkt war. Genannt wurden fast ausschließlich Aktivitäten aus dem Alltag oder aus der Freizeit. Der Beruf oder die eingeschränkte Belastbarkeit am Arbeitsplatz spielten merkwürdigerweise eine deutlich untergeordnete Rolle.

Nie habe ich von einem Forstarbeiter gehört: „Ich habe so starke Rückenschmerzen, dass ich die schwere Motorsäge nicht mehr halten kann!"

Oder von einem Beamten: „Ich kann kaum noch arbeiten, weil mir mein Popo bei längerem Sitzen so wehtut!"

Ein besonders skurriles Beispiel, wie sehr er sich in seiner Lebensqualität eingeschränkt fühlte, lieferte mir eines Tages ein rüstiger 85-jähriger Mann, der an Rückenschmerzen litt.

„Es zieht mir so ins Kreuz, ich geh zu keiner Leich mehr", begrüßte er mich auf Schwäbisch.

Ich stutzte kurz, bevor mir ein Licht aufging, und ich begriff, was er damit sagen wollte. Er konnte einfach nicht mehr längere Zeit ruhig auf der Stelle stehen. Deshalb war es ihm nicht mehr möglich, zu einer Beerdigung zu gehen. Das lange Stehen auf dem Friedhof, vor allem bei Kälte, hielt er wegen seiner Schmerzen nicht aus. Und unruhig von einem Bein auf das andere zu hüpfen, war ihm verständlicherweise peinlich.

Das Beispiel verdeutlicht, wie vielfältig die Lebensqualität eines vom Schmerz geplagten Patienten eingeschränkt sein kann. Während manche Patienten das „Nicht-Tennis-spielen-können" als schwere Beeinträchtigung empfinden, ist es bei anderen der Friedhof, der ihnen fehlt.

***

Patienten mit Wirbelsäulenbeschwerden sind die häufigste Klientel in jeder orthopädischen Praxis. So verhielt es sich auch bei mir. Ich unterschied dabei Patienten mit akuten von solchen mit chronischen Rückenschmerzen. Unter akuten Beschwerden, im Volksmund Hexenschuss genannt, verstand ich solche, die erst seit einigen Tagen bestanden. In der Regel konnte mir der Patient genau sagen, welches Ereignis die Schmerzen ausgelöst hatte.

Typische Faktoren hierfür waren im Schwarzwald das Schneeschippen, Gartenarbeit, Reifenwechsel, das Aufsammeln von Unmengen Obst im Herbst, immer häufiger das Fahren im geliebten Cabrio bei Temperaturen nahe dem Gefrierpunkt und natürlich das „Häuslebauen". Ach, vergessen habe ich noch des Schwaben liebste Tätigkeit: Holz machen mit der Motorsäge eines bekannten schwäbischen Herstellers!

Patienten mit akuten Rückenschmerzen konnte ich in der Regel schnell Linderung verschaffen. Oft war nur ein Gelenk blockiert, hervorgerufen durch eine Fehl- oder Überbelastung der Wirbelsäule. Viele junge Damen und Herren suchten mich deshalb regelmäßig auf. Ein Sprung ins Kreuz, ein beherzter Griff an den Nacken, schon war der Abend gerettet. Nein, das ist nur Spaß! Chirotherapie hat natürlich überhaupt nichts mit Gewalt zu tun, sondern ist, richtig angewandt, eine sanfte, höchst effiziente Behandlungsmethode.

Weitaus schwieriger und zeitaufwendiger war die Situation bei Patienten mit chronischen, meistens schon seit Jahren bestehenden Schmerzen der Wirbelsäule. Oftmals war ich nicht die erste Anlaufstelle, also nicht der erste Arzt, den sie wegen ihrer chronischen Schmerzen aufsuchten. Monate oder gar jahrelange Behandlungen waren dem Besuch in meiner Praxis häufig schon vorausgegangen. Und wegen unbefriedigender Erfolge wandten sich diese Patienten dann früher oder später frustriert dem nächsten Doktor zu. In Fachkreisen auch „Doctor Hopping" genannt.

Mit ganzen Stapeln voller Befunde saßen diese oft skeptischen Menschen dann erwartungsvoll vor mir. Arztberichte, Kernspin- und Computertomographien, massenhaft Röntgenaufnahmen, Laborwerte und alles Mögliche andere noch hatten sie dann häufig dabei. Das Alter der Befunde reichte dabei von einigen Tagen bis zu vielen Jahrzehnten. Manchmal waren die Unterlagen so uralt, dass in mir der Verdacht aufkam, sie hätten schon als Grabbeilage gedient.

Mal fein säuberlich sortiert, mal in heilloser Unordnung, mal reinlich oder mal zerknittert wurden mir die gesammelten Werke präsentiert. Meine Abendlektüre war auf jeden Fall gesichert, denn oftmals war es mir nicht möglich, die umfangreichen Unterlagen sofort zu studieren. Das wäre zu zeitaufwendig gewesen und hätte die gesamte Logistik der Termine durcheinandergebracht. Also blieb nur der Abend oder das Wochenende. Was den ungeheuren Vorteil hatte, dass ich mir wenig Gedanken über meine Freizeit machen musste.

In vielen Fällen passten die technischen Untersuchungsbefunde zu den beklagten Schmerzen. So können beispielsweise starke Veränderungen an der Wirbelsäule das Rückenmark einengen und dadurch heftige, kaum zu ertragende Nervenschmerzen verursachen. Andere dieser Patienten mit chronischen Rückenschmerzen wiederum waren bereits ein- oder auch mehrmals operiert worden. Leider recht häufig ohne den gewünschten Erfolg. Und so mancher hatte eine wahre Odyssee hinter sich und nicht nur den Körper, sondern auch die Psyche voller Narben. Gerade diese operierten Patienten stellten sich immer wieder als echte Problemfälle heraus, denn die therapeutischen Möglichkeiten waren bei ihnen häufig bereits ausgeschöpft und sofern mir nicht die große Erleuchtung kam, war die Enttäuschung über meine ärztlichen Fähigkeiten bei diesen oft von Schmerz geplagten Menschen vorprogrammiert. Und leider blieb, trotz intensiver Bemühungen, die göttliche Eingebung in vielen Fällen aus.

Eine weitere Spezies von Patienten mit chronischen Rückenschmerzen waren jene, die schmerzgeplagt vor mir saßen, obwohl die technischen Untersuchungen wie Ultraschall, Röntgen oder Kernspintomographie keine wesentlichen pathologischen Befunde zeigten. Weshalb waren diese Patienten also schmerzgeplagt? Und warum hatte bislang keine Therapie eine Schmerzlinderung erzielen können? Die Gründe hierfür waren vielseitig.

In den meisten Fällen wurde diese Art von Beschwerden durch mangelhafte Muskulatur, zu wenig Bewegung, häufig in Kombination mit Übergewicht oder jahrelange Fehlhaltungen am Arbeitsplatz verursacht. Aber auch Stress und psychische Probleme konnten der Grund für Rückenschmerzen sein, sofern sich sonst keine Erklärung für die chronischen Schmerzen fand. In diesen Fällen war die Wirbelsäule das Spiegelbild des Allgemeinzustandes.

In der Praxis stellten diese Patienten, die ihre Schmerzen aufgrund von Bewegungsmangel oder gestörter Psyche hatten, eine große Herausforderung dar. So war es fast unmöglich, einen Bewegungsmuffel davon zu überzeugen, dass er mehr Sport treiben oder sich zumindest mehr bewegen sollte. Dazu hätten die Betreffenden eingefahrene Verhaltensmuster ändern müssen und das gelang ihnen nur selten. Selbst junge Menschen waren dafür oft schon zu unflexibel oder nicht willens.

Eine noch größere Herausforderung stellten für mich die Menschen dar, deren Schmerzen psychosomatisch bedingt waren. Denn selbst wenn es mir gelang, in Gesprächen die Ursache der Störung herauszufinden, waren meine Möglichkeiten, die familiäre oder berufliche Situation des betroffenen Patienten zu beeinflussen, doch sehr begrenzt.

Aber häufig hatte ich schon überhaupt nicht genügend Zeit für ausführliche Gespräche. In einer Kassenpraxis war aufgrund der durch die Politik vorgegebenen Behandlungszeiten hierfür ganz einfach kein Spielraum. Politiker aller Couleur verdammten zwar populistisch in den Medien ständig die technischen Untersuchungen und forderten mehr Zeit für die „sprechende Medizin", umgesetzt wurde bislang aber nichts davon. Ganz im Gegenteil. Konnte ich vor einigen Jahren noch ein längeres Gespräch mit einem Patienten abrechnen, so war das später nicht mehr möglich. Und für umsonst zu arbeiten, kann sich kein niedergelassener Arzt längere Zeit erlauben. Schließlich ist jede Praxis ein kleines Wirtschaftsunternehmen. Und die Mittel für Mitarbeiter, Miete, Strom, Wasser, Versicherungen und die Anschaffung und Instandhaltung neuer Geräte gibt es nicht zum Nulltarif.

Diese Beispiele sollen aufzeigen, wie unterschiedlich der Therapieansatz bei chronischen Rückenschmerzen zu sein hat. Möchte man als behandelnder Arzt erfolgreich sein, gilt es, zunächst den Grund für die chronischen Schmerzen herauszufinden.

Ich habe, so wie viele meiner Kollegen auch, immer versucht, mir Zeit für Problemfälle zu nehmen. Ich brachte es einfach nicht übers Herz, die Patienten nach Stoppuhr zu behandeln. Das lag mir überhaupt nicht. Dazu war und ist mir mein Beruf zu sehr Berufung. Es überraschte mich immer wieder aufs Neue, wie häufig ich bei Patienten erst feuchte Augen und wenig später kullernde Tränen erlebte, sobald ich ihnen mehr Zeit widmete und mich ausdauernd und ernsthaft mit ihren Problemen befasste. Nicht immer war in diesen Fällen gleich ein Psychologe erforderlich.

Schade, dass die politischen Vorgaben für ein ausführliches Patientengespräch so mangelhaft sind, denn so manches Problem könnte gelöst werden, bevor es ein Fall für den Psychiater wird.

***

Alter ist relativ. Diese Erfahrung machte ich tagtäglich. Nicht nur das Aussehen, auch die geistige und körperliche Fitness spielen dabei eine wesentliche Rolle. Alles zusammen ergibt den Gesamthabitus. Und dieser ist unglaublich variabel.

Immer wieder gab es Patienten, da schaute ich zwei- oder dreimal auf das Geburtsdatum, weil ihr wahres Alter sehr vom Gesamterscheinungsbild abwich. Manch 45-jähriger vermittelte den Eindruck, als habe er vor, am nächsten Tag bereits einen Rentenantrag zu stellen, und sein Habitus glich dem von Johannes Heesters, als der seinen 100. Geburtstag bereits lange hinter sich hatte. Im Gegenzug gab es hoch betagte Frauen und Männer, die einen viel jüngeren Eindruck vermittelten. Das betraf nicht unbedingt ihr Aussehen, sondern häufig die geistige Spritzigkeit und Gesamtdynamik, die mich überraschte.

Zu den schönsten Seiten meines Berufes zählte der oft witzige Dialog mit meinen Patienten. Egal ob Jung oder Alt, weiblich oder männlich. Junge Mädchen, meistens so im Alter von vier bis fünf Jahren, konnten in ihrer offenen Art richtig unterhaltsam sein und alle Anwesenden verzaubern. Mit funkelnden Augen sprudelten die Worte oft nur so aus ihnen heraus. Sie erzählten und fragten, manchmal unterbrochen von einem treuherzigen Augenaufschlag, alles, was ihnen gerade in den Sinn kam. Die erfrischende, vorbehaltlose Art dieser Kinder gab mir immer wieder die Kraft, die ich vielleicht schon beim nächsten, eventuell etwas schwierigen Patienten dringend benötigte.

Aber auch die älteren Herrschaften konnten durchaus für Heiterkeit im Sprechzimmer sorgen. So fand ich es richtig witzig, als eine knapp 90-jährige Frau bei der Schilderung ihrer Rückenbeschwerden zu mir meinte: „Herr Doktor, ich habe so Kreuzweh, ich fühle mich wie ein altes Weib!"

Ich denke, so kann sich jemand in diesem hohen Alter nur äußern, wenn er im Herzen jung geblieben ist. Mich erfreute diese Aussage, die ich übrigens gar nicht so selten hörte, immer wieder aufs Neue.

Gut in Erinnerung geblieben ist mir auch die etwas makabre Äußerung einer 76-jährigen Dame. Ich befragte sie nach dem Zustand ihres verschlissenen Kniegelenkes, in das sie einige Wochen zuvor mehrere Spritzen bekommen hatte. Da sich das Kniegelenk aufgrund der seit Jahren bestehenden, erheblichen Arthrose ziemlich verformt hatte und sich auch nicht mehr ganz strecken ließ, erwartete ich Worte des Jammerns.

Stattdessen bekam ich von der quirligen Frau zu hören: „Danke, Herr Doktor, ich bin sehr zufrieden mit meinem Knie. Es schmerzt lediglich, wenn ich es stark belaste. Ich benötige auch keine Schmerztabletten. Und dass das Bein nie mehr ganz gerade wird, weiß ich auch. Es sei denn, man bricht es mir, wenn ich tot bin, damit ich besser in den Sarg passe."

Da sie selbst über ihre Worte lachen musste, tat auch ich mir keinen Zwang an. Wir amüsierten uns gemeinsam. Wobei ich mir vorstellte, wie der Leichenbestatter krampfhaft versucht, das sperrige Bein im Sarg unterzubringen und sich nach mehreren erfolglosen Versuchen dazu entschließt, das Problem dadurch zu lösen, indem er das Bein bricht. Außerdem schoss mir eine, zugegebenermaßen, skurrile Idee durch den Kopf. Wie wäre es mit einer Einäscherung? Sie wäre doch geeignet, das oben geschilderte Problem zu vermeiden. Diesen Ratschlag konnte ich mir dann aber gerade noch verkneifen.

Unvergesslich bleibt mir auch die unerwartete Reaktion einer lustigen 40-jährigen Frau. Wegen ständiger Knieschmerzen war sie zu mir gekommen und bat mich um meinen ärztlichen Rat. Die Untersuchung ihrer Beine ergab einen Reizzustand ihrer Kniescheiben. Unter anderem empfahl ich ihr, in Zukunft die Kniegelenke nicht so häufig und nicht zu stark zu beugen. Gespannt saß sie vor mir und lauschte aufmerksam meinen Worten. Um meinen Ratschlägen mehr Nachdruck zu verleihen, erwähnte ich so nebenbei, dass sie davon Krampfadern bekommen würde.

Na, da hatte ich aber was gesagt. Das Wort „Krampfadern" elektrisierte die Dame dermaßen, dass sie, wie von der Tarantel gestochen, aufsprang und mit sautrockenem Humor ausrief: „Gestern habe ich meine erste Antifaltencreme gekauft und heute erzählen Sie mir etwas von Krampfadern. Na, das kann ja in Zukunft lustig werden."

Wir schauten uns an und dann lachten wir beide laut los, bis die Tränen kullerten. Anschließend dachte ich noch: „Mädel, spar dir das viele Geld. Eine simple Hautcreme tut es auch."

Und meine anwesende Helferin Sabine, die das Schwabenalter schon seit einiger Zeit überschritten und vermutlich auch einschlägige Erfahrungen mit Anti-Aging-Cremes gemacht hatte, meinte später schelmisch: „Ja, ab 40 nagt der Zahn der Zeit. Aber, da muss man durch."

***

Ein, sowohl bei mir als auch bei Patienten, unbeliebtes Thema war das Übergewicht vieler Frauen und Männer. Es ist aber ein Problem, das sich in einer orthopädischen Praxis nicht ausklammern lässt. Grund dafür ist der häufige Zusammenhang zwischen Fettleibigkeit und dem Auftreten von Arthrosen an den Beinen, besonders im Bereich der Hüft- und Kniegelenke.

Ich bemühte mich stets, den Patienten auf dezente Weise klarzumachen, dass sie zu viel Speck auf den Rippen hatten. Die Reaktion der Damen und Herren war recht unterschiedlich. Von total überrascht bis hin zu betreten oder gar schwer beleidigt.

Genau so vielfältig waren die Ausflüchte, die ich zu hören bekam. Mal war das Übergewicht vererbt – schließlich waren die Eltern auch schon zu schwer – mal war es der schwere Knochenbau, mal die Drüsen, mal die Ehefrau, die zu gut kochte, und mal der Ehemann, der immer was Deftiges haben wollte, wenn er von der Arbeit heimkam. Oder ich hörte: „Herr Doktor, ich bin halt eine Süße", was heißen sollte: „Ich futtere von früh bis spät Schokoriegel."

Offensichtlich fühlten sich die meisten Dicken aber unwohl in ihrer Haut. Die häufigste Sofortreaktion bei einem vorsichtigen Hinweis meinerseits auf ihr Übergewicht war nämlich: „Ich habe schon so viel versucht, es gelingt mir einfach nicht. Ich kann machen, was ich will, ich nehme einfach nicht ab", bekam ich häufig zu hören, wobei manchmal der bereits angebissene Keks in der Tasche verschwand.

Von Männern hörte ich diesen Satz allerdings sehr viel seltener. Sie waren deutlich unkritischer und gleichgültiger in Hinblick auf ihr Körpergewicht. Stolz schoben sie ihren Ranzen vor sich her. Nur die wenigsten versuchten, im Gegensatz zur weiblichen Bevölkerung, ihn unter einem geeigneten Kleidungsstück zu verbergen. Stattdessen wurde der „Medizinball" voller Stolz öffentlich zur Schau gestellt.

Ich denke, den wenigsten Betroffenen war bewusst, dass sie nicht nur ein eventuell kosmetisches Problem hatten, sondern dass ihnen ihr Übergewicht womöglich noch viele andere Probleme bereiten würde. Angefangen von Diabetes (Zuckerkrankheit), über Herz- Kreislaufprobleme bis hin zu erhöhtem Risiko einer Arthrose an Hüft- und Kniegelenken.

Für eine ausführliche Ernährungsberatung fehlte mir schlicht und einfach die Zeit. Aber selbst wenn ich genügend Zeit gehabt hätte, ich hätte diese Beratung nicht honoriert bekommen, denn längere Gespräche sind in der ach so tollen Gebührenordnung der gesetzlichen Krankenversicherung für Orthopäden nicht vorgesehen, obwohl einige Gesundheitspolitiker am laufenden Band rein populistisch fordern, dass Gespräche besser honoriert werden sollten. Was heißt hier besser? Sie werden überhaupt nicht bezahlt.

Anders sah es bei Privatpatienten aus. Sie konnte ich ausführlich beraten und ich wurde für die aufgewendete Zeit auch angemessen bezahlt. Dies ist nur ein Beispiel für die von Politikern so gerne bestrittene „Zwei-Klassen-Medizin". Ich könnte viele weitere aufzählen.

Trotz dieser unglaublichen Missstände in unserem Gesundheitswesen nahm ich mir auch bei einem gesetzlich versicherten Patienten manchmal die Zeit, ihn ausführlich aufzuklären. Voraussetzung war, dass ich das Gefühl hatte, meine eindringlichen Worte könnten auch etwas bewirken. Im Laufe der Jahre habe ich ein untrügliches Gefühl dafür bekommen, ob ein Patient an entsprechenden Informationen überhaupt interessiert war oder ob sie ihm zum einen Ohr rein- und zum anderen wieder rausgehen würden.

Wenn ich bei einem deutlich übergewichtigen Patienten jedoch der Meinung war, meine Aufklärung könne etwas bewirken, nahm ich mir die erforderliche Zeit. Manchmal so lange, dass eine Helferin mich erst diskret darauf hinweisen musste, dass das Wartezimmer überquoll. Dann hieß es „Rollschuhe" anziehen, um die Zeit wieder reinzuholen. Was für alle Beteiligten ziemliche Hektik bedeutete.

Bemerkte ich bei der Frau oder dem Mann, die ich beraten hatte, ein halbes Jahr später, dass meine Worte auf fruchtbaren Boden gefallen waren, machte mich das glücklich. Dann war es die Zeit und den Stress wert gewesen. Hatte ich einer Patientin oder einem Patienten einmal ausgiebig die Problematik des Übergewichtes und seiner Folgen erläutert, war das Thema für mich in der Regel erledigt. Eine zweite Chance habe ich den betreffenden Patienten nur selten eingeräumt.

Sämtliche Patienten, denen es durch eiserne Disziplin gelang, ihr Wunschgewicht zu erreichen, haben mir bestätigt, dass sie sich sehr viel wohler und glücklicher fühlten.

„Ich gehe wieder mehr unter die Leute, ich kann wieder tanzen und mein Selbstbewusstsein ist gestiegen. Und ich schnaufe nicht mehr bei der kleinsten Treppe", waren die Worte, die ich von diesen Menschen häufig zu Ohren bekam.

Umgekehrt frustrierte es mich, wenn ich im Verlauf der nächsten Monate und Jahre feststellte, dass meine Ermahnungen vergeblich gewesen waren. Dennoch bin ich bis heute der Auffassung: Einen Versuch ist es immer wert! Die Aufklärung eines Patienten versuchte ich möglichst anschaulich zu gestalten. Und zuweilen auch drastisch. Je nachdem, was für einen Typ Mensch ich vor mir hatte. Bei zart besaiteten Frauen war ich entsprechend vorsichtiger.

Waren die Damen oder Herren um die 40, breitete ich die Arme aus und begann mit meinen Ausführungen: „Sie können sich entscheiden, ob es in Zukunft mit Ihrer Gesundheit in diese oder in jene Richtung geht! Der anstrengende Weg bedeutet höhere Lebensqualität, mehr Vitalität und womöglich die Vermeidung gewisser Erkrankungen wie Schlaganfall, Herzinfarkt, Zuckerkrankheit und Arthrosen der Gelenke.

Aber es erfordert einen eisernen Willen Ihrerseits, diesen Weg zu beschreiten. Mit Diäten kommen Sie garantiert nicht weiter. Sie müssen viele Ihrer Verhaltensweisen ändern. Gezielte Ernährung, Verzicht auf viele Ihnen liebgewordene Dinge und mehr Bewegung. Nur dann haben Sie eine Chance, Ihr Ziel zu erreichen.

Wählen Sie den bequemen Weg, haben Sie für den Rest ihres Lebens ein deutlich erhöhtes Risiko, einen Herzinfarkt oder einen Schlaganfall aufgrund von Bluthochdruck zu erleiden. Oder zuckerkrank zu werden. Und glauben Sie ja nicht, dass die Einnahme von Medikamenten alle Probleme beseitigt. Dem ist nicht so. Viele Tabletten haben Nebenwirkungen. Und eine Krankheit zieht unweigerlich die nächste nach sich.

Und Ihre Hüft-, Knie- und Fußgelenke werden Ihnen jedes Pfund danken, das Sie abnehmen. Stellen Sie sich doch mal vor, Sie hätten Normalgewicht und würden ständig mit zwei Zehn-Liter-Eimern voller Wasser durch die Gegend marschieren. Ich denke, Sie hätten die Nase ziemlich schnell voll. Wie können Sie da erwarten, dass Ihre Gelenke und Ihr Herz es auf Dauer aushalten?"

Nach einer kleinen Pause, in der ich meine Ausführungen wirken ließ, wurde ich noch etwas drastischer: „Überlegen Sie sich also gut, ob Sie später unter Umständen dahinsiechen wollen oder ob Sie auch in Zukunft noch etwas vom Leben haben möchten. Dass wir immer älter werden, ist ja wunderschön, aber es macht aus meiner Sicht nur Sinn, wenn es mit einer gewissen Lebensqualität verbunden ist."

Im Raum herrschte daraufhin in der Regel betretenes Schweigen. Zum Abschluss sagte ich dann noch: „Denken Sie mal in Ruhe über meine Worte nach. Wenn Sie sie umsetzen, ist es zum Wohle Ihrer Gesundheit, nicht meiner. Aber es würde mich sehr freuen, wenn es Ihnen gelänge."

Damit beendete ich das Gespräch, falls keine Fragen mehr gestellt wurden. Zurück blieb ein grübelnder Patient.

Natürlich war ich mir bewusst, dass die Umsetzung meiner Worte viel Disziplin vonseiten des Patienten voraussetzte. Die Verlockungen des Alltags sind allgegenwärtig. Aber es ist machbar. Nur lag das nicht mehr in meiner Hand. Was mir blieb, war die Hoffnung, der Frau oder dem Mann geholfen zu haben. Zeigen würde sich das erst in den kommenden Monaten. Aber viele positive Rückmeldungen haben mich in meiner Strategie immer wieder bestätigt. Deshalb: „Auf in den Kampf gegen überflüssige Pfunde."

NACHWORT

Dieses Buch ist entstanden, um dem Leser einen schmunzelnden Einblick in den Beruf eines Orthopäden zu ermöglichen. Einen Beruf, der für mich bis heute zu einem der interessantesten und abwechslungsreichsten zählt. Hätte ich ihn in einem Auktionshaus erworben, würde meine abschließende Bewertung lauten: „Gerne immer wieder!"

Es war nie meine primäre Absicht, Kritik am bestehenden Gesundheitswesen zu üben. Auch wenn ich mir einzelne Bemerkungen diesbezüglich nicht völlig verkneifen konnte. Ärzte sind auch nur Menschen. Mit Vorlieben, Abneigungen und Stimmungsschwankungen. Sie haben gute und schlechte Tage. Manche haben den Beruf aus Berechnung andere aus Berufung ausgewählt. Neid, Missgunst und Gier existieren genauso wie im Rest der Bevölkerung. Es gibt begabte und weniger begabte Ärzte. Es gibt große, kleine, dicke, dünne, liebenswürdige, Ekelpakete, sorgfältige und oberflächliche. Letztlich spiegeln sie das gesamte Spektrum der Bevölkerung wider. Alle positiven und negativen Eigenschaften sind in der Ärzteschaft genauso vertreten wie in der übrigen Population.

Der Nimbus des „Gottes in Weiß" ist heute sicher nicht mehr gültig. Trotzdem genießt der ärztliche Beruf noch immer eine hohe Anerkennung. Ich meine mit Recht. Und dabei schwingt bei mir kein Hauch von Arroganz mit.

Der Beruf ist verknüpft mit sehr viel Verantwortung. Wir alle begeben uns mehr oder weniger freiwillig, gewollt oder ungewollt, immer wieder in die Hand eines Arztes. Ob bei Unfällen oder Operationen, wir müssen uns ganz auf ihn verlassen können. Und das setzt ein großes Vertrauen in die Person des behandelnden Mediziners voraus.

Wenn jemand aufgrund seiner Erkrankung in eine Praxis oder in eine Klinik kommt, ist er im Allgemeinen dankbar für jede Art von Hilfe und jede freundliche Äußerung, die ihm zuteil wird. Bereits von seinem Leiden gestresst, benötigt er neben der medizinischen Versorgung immer auch menschliche Zuwendung. Und davon sehr viel mehr als ein gesunder Mensch. Diese Tatsache sollte auch in Zukunft im Vordergrund stehen, wenn wieder einmal über Änderungen im Gesundheitswesen beraten wird und die Politiker zwischen finanziellen und menschlichen Interessen abwägen müssen.

DANKSAGUNG

Ich möchte allen danken, die mich in den vielen Jahren bei meiner Tätigkeit als Arzt unterstützt, gefordert, belustigt und dadurch auch geformt haben. Einige von ihnen haben mehr als 30 Jahre lang viele gute und wenige schlechte Tage mit mir geteilt. Ich konnte mich immer auf sie verlassen. Ohne sie wäre dieses Buch nicht zustande gekommen.

Impressum

Bibliografische Information der Deutschen Nationalbibliothek: Die Deutsche Nationalbibliothek verzeichnet diese Publikation in der Deutschen Nationalbibliografie; detaillierte bibliografische Daten sind im Internet über http://dnb.d-nb.de abrufbar.

© VERRAI-VERLAG · 70469 Stuttgart

1. Auflage Dezember 2020
Alle Rechte vorbehalten.
https://verrai-verlag.de

Umschlaggestaltung:
ehrle studios Werbeagentur GmbH

Bildquellen Cover:
elenabsl/Shutterstock.com
TeraVector/Shutterstock.com
TeraVector/Shutterstock.com
Tefi/Shutterstock.com
MSSA/Shutterstock.com

Printed in Germany
ISBN 978-3-948342-29-6